clave

Deepak Chopra (India, 1947) es autor de numerosos libros que han ayudado a millones de personas a comprenderse mejor y a vivir una vida más plena. Fundador del Centro Chopra, es el principal difusor de la filosofía oriental en el mundo occidental. Sus libros han aparecido en todas las listas de más vendidos de América. Entre sus best sellers, que aparecen con regularidad en la lista de *The New York Times*, se encuentran *Reinventa tu cuerpo, resucita tu alma* y *El libro de los secretos*.

Para más información, consulta la página web del autor: www.deepakchopra.com

Rudolph E. Tanzi imparte la cátedra Joseph P. y Rose F. Kennedy de Neurología de la Escuela Médica de la Universidad de Harvard y es director de la Unidad de Investigación Genética y de Envejecimiento del Hospital General de Massachusetts. Como jefe del Proyecto del Genoma del Alzheimer, el doctor Tanzi ha descubierto, en colaboración con otros investigadores, varios de los genes causantes de dicha enfermedad. Es coautor también, junto a Deepak Chopra, de los libros *Supercerebro* y *Supergenes*, entre otros.

DEEPAK CHOPRA
RUDOLPH E. TANZI

Sánate a ti mismo

Un nuevo plan revolucionario que
revitalizará tu sistema inmunológico
y te hará sentir bien de por vida

Traducción de
Karina Simpson

DEBOLS!LLO

Papel certificado por el Forest Stewardship Council®

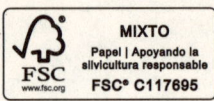

MIXTO
Papel | Apoyando la
silvicultura responsable
FSC® C117695

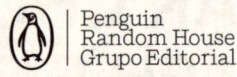

Penguin
Random House
Grupo Editorial

Título original: *The Healing Self*
Primera edición en Debolsillo: abril de 2024

Printed in Spain – Impreso en España

ISBN: 978-84-663-7617-4
Depósito legal: B-1.760-2024

Compuesto en Pleca Digital, S.L.U.
Impreso en Novoprint
Sant Andreu de la Barca (Barcelona)

P 3 7 6 1 7 4

Para el sanador que habita en todos nosotros

Índice

PRIMERA PARTE
El viaje hacia la sanación

Bienestar ahora: diversas amenazas y una gran esperanza

A finales de julio de 2017 apareció en televisión e internet una historia médica asombrosa. Era la punta del iceberg. Una historia reveladora, a pesar de que muy pocas personas cayeron en la cuenta en ese momento. Entonces se hablaba mucho sobre los riesgos para la salud que la gente afrontaba. Entre los más novedosos se mencionaba que trabajar más de cincuenta horas a la semana puede ser perjudicial para la salud y que las mujeres embarazadas tienen más posibilidades de no producir suficiente yodo.

Estas historias no eran la punta del iceberg, sino los consejos habituales que solemos desoír. Pero había un elemento diferente. Se consultó a veinticuatro expertos en demencia senil, la mayor amenaza para la salud en todo el mundo, para valorar las probabilidades de prevenir cualquier tipo de demencia, incluyendo el alzhéimer. Su conclusión, publicada en *The Lancet*, la prestigiosa revista médica británica, decía que una tercera parte de los casos de demencia puede prevenirse. Sin embargo, no existe en la actualidad ningún tratamiento farmacológico para curarla o prevenirla. Estas fueron las noticias asombrosas.

Entonces ¿cuál era la clave para prevenir la demencia? Cambios en el estilo de vida con un enfoque distinto para cada etapa de la vida. Los expertos resaltaron nueve factores específicos que sumaban el 35 % de los casos de demencia: «Para reducir el riesgo, entre los factores que marcan una diferencia está recibir una educación (asistir a la escuela hasta los quince años, al menos); reducir la presión arterial elevada, así como la obesidad y la diabetes; evitar la pérdida auditiva durante la edad adulta o tratarla; no fumar; practicar ejercicio; y disminuir la depresión y el aislamiento social en una etapa tardía de la vida».

Un elemento destacaba de la lista: asistir a la escuela hasta los quince años, al menos. ¿Qué? ¿Una enfermedad horrible en la vejez puede evitarse o paliarse si haces algo en la adolescencia? También era peculiar que tratar la pérdida auditiva en la edad adulta guardara relación con reducir el riesgo de sufrir demencia. Algo nuevo estaba sucediendo. Al considerarla de cerca, la noticia evidenciaba una tendencia en la medicina que prometía ser una gran revolución. No solo con respecto a la demencia, sino en toda la tabla de prioridades para la investigación de enfermedades y síndromes que amenazan la vida y que los investigadores tratan de hacer remitir: hipertensión, enfermedades del corazón, cáncer, diabetes e incluso desórdenes mentales como la depresión o la esquizofrenia.

Cuando te resfrías notas los síntomas y te das cuenta, con malestar, de que estuviste expuesto al virus unos días antes. El período de incubación es breve y pasa desapercibido, hasta que los síntomas aparecen. Sin embargo, las enfermedades causadas por el estilo de vida no son así. Los síntomas iniciales también en este caso pasan desapercibidos, pero su período de incubación es muy largo: la enfermedad puede manifestarse al cabo de años o incluso décadas. Este hecho tan sencillo se ha vuelto cada vez más crítico en el pensamiento médico. Hoy en día abarca mucho más que cualquier otro factor a la hora de determinar quién enferma y quién no.

Los médicos, en lugar de centrarse en las enfermedades causadas por estilo de vida cuando los síntomas aparecen, o aconsejar la prevención cuando ya se ha desarrollado un alto riesgo, ahora exploran y se centran en pautar una vida saludable y normal veinte o treinta años antes de que los síntomas hagan acto de presencia. Está surgiendo una nueva perspectiva sobre la enfermedad y trae consigo muy buenas noticias. Si practicamos el bienestar desde el inicio de la vida, podremos vencer las diversas amenazas que nos atacan desde la edad adulta en adelante. El secreto es actuar antes de que surja cualquier manifestación amenazante.

Esto se conoce como «medicina progresiva»: el iceberg en cuya punta estaba la historia de la demencia. Tomemos como ejemplo lo que en apariencia es un descubrimiento extraño: los expertos estiman que la demencia podría reducirse en un 8 % en todo el mundo si los niños permanecieran en la escuela hasta los quince años. Por sí misma, esta es una de las mayores reducciones de la lista. Las razones de lo anterior recorren un largo camino. Cuanta más educación recibas, tu cerebro almacenará una mayor cantidad de información y accederá con más facilidad a lo que has aprendido. Esta construcción de conocimiento, que empieza en la infancia, nos lleva a algo que los neurocirujanos han denominado «reserva cognitiva», que es lubricante para el cerebro en términos de conexiones y caminos entre neuronas. Cuando te lubricas de esta manera, la pérdida de memoria asociada al alzhéimer y otras formas de demencia se ve limitada porque el cerebro tiene rutas de sobra para seguir si otras se debilitan o enferman (abordaremos esto con más detalle en el apartado sobre el alzhéimer, al final de este libro).

Según la lógica médica, los caminos largos están cambiando el pensamiento de todas las personas, porque existen en muchas enfermedades, si no en la mayoría. De pronto ya no se trata de factores aislados como no fumar, perder peso, ir al gimnasio o gestionar el estrés. Se trata de un estilo de vida continuado en el que el cuidado de uno mismo es relevante todos los días y de todas las maneras. No fumar, perder peso e ir al gimnasio siguen teniendo sus beneficios. Pero el bienestar a lo largo de la vida no es lo mismo que disminuir tu riesgo para el trastorno A o el trastorno B. Al final, solo funciona una aproximación holística. El bienestar ya no es tan solo una alternativa válida para la prevención. Es el iceberg, el problema que resulta imposible pasar por alto, aquello que todo el mundo ve pero nadie quiere mencionar. El bienestar es la gran esperanza que aparece por todos lados a nuestro alrededor. Cuando la sociedad se conciencie realmente de este hecho, la prevención nunca será lo mismo. Pero para entender cuán radical será el cambio, necesitamos dar un paso atrás y examinar la situación actual en el cuidado de la salud, donde la amenaza supera la esperanza cada vez en mayor medida.

CRISIS DE INMUNIDAD

La medicina contemporánea aparece en tantos titulares de periódicos que todo parece lo mismo y resulta casi imposible diferenciar lo que sí es importante aquí y ahora. Se diría que el simple hecho de estar vivo es un riesgo para la salud. Así que simplifiquemos las cosas. La crisis más urgente a la que la salud humana se enfrenta hoy en día procede de algo que la mayoría de las personas damos por sentado: nuestra inmunidad. Aquí es donde la salud y la enfermedad colisionan. La medicina define la inmunidad como la defensa que constituye tu cuerpo contra amenazas invasoras, conocidas como «patógenos». Coloquialmente, son entendidos en conjunto como gérmenes, los huéspedes de las bacterias y los virus que existen por un propósito (y no es el de enfermarnos): promover tu ADN. Como una biosfera, la Tierra es un campo amplio en el que el ADN evoluciona y, aunque nos sintamos especiales o incluso únicos por ser humanos, nuestro ADN es solo una configuración más entre millones.

La inmunidad es lo que hace que nuestros genes se antepongan a amenazas por la supervivencia, y hasta la fecha ha tenido éxito. A pesar de eventos catastróficos en la historia de la enfermedad que han devastado nuestro ADN como un tsunami —la viruela en el mundo antiguo, la peste bubónica en la Edad Media, el sida en la actualidad, solo por mencionar algunos ejemplos terribles—, nuestro sistema inmune nunca se ha enfrentado a un nivel de amenazas semejante al que se enfrenta hoy. La viruela, la peste y el sida no aniquilaron al *Homo sapiens* como especie, así como no lo ha hecho ningún otro patógeno, y todo gracias a estos tres factores de salvación:

1) Ninguna de estas enfermedades puede transmitirse tan bien como para que toda la gente del planeta se contagie. Bien el germen no podría resistir al aire libre, o bien las personas viven lo suficientemente distantes entre sí para que la enfermedad supere la separación entre ellas.

2) Nuestro sistema inmune es capaz de improvisar nuevos tipos de respuesta genética con mucha rapidez por

un proceso conocido como «hipermutación somática», que constituye una táctica inmediata para combatir patógenos desconocidos en el momento en que entran en el cuerpo.

3) El desarrollo de la medicina contemporánea ha llegado al rescate con medicamentos o tratamientos quirúrgicos cuando el sistema inmune del cuerpo no puede luchar contra la enfermedad por sí mismo.

Estos tres poderosos agentes son necesarios para que te mantengas sano, pero han llegado a un punto de ruptura. La competencia global entre millones de variedades de ADN se ha elevado a niveles alarmantes. La inmunidad ya no puede darse por sentada, sin importar en qué parte del mundo vivas. Nuestro sistema de defensa contra la enfermedad está sobrecargado y debilitado. Y ello por una multitud de problemas que van más allá de la aterradora amenaza de una nueva epidemia, ya sea del virus del zika o de la gripe aviar. Estas amenazas acaparan los titulares de los periódicos, pero con mucha menos publicidad la situación general de la salud está llena de peligros desde distintos frentes.

¿Por qué estamos llegando a un punto de no retorno?

- En el mundo actual la posibilidad de viajar ha reducido drásticamente la distancia entre las personas, y debido a ello es mucho más fácil y rápido para los nuevos patógenos dispersarse y encontrar nuevos huéspedes.
- Los virus y las bacterias mutan más rápidamente que nunca porque los huéspedes humanos continúan multiplicándose a una velocidad nunca antes vista en cuanto a crecimiento poblacional.

- Los nuevos medicamentos no pueden desarrollarse con tanta rapidez como las peligrosas variantes de ADN que mutan a nivel microscópico en las bacterias y los virus.

- Mientras la amenaza crece, los sistemas médicos están sobrecargados por la inercia, la desigualdad económica, los gastos astronómicos y una gigantesca complejidad científica.

- La prevención existe desde hace cincuenta años, pero no ha logrado erradicar la enfermedad cardíaca crónica, la hipertensión, la diabetes tipo 2, la depresión, la ansiedad y la epidemia más reciente: la obesidad.

- La población que envejece se enfrenta a una mayor incidencia de cáncer y a la amenaza de la demencia, sobre todo el alzhéimer.

- El cambio hacia una cultura de dependencia a los medicamentos ha causado una suma de problemas, que incluye la adicción a los opiáceos. Incluso dejando de lado los problemas drásticos se estima que, de promedio, las personas septuagenarias toman al menos siete medicamentos de prescripción.

- Nuevas variedades de superbacterias, como el SARM, llevan la delantera a los antibióticos y los antivirales.

La lista es demasiado larga y alarmante para ignorarla. Tu salud está mezclada con cada factor que hay en ella, y aunque sería sumamente serio que el mundo rebasara el punto de no retorno, el problema inmediato es que tú no lo rebases.

La clave es expandir la definición de inmunidad y después usar una amplia variedad de opciones con un objetivo: sobrecargar tu inmunidad. De acuerdo con el conocimiento estandarizado, esta se fortalece cuando desarrollas un nuevo anticuerpo contra el resfriado del invierno de este año, por ejemplo, pero no cuando sigues una dieta antiinflamatoria, a pesar de que una inflamación crónica de bajo grado, una enfermedad que por lo general no muestra síntomas reconocibles, está asociada a cada vez más síndromes, incluyendo la cardiopatía y el cáncer. En una definición expandida, luchar contra la inflamación es absolutamente crítico para una inmunidad total.

INMUNIDAD TOTAL Y EL AUTOSANADOR

La inmunidad total es la medida para la salud holística. Un aspecto crucial quedó cubierto en nuestro libro *Supergenes*, donde introdujimos el concepto de ADN como algo dinámico, cambiante y con una respuesta absoluta a la experiencia vital de una persona. Si el ADN se congelara, se almacenara y no sufriera cambios, sobrecargar tu inmunidad sería tan solo un pensamiento esperanzador. Sin embargo, este punto de vista se mantuvo invariable durante décadas. Pero comenzó una nueva era en cuanto el ADN fue liberado por un modelo que evidenció que nuestra actividad genética se ve totalmente afectada por el mundo que nos rodea. Así, la competencia entre variedades globales de ADN se volvió mucho más urgente.

Sentimos que la inmunidad total demandaba más. ¿Qué hay de la mente y sus efectos en la salud? ¿Qué hay del comportamiento, los hábitos y la contribución de la familia? ¿Por qué se concede más importancia a los gérmenes que a otras causas comunes de enfermedad, como el cáncer, el cual casi nunca está vinculado a microorganismos invasores? Para abarcar todo era necesario derribar la frontera entre la mente y el cuerpo. Se requería un salto de imaginación. Por lo tanto, introdujimos un nuevo término: el «autosanador», que satisface el verdadero significado de plenitud. Dos roles que están implicados diariamente para mantenernos sanos y que han estado separados demasiado tiempo. El primero es el sanador; el segundo es quien está siendo sanado. Estos dos roles los interpretan un curador externo y el paciente que depende de él. El curador externo no ha de ser un médico necesariamente. La palabra importante aquí es «exterior», que pone la carga del cuidado en alguien cercano a ti.

En lo que concierne a tu cuerpo, la separación tradicional de roles no es realista. La inmunidad está centrada en el yo. El rol de un médico no es potenciar tu respuesta inmune día a día; por lo general, el cuidado médico empieza cuando los síntomas aparecen, y para entonces la respuesta inmune ya ha quedado derrotada. En una visión más amplia, la respuesta sanadora en su totalidad se ha roto, y su pieza central es la inmunidad. Siempre ha existido un error de compatibilidad entre lo que la medicina puede hacer y lo que el cuerpo necesita para protegerse en la competencia global de ADN.

La relación entre médico y paciente no está diseñada para alcanzar a la competencia y ganar. Pero el autosanador, al fusionar sanador y sanado, puede anteponerse a la amenaza acechante. (Nota importante: Quede claro que no te recomendamos ignorar o evitar el cuidado médico cuando lo necesites.) Si te vuelves proactivo con respecto a tu inmunidad, la situación total cambia. Volviendo a la lista de amenazas con la que empezamos, será necesario y urgente que realices algunas mejoras cuando aprendas lo que significa adaptarte al autosanador.

Beneficios de la autosanación

- No es invasiva y no comporta dependencia en terapias externas.
- Mantiene el equilibrio natural y potencia tu sistema inmune mediante decisiones cotidianas.
- Las decisiones de estilo de vida pueden prevenir muchos tipos de cáncer, ayudar a prevenir el alzhéimer e incluso revertir síntomas de demencia.
- Envejecer bien comportará un prolongado período de salud así como una vida longeva.
- La dependencia a los medicamentos se mantiene a raya porque la sanación sucede antes de que los síntomas se manifiesten. La gran mayoría de los fármacos se prescribe muy tarde en el proceso de enfermedad, y no tendrías por qué alcanzar esa etapa si actúas a tiempo. Esto es válido para casi cualquier padecimiento relacionado con el estilo de vida, incluyendo la deficiencia cardíaca y el cáncer, los cuales crean una mayor necesidad de tratamiento con medicamentos.

Estos son los resultados derivados de adoptar el rol dual —sanador y sanado— del autosanador. Lo que hace que ello sea posible es aumentar tu conciencia. No puedes cambiar aquello de lo que no eres consciente. Y lo más importante de lo que la mayoría de la gente no es consciente es que la autosanación es posible. Veamos cómo funciona con la inmunidad.

Todos los seres vivos necesitan repeler las amenazas exteriores a su ADN. La medicina contemporánea reconoce dos tipos de inmunidad: la activa y la pasiva. Lo que implica este último término es que la inmunidad pasiva está fuera de tu control, ya que está basada en los genes. Tú heredaste los anticuerpos de tu madre en el útero, y después de que nacieras otros anticuerpos te fueron transferidos mediante la leche materna. (También hay medios médicos para trasladar anticuerpos de una persona a otra por medio de infusiones de sangre o de plasma, o incluso transferir los linfocitos T de otra persona, pero estos métodos son poco comunes y comportan riesgos altos.)

La inmunidad activa, el otro tipo de inmunidad, combate los organismos de enfermedad (patógenos) directamente en el frente. A partir de cierto nivel, las criaturas vivientes tienen defensas inmunes innatas; esto incluye a las plantas, los hongos y los animales pluricelulares. El sistema inmune innato es muy general. Puede detectar que un patógeno está invadiendo al huésped y después liberar químicos para luchar de vuelta. Pero la inmunidad activa en animales mayores, incluyendo a los humanos, ha evolucionado más allá de este estadio. Tenemos células inmunes específicas (por ejemplo, los linfocitos T y B) que han evolucionado hasta alcanzar una capacidad de respuesta a los invasores milagrosa.

Un sinnúmero de veces al día la respuesta inmune identifica un tipo de germen dentro de miles de posibilidades y se apresura a actuar para desarmar químicamente al invasor. Células blancas específicas rodean sus restos y lo expulsan del cuerpo a una gran velocidad. Por otro lado, es inevitable notar cuando esta cadena específica de eventos comete errores. El resultado es una alergia, consecuencia de confundir una sustancia inocente (polen, pelo de gato, gluten, etcétera) con una enemiga, lo que desencadena una reacción química que suele ser dañina. Esta respuesta inmune a menudo se debe a una bacteria que va de la mano con otra sustancia presente en el cuerpo. ¡Incluso el polen tiene un microbioma! En otros casos, el sistema inmune puede activarse para atacar una proteína específica del cuerpo, causando un síndrome autoinmune, como es el caso de la artritis reumática o el lupus.

Mantenerse con vida depende de minimizar esos errores. Por lo tanto, cada enfermedad que tus antepasados lograron vencer está almacenada en los anticuerpos que has heredado, y cuando luchas contra una nueva enfermedad, por ejemplo, una nueva variedad de gripe, lo incorporas a ese vasto banco de memoria. Aunque la función de la inmunidad activa la descubrió en 1921 el inmunólogo inglés Alexander Glenny, sus mecanismos precisos tardaron décadas en comprenderse. El escenario es muy complejo en términos biológicos, aunque por lo menos uno de los métodos externos para potenciar la inmunidad activa tiene más de dos siglos de antigüedad: la vacuna.

Como aprendimos en la escuela, a finales del siglo XVIII el médico rural Edward Jenner desarrolló la primera vacuna —y fue conocido como «el padre de la inmunología»— después de observar que las ordeñadoras de vacas eran inmunes a la viruela, enfermedad que había alcanzado proporciones epidémicas. En Francia, el filósofo Voltaire estimó que el 60 % de la población había contraído la viruela y que el 20 % había fallecido como consecuencia de ella. El acercamiento de Jenner consistía en tomar pus de una ordeñadora que había contraído una enfermedad menor, la viruela bovina, e inyectársela a sus pacientes para transmitirles la inmunidad de la ordeñadora.

A pesar de la controversia real respecto de las vacunas en algunos lugares, lo que hizo Jenner demostró que la inmunidad activa puede potenciarse. No es necesario esperar a que el curso de la evolución, que ocurre en decenas o cientos de miles de años, traiga consigo una mejoría. Las recomendaciones habituales acerca de la dieta, el ejercicio, las horas de sueño y mantener un peso adecuado benefician el estatus inmune de una persona. Estas recomendaciones estándares aparecen en la página web de la facultad de Medicina de la Universidad de Harvard (www.health.harvard.edu) con dos consejos adicionales para evitar la infección: hay que lavarse las manos con frecuencia y cocinar bien la carne.

Aun así, con respecto a potenciar la respuesta inmune, la referida página web de la Universidad de Harvard se muestra un tanto escéptica:

> Muchos artículos del supermercado afirman que potencian o ayudan a tu inmunidad. Pero el concepto de potenciar la inmunidad no tiene mucho sentido científico. De hecho, potenciar el número de células en el cuerpo —ya sean inmunes o de otro tipo— no es necesariamente algo bueno. Por ejemplo, los atletas que hacen «dopaje sanguíneo» —se inyectan sangre en el sistema para aumentar el número de células sanguíneas y mejorar su rendimiento— corren el riesgo de sufrir infartos.

En la web de Harvard Health Publishing leemos:

> Esto no significa que los efectos de estilo de vida en el sistema inmune no sean intrigantes y no deban estudiarse. Los investigadores exploran los efectos de la dieta, el ejercicio, la edad, el estrés psicológico y otros factores del sistema inmune de respuesta, tanto en animales como en humanos. Mientras tanto, las estrategias de una vida saludable son una buena manera de llevarle la delantera a tu sistema inmune.

La principal razón para esta actitud escéptica es que hay muchísimos tipos de células en el sistema inmune que llevan a cabo un sinnúmero de funciones. Pero del lado contrario hay evidencias poderosas de la conexión cuerpo-mente. Múltiples estados psicológicos que van del duelo a la depresión reducen la inmunidad de las personas y hacen que sean más susceptibles a enfermar. Este deterioro no puede apreciarse en un microscopio; es decir, no aparece como un cambio físico en células específicas. No existen muchos estudios que relacionen el estrés con cambios físicos en el sistema inmune, aunque la conexión entre un alto nivel de estrés y el hecho de enfermar está muy bien documentada y nadie la pone en duda. Si ampliamos nuestra definición de inmunidad a todo aquello que nos mantiene sanos, hay incluso más evidencias acerca de cómo los síndromes del estilo de vida, como la hipertensión o la deficiencia cardíaca, suponen una amenaza mayor cuando alguien es pobre, está deprimido, se encuentra solo o vive sin apoyo social.

Todos estos descubrimientos apuntan en la misma dirección. La inmunidad puede transformarse en inmunidad total, pero no por restringir nuestro enfoque en el sistema inmune, que solo incluye el lado físico. La mente debe tratarse con la misma importancia, y por eso el yo es la clave para el autosanador.

EL MISTERIO DE LA SANACIÓN

El yo suena a algo psicológico, una entidad invisible que posees pero que no está relacionada con tu cuerpo. Si desarrollas un quiste ovárico o sufres presión arterial alta, son problemas enraizados físicamente en el cuerpo, no en el yo. Pero ¿en verdad es así? La forma en que te ves a ti mismo hoy marca una gran diferencia en cómo será tu cuerpo mañana. Imagina que dos extraños llaman a tu puerta. Ambos tienen propuestas sorprendentes.

El primer extraño dice:

—Soy médico y realizo una investigación avanzada sobre el envejecimiento. La meta de mi vida ha sido encontrar una píldora que altere los genes que causan el envejecimiento. Creo que he encontrado una fórmula prometedora y necesitamos sujetos en quienes probarla.

Te muestra un frasco con píldoras azules.

—Las pruebas empiezan hoy y me gustaría que fueras voluntario —añade—. Esto es un estudio doble ciego. Tomarás estas píldoras dos veces al día durante seis meses. La mitad de los sujetos recibirá una píldora falsa, un placebo. ¡Imagina lo que significaría detener el envejecimiento! ¿Por qué deberíamos aceptar que envejecer es inevitable cuando podemos activar la clave genética que lo cambia todo?

Su entusiasmo te impresiona, pero el otro desconocido, una mujer, no sonríe mucho. Le preguntas si ella forma parte del mismo experimento.

—No, pero estoy aquí para demostrarte cómo detener el envejecimiento —te responde—. No hay medicamentos ni placebos involucrados. Tu envejecimiento empezará a revertirse en cinco días. Después de una semana apreciarás muchos otros cambios benéficos. Mi experimento es corto, pero efectivo. —Señala al primer desconocido—. Sus píldoras experimentales podrían tener efectos secundarios muy graves. La FDA (siglas en inglés de Administración de Alimentos y Medicamentos de Estados Unidos) tendrá que aprobarlas si obtiene resultados, y el proceso de aprobación cuesta millones de dólares y requiere muchos años. —Una ligera sonrisa asoma en sus labios—. Pero claro, la decisión es tuya.

¿Cuál elegirías? Aunque planteamos la situación como algo imaginario, de hecho es muy real. Las compañías farmacéuticas experimentan constantemente con medicamentos antienvejecimiento, y la tendencia más actual involucra alterar tu ADN. Podría haber descubrimientos que tuvieran un gran impacto en el envejecimiento humano, aunque considerándolo bien son «un camino sin regreso hacia la incapacidad», como afirma la profesora Ellen Langer, psicóloga de la Universidad de Harvard que ha llevado a cabo importantes experimentos independientes. Langer podría ser la segunda extraña que llama a tu puerta. Es reconocida por revertir los signos del envejecimiento y ampliar la longevidad sin usar medicamentos. De hecho, obvia el cuerpo y se centra en la mente.

El experimento más famoso de Langer funcionó de la siguiente manera. En 1981, ocho hombres de setenta años que tenían buena salud pero mostraban signos de edad avanzada fueron trasladados a un antiguo monasterio en New Hampshire. Al entrar, los hombres se encontraron inmersos en el pasado, en 1959 en concreto, con el *crooning** de Perry Como de música de fondo. Allí se vestían con ropas de la época. Veían televisión en blanco y negro, y leían periódicos repletos de noticias referentes a la Revolución cubana de Fidel Castro y a la actitud hostil de Nikita Jrushchov, el jefe de

---

* El *crooning* es un estilo que tiene sus raíces en el jazz y que comenzó a usarse en los *pop standards*. Los *crooners* suelen ser hombres con una voz grave y normalmente se hacen acompañar por una orquesta. (*N. de la T.*)

Estado de la Unión Soviética. Vieron la película *Anatomía de un crimen*, de Otto Preminger, estrenada en 1959, y las conversaciones sobre deporte se centraron en figuras icónicas como el jugador de béisbol Mickey Mantle y el boxeador Floyd Patterson.

Como control, otro grupo de ocho hombres siguió viviendo como solía hacerlo y solo se les indicó que recordaran el pasado. Al grupo del ambiente encapsulado se le dijo algo muy distinto: deberían actuar exactamente como si fuera 1959 y fueran veinte años más jóvenes. Para cualquier estándar médico razonable, los resultados del supuesto viaje en el tiempo deberían haber sido nulos. Pero Langer había realizado estudios en Yale con residentes de asilos para ancianos, en los que descubrió que los signos de envejecimiento, en particular la pérdida de memoria, podían revertirse con el refuerzo positivo más simple: si a alguien se le daba un incentivo para recordar, algo como pequeñas recompensas que dependían del resultado de los exámenes, recuperaba recuerdos que todo el mundo había asumido como irrecuperables.

No obstante, ni siquiera la propia Langer esperaba unos resultados tan dramáticos como los de su experimento de inmersión total. Antes de entrar en el ambiente encapsulado, se evaluó a los hombres mediante distintas pruebas de envejecimiento, como la fuerza de agarre de las manos, la destreza y la agudeza visual y auditiva. Al cabo de cinco días, el grupo inmerso en el mundo de su juventud mostraba signos de haber recuperado la flexibilidad, la destreza y la postura. También mostraron mejorías en siete de ocho pruebas, incluyendo una mejor vista, lo que fue un descubrimiento asombroso. Se veían más jóvenes incluso para los testigos externos. Estos resultados fueron mucho mejores que los del grupo de control, si bien este último también mostró avances en las mismas áreas físicas y mentales solo con recordar el pasado. Por ejemplo, el 63 % de los sujetos del grupo encapsulado tuvo resultados más altos en una prueba de inteligencia en comparación con el 44 % en el grupo de control.

«Lo que importa aquí es lo que de hecho sucedió —explica Langer—. Hombres que cambian de perspectiva cambian sus cuerpos.» Treinta y seis años atrás, la profesora Langer avanzaba más o menos de manera intuitiva. En 2017 tenemos investigaciones que muestran que cambiar experiencias puede alterar la expresión genética y entrenar al cerebro para continuar desarrollando nuevos caminos, como cuando aprendemos nuevas cosas o cambiamos nuestra perspectiva (hablaremos más acerca de estos avances en los capítulos siguientes).

(En 2010, BBC One produjo una serie de televisión titulada *The Young Ones*, en la que seis celebridades de edad avanzada vivían juntas en un escenario de 1975. Como en los experimentos previos de Langer treinta años atrás, los participantes rejuvenecían ante nuestros ojos. Una celebridad que cuando llegó al programa apenas podía agacharse para atarse los zapatos, empezó a demostrar un gran vigor en la pista de baile. Por lo general, todos y cada uno comenzaron a verse más jóvenes, tanto en su postura como en sus expresiones faciales.)

La reversión del envejecimiento está muy relacionada con la sanación debido a que durante mucho tiempo ambas se han considerado físicas y confinadas a procesos corporales que se desarrollan con independencia de la mente. Langer fue de las primeras en desmentir estas suposiciones. Es fácil perderse en la fascinación y el misterio de por qué simular vivir en el pasado cambia a una persona con tanta rapidez. Pero la pista más relevante es que los cambios eran holísticos. Los médicos están entrenados para lidiar con el cuerpo considerando separadamente células, órganos o tejidos. No hay razón médica que explique cómo tantas funciones mejoran de golpe, sobre todo a partir de simulaciones. Los resultados de Langer destierran al olvido el efecto placebo porque implica engañar a un paciente al decirle que está tomando una poderosa medicina cuando en realidad solo ingiere un caramelo de menta.

Durante el experimento del viaje en el tiempo no se hizo ninguna promesa, no se creó ninguna expectativa. La única medicina involucrada era una nueva experiencia, y era suficiente para enfrentarse a todas las premisas médicas de ese tiempo.

En uno de sus primeros experimentos, Langer fue a una residencia para ancianos y volvió a separar a sus sujetos en dos grupos. A ambos les dieron plantas de interior para sus habitaciones. A un grupo se le dijo que era responsable de mantener las plantas con vida y que podía tomar decisiones respecto de sus horarios cotidianos. Al otro grupo se le dijo que el personal se ocuparía de las plantas y que además no podría decidir sobre sus horarios cotidianos. Al final de los ocho meses, del primer grupo seguía vivo el doble de sujetos, en comparación con el segundo grupo.

Toda la comunidad médica debió de sorprenderse con estos experimentos. Pero solo décadas después se ha vuelto posible usar nuevas experiencias como medios para sanar a los ancianos y los enfermos. A los residentes de los asilos se les dan mascotas para que las cuiden. Los pacientes con alzhéimer mejoran si escuchan música. De hecho, Rudy y sus colegas produjeron una aplicación llamada SPARK Memories Radio que proporciona terapia musical a los pacientes con alzhéimer. Un miembro de la familia que cuida al paciente escribe la fecha de nacimiento de este, así como toda la información de la que dispone sobre sus gustos musicales. La aplicación reproduce canciones que eran éxitos cuando el paciente tenía entre trece y veinticinco años, pues es la música con la que la mayoría de la gente se identifica el resto de su vida.

La bandeja de entrada del equipo de Rudy se llenó de correos que explicaban que los pacientes con alzhéimer inicial se habían vuelto más tranquilos y menos agitados, y otros que relataban que los pacientes en un estadio avanzado o en estado vegetativo de pronto habían «despertado» otra vez. Una familia relató la historia de su afligido padre, quien sufría en las etapas avanzadas de la enfermedad y llevaba meses sin hablar. Después de escuchar cinco canciones de su juventud, de repente se sentó en la cama y empezó a contar una historia acerca de una camioneta roja y su primera novia. ¡Tal vez dio demasiados detalles a sus familiares! Se sonrojaron de vergüenza, pero estaban muy emocionados de oírlo hablar de nuevo, tan vivo y feliz. De igual forma, es posible encontrar vídeos de YouTube en los que se observan pacientes con enfermedad de Parkinson que apenas pueden caminar sin la ayuda de una enfermera, y de pronto recuperan el equilibrio e incluso se ponen a bailar cuando oyen música. Este es el poder sanador de la música o, más precisamente, el poder sanador de nuestras respuestas a recuerdos placenteros.

Estamos entrando ya a una edad dorada para la salud y la sanación que depende de cómo cada persona usa las herramientas más comunes y poderosas al alcance de todos: la experiencia diaria, las elecciones sobre el estilo de vida y otras técnicas para aumentar la conciencia. En realidad, esta concepción es antigua. Adi Shankara, un filósofo y sabio indio de la Edad Media, afirmó que la gente envejece y muere porque ve que las demás personas envejecen y mueren.

EL CUERPO-MENTE

Hace treinta años los médicos mostraban recelo con respecto a la conexión entre el cuerpo y la mente, la cual generaba bastante escepticismo porque, a diferencia del corazón o la gripe, la mente es invisible, no física. Hoy en día, gracias a décadas de investigación sobre cómo el cerebro se comunica con cada célula en el cuerpo, encontrar un proceso físico que no esté influenciado por la mente se ha vuelto un reto bastante complicado. El cerebro, que alguna vez fue el emperador de la mente, ha sido destituido. La «mente» está distribuida a lo largo de tu cuerpo. Una célula del corazón o del hígado no piensa con palabras o frases, pero sí envía mensajes químicos complejos continuamente. El flujo sanguíneo, junto con el sistema nervioso central, es una superautopista de información con un tráfico de hasta cincuenta mil millones de células que colaboran para lograr un objetivo único: mantenerse con vida, sanas, palpitantes. En la siguiente ilustración te mostramos cómo se ven realmente los caminos de información de esa superautopista.

Para cualquier estudiante de Medicina actual o de hace décadas, los órganos que se muestran en esta ilustración son lo más normal del conocimiento médico. Pero en el futuro, el texto adjunto será muy común. Un médico instruido deberá

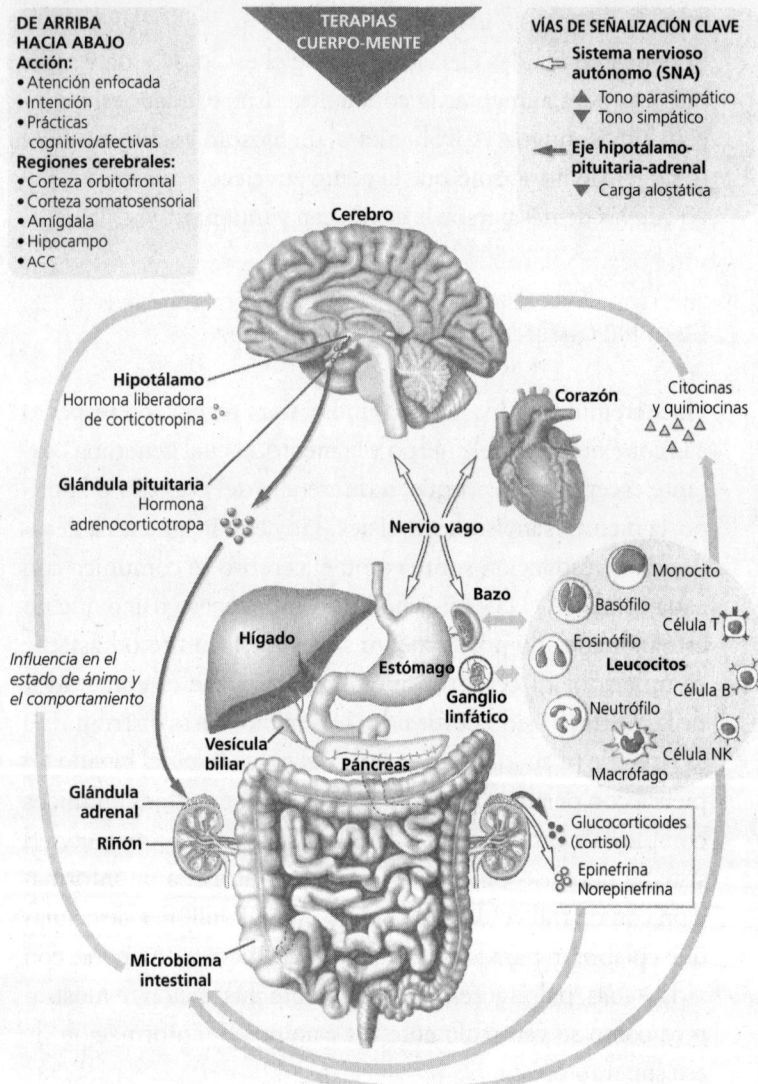

saber todo acerca de las «vías de señalización clave» que salen del cerebro y vuelven a entrar en él. Estas vías son lo que mantiene tu cuerpo unido. Si no se le dijera a cada célula qué hacer, si el cerebro no mantuviera informados a otros cincuenta mil millones de células y desempeñara su parte en el equilibrio holístico del cuerpo, no habría un cuerpo, sino solo una colección de células separadas e independientes, como las que componen un arrecife de coral o un molusco.

Décadas de investigación lograron validar la realidad de esta superautopista, e incluso hoy en día hay más descubrimientos que demuestran lo negativo de la separación entre cuerpo y mente. En este libro abandonaremos esa división artificial. La expresión correcta debería ser «cuerpo-mente», por sólidas razones biológicas. Los mismos químicos cerebrales conocidos como neurotransmisores —las moléculas esenciales que permiten funcionar a tu cerebro— están en todas partes, hasta en tus intestinos. Este descubrimiento, realizado hace tres décadas, impactó a la ciencia médica y ayudó a generar una explosión en la inteligencia.

De pronto, el sistema inmune, que está separado físicamente del cerebro, se entendió como una vasta red de mensajes químicos a lo largo del cuerpo que compiten con los mensajes que ese órgano envía; así, los investigadores empezaron a referirse al sistema inmunológico como un cerebro flotante. No importa si la conexión cuerpo-mente es invisible a nuestro nivel, porque no lo es a un nivel molecular. Hay suficientes pistas químicas para convencer a cualquiera de que el estado de ánimo, las creencias, las expectativas, los miedos, los recuerdos, las predisposiciones, los hábitos y el viejo condicionamiento —todo ello centrado en la mente— son de vital importancia para la salud de las personas.

Y eso nos conduce a la esencia de este libro. Entre los procesos que están influenciados por la conciencia de una persona, la sanación es el más vital. Las células ya tienen su forma propia de conciencia química. La respuesta inmune está despierta y consciente todo el tiempo, supervisando de manera constante, en un estado vigilante, atenta a cualquier posible invasor u otra amenaza exterior. La respuesta inmune es tan autosuficiente como el latido del corazón o la respiración. Aunque, como cualquier estudiante de Medicina aprende como conocimiento básico, la respuesta inmune tiene un gran fallo en sí misma. Para encontrarlo, detente y limítate a respirar. Respirar es una función involuntaria y automática, pero puedes hacerla voluntaria cuando quieras. La misma habilidad está en casi todo. Puedes inducirte estrés yendo al cine a ver una película de terror. Puedes alterar tu metabolismo al hacer ejercicio o cambiar de dieta. En un encuentro sexual tendrás grandes cambios como los listados arriba, e incluso más. La línea divisoria entre lo que sucede de manera automática y lo que sucede voluntariamente no es fija. Las elecciones importan, y es ahí donde el yo sanador entra en escena. El cuerpo sabe cómo sobrevivir por sí mismo. Depende de nosotros enseñarle cómo florecer.

El viaje hacia la sanación

1

Afrontar la realidad y comenzar

Hablemos con franqueza acerca de estar saludables. Todo el mundo quiere mantenerse sano el mayor tiempo posible, pero estamos confundidos sobre cómo lograrlo. Constantemente surge información conflictiva, secundada por estudios que a veces se ponen de acuerdo y a veces lo niegan todo. Las modas van y vienen. Incluso se ponen en duda las preguntas más básicas, como: ¿la leche es buena para los adultos? ¿Los huevos aumentan los niveles de colesterol? ¿Cómo se relaciona la obesidad con la diabetes tipo 2? ¿Por qué hay cada vez más alergias?

Terminamos asumiendo que la vida es una apuesta y que si alguien se mantiene vital y vigoroso durante setenta u ochenta años es solo cuestión de suerte. Pero la razón subyacente es que sentimos que las probabilidades están en nuestra contra. La vida no es una pendiente cada vez más acentuada. Es inevitable enfermar una vez que rebasamos la flor de la vida. En las estadísticas, cada adulto corre algún riesgo de padecer problemas cardíacos y de cáncer, las dos principales causas de muerte en Estados Unidos. El alzhéimer, el mayor miedo de la mayoría de la gente, aparece de manera aleatoria y es incurable.

Este modelo, el hecho de mantenerse sano como si se tratara de una apuesta, está presente en las facultades de Medicina, lo que ocurre es que se explica de una manera científica. A pesar de las maravillas de la medicina contemporánea, hay mucho que se mantiene en la oscuridad. Un resfriado, que es una causa específica de enfermedad, solo enferma a un porcentaje específico de individuos, nunca a todos. Todos los tratamientos estándares son impredecibles en algún nivel. Funcionan mejor para algunos pacientes que para otros, y a menudo no sirven. La predicción se define como reducción de riesgos. El hecho de comer bien, hacer ejercicio con regularidad y evitar toxinas como el alcohol o el tabaco no es realmente la forma de atacar la causa de enfermedades mayores como la diabetes, la enfermedad coronaria o el cáncer. El ciudadano medio no se da cuenta de que estos riesgos solo son aplicables a grandes grupos estadísticos. No predicen lo que sucederá a un individuo. Siempre habrá alguien que lo hace todo bien y, aun así, enferma, mientras que alguien que jamás ha prestado atención a su salud no enferma.

Aunque la buena suerte te acompañe, llegará el día en el que ni siquiera el doctor House podrá ayudarte. Sin que tengas la culpa, tu salud se romperá en pedazos, no te queda duda. He aquí el porqué:

Siete razones por las que la atención médica no funciona
- El médico no conoce la causa de tu enfermedad.
- No existe un medicamento o una cirugía que resuelva la situación.
- Los tratamientos disponibles son demasiado arriesgados, tóxicos o costosos, o las tres cosas juntas.
- Los efectos secundarios del tratamiento son mucho mayores que los beneficios.

- Tu situación está demasiado avanzada para revertirla.
- Eres demasiado anciano para que te traten sin riesgos o la esperanza de recuperación es baja.
- En algún momento, algún médico se equivocó.

Cuando aparece alguno de estos problemas durante la atención médica, lo que suceda después está fuera de tu control y del de tu médico. Después de tres siglos de ciencia médica avanzando a pasos enormes —legado que nosotros, los autores de este libro, respetamos profundamente—, es obvio que el modelo de apuestas para mantenerse sano debe reemplazarse. Están sucediendo demasiadas cosas inaceptables:

- Las personas viven más: aun así, de promedio sufren entre ocho y diez años de mala salud, y de uno a tres años de incapacidad al final de su vida.
- El cáncer todavía se trata con un fatalismo funesto a pesar de que más de dos tercios de los cánceres pueden prevenirse.
- Alrededor de cuatrocientas mil personas fallecen anualmente por errores médicos.
- El ciudadano medio se siente indefenso, confundido y ansioso por enfermar e ir al médico.

Estas situaciones inaceptables son el resultado cuando el modelo de la apuesta se establece y tú juegas a la lotería con tu futuro. Lo más inaceptable de todo es perder el control. La gente tiene mucho miedo a caer en manos de los médicos y terminar en el hospital. Pero existe una alternativa. El autosanador es quien toma decisiones, se enfrenta al mundo de la vida diaria, y guía su mente y su cuerpo hacia una sanación duradera. Un pequeño corte sana en un par de días, y el recuerdo del resfriado del invierno pasado ya es lejano. Pero el yo sanador es de largo alcance. Te dispones a volverte pleno, que es la única estrategia viable para mantenerte saludable de por vida.

Es increíble lo mucho que ha evolucionado el cuerpo humano para hacer posible la sanación. Ahora tienes una oportunidad de evolucionar de forma consciente, al tomar decisiones que aumentarán radicalmente tu inmunidad a la enfermedad, reducir y revertir el proceso de envejecimiento, y aumentar la respuesta sanadora. Estas metas no se logran apostando, pero se alcanzan al adoptar un nuevo modelo: la autosanación.

En el nuevo modelo todo se reduce al proceso que se muestra en el diagrama siguiente:

ALTERACIÓN → RESPUESTA SANADORA → RESULTADO

Alteración = Cualquier amenaza para la salud. Puede ser un virus o una bacteria invasores, una herida física, un evento exitoso, un evento estresante, alteraciones a nivel celular o genético, problemas mentales y situaciones similares.

Respuesta sanadora = Una reacción a las alteraciones que devuelve el equilibrio a la mente o al cuerpo.

Resultado = Un regreso a la normalidad, un estado equilibrado y sin alteraciones.

Como puedes observar, la terminología es bastante generalista. Cualquier experiencia puede ser una alteración, no necesariamente una bacteria o un virus. El recuerdo de un trauma puede alterar el cuerpo, así como perder tu empleo o ceder al impulso de comerte una hamburguesa doble con queso y patatas fritas. Asimismo, la respuesta de este a una alteración involucra a todo el sistema de mensajería y a la superautopista de información. Sanación es aquello que retorna al cuerpo a un estado de equilibrio normal.

Este enfoque de sistema completo está ganando fuerza en la medicina contemporánea, y tendremos mucho que expresar acerca de él. El sistema completo es solo otra manera de decir cuerpo-mente. Va más allá de las divisiones de la escuela médica que separa a los órganos y el viejo escepticismo ante la conexión entre cuerpo y mente. Cuando sucede un evento feliz, como enamorarse, el sistema completo responde mientras los mensajes pasan a través del flujo sanguíneo, el sistema nervioso central y el sistema inmune. Cuando un evento trágico sucede, como perder a un ser querido, la respuesta es igualmente holística, pero la combinación de químicos en el proceso de señalamiento es muy diferente. Las cosas que experimentas de manera subjetiva, como el amor o el dolor de una pérdida, deben tener una configuración precisa en el cuerpo-mente. Si esto no existiera, no tendrías la experiencia.

El enfoque de sistema completo no es solamente un nuevo y brillante modelo que remplazará a los viejos, sino que es más cercano a la realidad. La naturaleza no reconoce categorías humanas. El cuerpo y la mente son un reino, así como cada órgano, tejido y célula funcionan persiguiendo la misma meta: preservar la vida. Pero la dura realidad es que nuestros cuerpos no han evolucionado con la velocidad suficiente para lidiar con las alteraciones que les son impuestas. El enfoque de sistema completo revela problemas holísticos, así como soluciones holísticas. Consideremos la actual epidemia de obesidad a la que se enfrentan personas de todas las edades en Estados Unidos. Solo un factor, el excesivo consumo de azúcares, es un contribuyente mayor a la obesidad, la diabetes tipo 2 y, aunque resulte sorprendente, la cardiopatía. Puedes ingerir azúcar hoy y no notar signos de esas enfermedades al acecho, pero el páncreas sabe que la demanda de insulina es demasiado alta, el sistema digestivo sabe que demasiadas calorías inútiles se transforman en grasa; el hipotálamo sabe que la energía fugaz de una ingesta rápida de azúcar desequilibra todo tu metabolismo.

A pesar de lo poderosa que es la respuesta sanadora innata, depende de la evolución para que un gran cambio pueda suceder, y esto siempre es muy lento. La única estrategia viable es intervenir con decisiones conscientes que el cuerpo-mente asimile y a las cuales se adapte. Se sabe que una hamburguesa doble con queso y patatas fritas hace que los marcadores de inflamación aparezcan en el plasma sanguíneo (el líquido de color amarillento que permanece en tu sangre después de que la parte sólida, sobre todo los glóbulos rojos, se elimine) junto con partículas flotantes de grasa. Esto sucede en unos pocos minutos y dura hasta seis horas. Durante ese tiempo, tu cuerpo experimenta una alteración. Como respuesta, el hígado acelerará su funcionamiento para procesar el exceso de grasa y tu sistema inmune intentará combatir la inflamación. Es muy probable que el resultado inmediato no sea dramático y parezca inofensivo. Pero la repetición de esas alteraciones tiene un amplio margen de efectos perjudiciales.

Si vives tu vida sin conciencia de lo que le sucede al sistema entero, estás sumándote al modelo de salud que juega a las apuestas. Si tomas conciencia de los problemas que acarrea una hamburguesa doble con queso y patatas fritas, podrás dejar de lado esa indulgencia y tu cuerpo te lo agradecerá. Pero la tentación es constante y ceder a ella es cuestión de unos segundos. No solo ante una hamburguesa con queso, sino ante cualquier tipo de comida basura grasienta, salada, demasiado dulce o procesada.

La única manera de cambiar de verdad es llevar a cabo un cambio mayor hacia un estilo de vida sanador, que no esté cortado y dividido en pequeñas elecciones temporales —por más saludables que puedan llegar a ser—, sino que se eleve hasta un nivel de cuidado del sistema entero.

¿DE QUÉ ES CAPAZ EL AUTOSANADOR?

Imagina dos pacientes, A y B. Tienen fiebre y acuden al médico. El paciente A se encuentra con una sala de espera repleta y se le informa de que el médico lleva un retraso de treinta minutos. Al final, la espera es de más de una hora, y cuando A por fin entra en la consulta del médico se siente un poco tenso e incómodo. Como si fuera un mero trámite, el médico le toma la temperatura, le hace unas pocas preguntas y le prescribe antibióticos.

«Es probable que tengas una infección leve —le dice—. Veamos cómo te funciona esto. Si estás resfriándote, tu fiebre empeorará y después mejorarás. Te veo dentro de dos semanas. La enfermera de la recepción te dará una nueva cita.»

Este escenario es bastante común en las visitas regulares a los médicos de familia, y todos conocemos la rutina. Nada de lo que el médico le haya dicho a A es mentira o algo fuera de la práctica regular: ofreció un cuidado rutinario.

El paciente B encuentra una sala de espera vacía y ve al médico de inmediato. Este le pregunta acerca de su fiebre y quiere conocer los detalles sobre cómo comenzó y si le ha afectado al sueño, al estado de ánimo, al nivel de energía y al apetito. Investiga si B ha tenido fiebres similares en el pasado y cómo terminó con ellas. ¿Desaparecieron por sí mismas o necesitó medicinas? Esta interacción requiere de más que un par de minutos, pero el médico se muestra interesado y no parece desesperar. El paciente B se siente reconfortado por sus cuidados.

«La mayor parte del tiempo este tipo de fiebres leves son síntoma de un resfriado —dice el médico—. Llámame en los próximos días cuando lo creas necesario. Una vez que supervisemos lo que sucede, tendremos una mejor idea respecto de qué hacer.»

El segundo médico suena idílico, pero hay un problema: es de fantasía. Casi ningún paciente recibe el tipo de atención sin prisas que recibió nuestro ficticio paciente B. Y no parece que las cosas vayan a cambiar pronto. Deberíamos considerar la profesión médica como algo atento y cuidadoso, pero incluso en los mejores casos las visitas al médico implican largas esperas, estar no más de diez minutos con él y recibir un tratamiento basado en una visión instantánea de la situación.

Pero hay una alternativa. Puedes aceptar el papel del autosanador. Toma en consideración las cualidades del médico idílico, que incluyen las siguientes:

- Paciencia
- Simpatía
- Mente abierta
- Atención a los cambios en la enfermedad del paciente

- Control de cerca
- Conocimiento detallado de la historia del paciente
- Conocimiento y experiencia médica exhaustivos

Solo el último elemento de la lista es exclusivo de la profesión médica. Todo lo demás es algo que puedes hacer, ya sea cuidándote a ti mismo o en colaboración con un buen médico. Algunas cosas únicamente tú puedes hacerlas, como controlar tus síntomas de cerca, a menos que ingreses en un hospital. Es probable que ya estés haciendo la mayoría de las cosas de la lista, aunque no tengas conciencia de actuar como un sanador. Será muy importante maximizarlas porque es preciso que la conciencia se convierta en un hábito cotidiano, incluso una habilidad.

De igual manera, las pésimas cualidades que detestamos ver en un médico suelen ser iguales a como nos tratamos a nosotros mismos diariamente. Millones de personas se aproximan a su salud con alguna de las siguientes situaciones:

- Indiferencia
- Negación del dolor o de algún otro síntoma que requiere atención
- Preocupación o ansiedad
- Falta de información
- Conjeturas
- Bajo tratamientos innecesarios o inefectivos

Es obvio que queremos evitar lo anterior, pero caemos en respuestas derrotistas todo el tiempo. Nos preocupamos innecesariamente o fingimos que nada nos hace daño. Adivinamos lo que está mal y, por impulso, intentamos algo que esperamos que funcione: por lo general, esto significa un frasco de medicinas al alcance de la mano. La mayoría de las veces el impulso es temporal, así que regresamos al punto de partida: a esperar y preocuparnos.

Desde ahora estás en la posición de adoptar el papel de autosanador. Al adentrarte en el poder de tu conciencia, puedes activar el potencial oculto del sistema sanador del que ya dependes todos los días. Esperamos que todo esto suene emocionante, porque hay cambios de vida frente a nosotros. Pero antes queremos aclarar qué no pretende este libro.

Puntos de partida realistas

No te mostraremos la forma de superar una enfermedad crónica como la artritis, la diabetes tipo 1 o la insuficiencia cardíaca.

No tenemos curas para enfermedades incurables como el alzhéimer.

No estamos prometiendo una cura contra el cáncer.

Ninguno de nuestros consejos está fuera de la práctica médica probada: no estamos hablando de la curación por la fe, de placebos o de pensamiento mágico.

Si tienes síntomas avanzados o un trastorno ya desarrollado, debes buscar ayuda médica cualificada.

¿Dónde estás ahora?

Habrá quien se decepcione al enterarse de que este libro no aborda cómo curar por cuenta propia una enfermedad ya desarrollada. Pero las ventajas de la autosanación son inmensas porque aprendes cómo mantenerte conscientemente en un estado de bienestar que aumente a lo largo de toda tu vida. Tan grande como pueda llegar a ser este concepto, al final la sanación es una experiencia personal hoy, mañana y al día siguiente. Para ello, te pedimos que hagas una pausa y respondas dos cuestionarios. El primero valorará dónde estás ahora; en otras palabras, tu punto de partida para tu camino de sanación. El segundo valorará cómo de grande es tu potencial, cómo de lejos puedes llegar con la sanación.

Cuestionario 1: ¿Dónde estás ahora?
Para cada afirmación, considera tu experiencia durante el último mes. Marca cada una con un número dependiendo de la frecuencia con la que haya ocurrido:

1 = Nada o solo una vez
2 = A veces
3 = A menudo
4 = Regularmente

- Estaba deprimido.
- Me sentí preocupado o ansioso.
- Tuve que ir al médico.
- Estaba dolorido pero no fui al médico.
- Había un problema crónico de salud.
- Ingerí la comida equivocada, comida rápida o comida basura.
- Estuve bajo presión.
- Estuve estresado.
- Tuve problemas para dormir.
- No dormí lo suficiente.
- No tuve control de mi peso.

- Tuve migraña.
- Tuve dolor de espalda.
- Mis relaciones no terminaron bien.
- Me enfadé muchísimo.
- Descuidé el ejercicio y la actividad física.
- Tuve problemas de seguridad en mí mismo y en mi autoestima.
- Me sentí solo.
- Me sentí no amado y no cuidado.
- Hubo problemas familiares conflictivos.
- Estuve preocupado por el futuro.

Evaluación de tus respuestas

Este cuestionario no conduce a una puntuación total, sino que nos centraremos en cada respuesta individual. Si tienes muchas respuestas con número 3 o 4, tu vida durante el último mes ha sido cuesta arriba. Sin embargo, la mayoría de la gente tendrá algunas respuestas con número 3 o 4, al margen de lo bien que vaya su existencia.

Guarda tus resultados y vuelve a responder el cuestionario cuando termines de leer este libro. Y respóndelo de nuevo al cabo de algunos días o semanas después de adoptar un estilo de vida sanador. Si tus respuestas mejoran, tendrás la prueba y la motivación de que este estilo de vida funciona de verdad.

Cuestionario 2: Tus experiencias positivas elevadas

La sanación es un proceso holístico, y el ser sanador abre el camino para experiencias más elevadas que hacen tu vida más dichosa y plena. Queremos saber cuántas experiencias elevadas estás teniendo ahora. Para cada afirmación considera tu experiencia durante el último mes. Marca cada una con un número dependiendo de la frecuencia con la que haya ocurrido:

1 = Nada o solo una vez
2 = A veces
3 = A menudo
4 = Regularmente

– Me sentí satisfecho interiormente.
– Expresé amor abiertamente hacia alguien.
– Me sentí libre y liberado.
– Me vi a mí mismo sin culpa y sin juzgarme.
– Fui valorado y elogiado por alguien en el trabajo o de mi familia.
– Sentí paz y tranquilidad interior.
– Me sentí como parte de un plan o visión mayor.
– Experimenté un gesto de amor hacia mí.
– Tuve una experiencia espiritual.
– Sentí bondad amorosa y compasión.
– Perdoné a alguien.
– Me perdoné a mí mismo.
– Me liberé de algo negativo del pasado.
– Desarrollé un vínculo emocional con alguien.
– Me sentí bendecido.
– Sentí una presencia divina o sagrada.
– Me sentí con el corazón ligero.
– Afiancé mi fe en la bondad humana.
– Me sentí dichoso o en éxtasis.
– Vi o experimenté la luz interior.
– Experimenté el Ser puro o la conciencia sin límites.

– Vi lo sagrado de otra persona.

– Medité, recé o realicé alguna otra práctica contemplativa.

– Me sentí inspirado creativamente.

Evaluación de tus respuestas

Al igual que en el cuestionario anterior, este no conduce a una puntuación total, sino que nos centraremos en cada respuesta individual. Si tienes muchas respuestas con número 1 o 2, durante el último mes quizá hayas sentido que tu vida era mundana y sin inspiración. Sin embargo, la mayoría de la gente tendrá algunas respuestas número 1 o 2, sin importar cómo de plena sea su vida: el acceso a experiencias más elevadas todavía está esperando.

Como en el caso del primer cuestionario, guarda tus resultados y vuelve a responderlo cuando termines de leer este libro. Relee tus respuestas unos días o semanas después de adoptar nuestras sugerencias para un estilo de vida sanador. Si tus respuestas mejoran, tendrás la prueba y la motivación de que las experiencias elevadas no son aleatorias. Son accesibles por medio de tu yo sanador todas las veces que quieras.

Ahora tienes una mejor idea de lo que implica tomar las riendas de tu salud. Has descubierto los conceptos críticos para alejarte del modelo de apuestas y mantenerte sano. Al darte cuenta de que la conciencia es la clave, estás en el umbral de la transformación. Hay muchos detalles que deben ser explicados, y los siguientes capítulos describen el meollo de nuestro nuevo modelo. Sin embargo, nada es más importante que saber que el yo sanador es real. Está tan cerca de ti como la siguiente respiración y es tan vital como el siguiente latido de tu corazón.

2

¿Quién se mantiene bien y quién no?

La belleza del enfoque de sistema completo es su naturalidad. Las cosas más básicas que hacemos para mantenernos con vida afectan al sistema completo. Respiramos, comemos y dormimos. La ciencia médica más avanzada ahonda de manera extensiva en estos procesos, y con cada paso que las investigaciones dan resulta cada vez más completo comer, respirar y dormir. Pero esto no tendría por qué empañar un hecho: la gente que logra mantenerse bien durante toda su vida y que disfruta del mayor bienestar es aquella que duerme sus buenas ocho horas, que lleva una dieta equilibrada para mantener un peso saludable y que respira con facilidad, es decir, que no vive agobiada por el estrés o la ansiedad.

A millones de personas nos resulta imposible afirmar que dominamos el proceso más básico del sistema completo. Por alguna u otra razón se nos ha escapado la naturalidad de estar bien. ¿Cómo es posible? A manera de analogía, piensa en un automóvil que se conduce solo. Algo que durante mucho tiempo fue el sueño de los ingenieros es real ahora, y se ha recibido con temor y optimismo a la vez. Para los optimistas, un automóvil que se conduce solo será un avance para la seguridad. Un vehículo sin conductor, equipado con inteligencia artificial y sensores que mantienen una vigilancia constante de 360 grados detectará los peligros potenciales casi al instante, con mucha mayor rapidez que el mejor de los conductores humanos. Pero ¿qué sucede si falla el mecanismo de seguridad? Es ahí donde surge el temor. Ser conducido hacia un accidente por una máquina que no puedes controlar es una pesadilla.

Por ello, en la práctica, un automóvil que se conduzca solo debe incluir un medio para que el conductor humano intervenga y tome el control. Los momentos de decisión siempre suceden en situaciones de tráfico. Por lo menos por ahora, no muchos estaríamos dispuestos a ceder todo el control a una máquina. Tal vez nunca lo estemos, si consideramos los riesgos de vida o muerte.

Gran parte de la misma dificultad se relaciona con nuestro cuerpo. Aunque como maquinaria se autorregule a la perfección —un término simplista pero que viene al caso—, el cuerpo funciona bajo un control dual. En la introducción mencionamos el ejemplo de la respiración. Tanto si prestas atención o no, inspiras y espiras. Es un mecanismo de supervivencia de lo más básico. Pero si lo deseas, puedes intervenir y respirar de otro modo, con otro ritmo, con otra profundidad. Debido a que el cuerpo funciona como un sistema completo, tus intervenciones no son locales: un tipo distinto de respiración podría significar un ataque de pánico, por un lado, y una práctica plena de yoga, por el otro. Eso significa que cada intervención tiene la posibilidad de moverte de tu estado natural de bienestar.

Parece que millones de personas han hecho eso. Los signos son obvios en muchos sentidos: encabezando la lista está dormir mal, las enfermedades crónicas del estilo de vida, la obesidad, la ansiedad y la depresión. La respuesta sanadora se ve comprometida por una alteración tan devastadora como la neumonía o la polio, pero estas patologías desastrosas son cada día más raras y su cura es más sencilla. La verdadera amenaza a la sanación proviene de nuestras intervenciones diarias, las cuales tienen consecuencias negativas o bien impredecibles. Son las gotas de agua que en algún momento pueden provocar una inundación.

La respuesta sanadora no juzga, se adapta sin preguntar a cualquier decisión que tomes. Tus células son fábricas químicas que alteran su línea de producción dependiendo del estímulo que les des, lo que funciona como una orden del gerente de la empresa. Dado que la vida de todos es una mezcla de decisiones buenas y malas, todo en la vida debe considerarse como una elevación o una disminución de tu estado de bienestar. Las células toleran nuestras debilidades a nivel genético, pero pagan el precio junto con nosotros.

La solución es usar el control dual del cuerpo como una herramienta de sanación. En los términos más básicos, hay dos tipos de sanación que suceden en cada persona en este instante.

Sanación automática: la que todos heredamos con nuestros genes gracias a millones de años de evolución.

Sanación consciente: la que aprovecha cada oportunidad para apoyar y mejorar la sanación automática.

Cualquier experiencia es candidata de sanación. El simple hecho es que un día sin sensación alguna de dolor físico no escapa de las siguientes experiencias:

- Sentirse deprimido, indefenso o desesperanzado.
- Preocuparse acerca del futuro.
- Sentirte ansioso, con miedo o inseguridad.

- Estar estancado en viejos comportamientos y malos hábitos.
- Baja autoestima.
- Falta de realización de metas y proyectos.
- Relaciones problemáticas.
- Sentirse solo, excluido y menospreciado.
- Llevar una vida sin ningún propósito o sentido.
- Sentir culpa y vergüenza por viejos traumas y heridas.

¿Quién puede decir que algo de esta lista no le aflige ahora o le afectó en algún momento? De acuerdo con una encuesta reciente, uno de cada seis adultos estadounidenses toma algún tipo de medicamento psiquiátrico. Como vimos anteriormente, los síntomas de alivio no llegan a la causa real de un trastorno como la depresión. La investigación ha atacado la causa de esta por medio de escaneos cerebrales, para observar si en ese padecimiento está involucrada alguna área específica del cerebro; por medio de perfiles genéticos, para descubrir si existe un «gen de la depresión» o un grupo de genes; y por medio de evaluación psiquiátrica, con la esperanza de que un patrón de comportamiento conduzca a ella.

Sin embargo, no se ha encontrado ninguna causa específica por este camino. La conclusión más aceptada es que la depresión de cada persona es única y muestra una amalgama de factores psicológicos, fisiológicos y genéticos. La depresión está relacionada con la experiencia personal y con cómo reaccionas a ella. Leer la misma mala noticia en un periódico no desencadena la misma reacción en todas las personas, las cuales pueden responder en un rango muy amplio de emociones que van de la indiferencia a una depresión profunda. La misma variable se aplica a la ansiedad, lo que explica por qué una persona colecciona arañas como un pasatiempo placentero y otra se muere de miedo solo de verlas. ¿Estás en una relación problemática? ¿Tu vida parece no tener propósito o significado? Que un espectro tan amplio de reacciones sea intratable no es culpa del tratamiento médico. Estas causas de sufrimiento no tienen una cura farmacológica; ni siquiera encajan en el modelo estándar de enfermedad, que insiste neciamente en que las causas «reales» de esta son cambios físicos.

Para contrarrestar este prejuicio, hay estudios relevantes que han demostrado que los estados subjetivos invisibles tienen un efecto muy poderoso en el cuerpo. Por ejemplo, investigadores de la facultad de Medicina de la Universidad de Texas estudiaron las tasas de mortalidad de hombres y mujeres que habían pasado por una operación a corazón abierto, incluyendo baipás cardíaco y sustitución de la válvula aórtica. Si te basas en el enfoque médico de rutina, la razón por la que una persona muere seis meses después de la operación mientras que otra sobrevive tiene que ver con una diferencia física. Pero el equipo encabezado por el doctor Thomas Oxman adoptó un enfoque poco ortodoxo. Formularon dos preguntas a los pacientes acerca de su situación social: «¿Participas de manera regular en grupos sociales organizados?» y «¿Te reporta energía o hallas consuelo en tu religión o tu fe espiritual?».

Son preguntas bastante sencillas, de respuesta «sí» o «no», y al evaluar las contestaciones los investigadores excluyeron los factores de riesgo típicos de morir después de una operación de corazón, los cuales incluyen la edad, la severidad de la enfermedad y la severidad del previo ataque cardíaco. Con estos factores descartados, los descubrimientos eran asombrosos:

- Una persona que respondió «sí» a ambas preguntas tenía menos del 5 % de probabilidades de fallecer seis meses después de la cirugía.
- Una persona que respondió «no» a ambas preguntas tenía entre el 20 y el 25 % de probabilidades de fallecer seis meses después de la cirugía.

Al final, tener apoyo social y hallar consuelo en tu fe te da siete veces más probabilidades de sobrevivir a una cirugía mayor de corazón, frente a alguien que no tiene ninguno de los dos en su vida. Casi con toda seguridad, este resultado de siete veces es la única diferencia en cualquier riesgo de mortalidad del corazón, incluyendo los niveles de colesterol, la presión arterial elevada y un historial genético de ataques al corazón en la familia. Mientras que preguntar si alguien pertenece a un club social o es miembro de una Iglesia es una medida objetiva, la pregunta sobre la fe espiritual o religiosa valora cómo se siente la persona.

Cómo te sientes es subjetivo por completo, pero igual de importante. Es una actividad en la conciencia, un pequeño indicador de tu autoconsciencia. El apoyo a la sanación consciente no podría ser más obvio.

LA HISTORIA DE MARGE: LO PRIMERO ES LA CONCIENCIA

Gran parte de la respuesta sanadora sigue siendo un misterio. Nadie sabe realmente —o no puede prevenirlo siempre— por qué una persona enferma y otra no. Las razones ocultas existen en una zona oscura que trasciende lo físico.

Hay gente que es prueba viviente de que funciona la sanación basada en la conciencia como modo de vida. Pensemos en el caso de Marge, una mujer entrada en años que se mantuvo activa y autosuficiente hasta los noventa y un años. Marge seguía viviendo sola en su apartamento, cocinaba su comida, conducía su automóvil y solo contrató ayuda doméstica para las actividades más pesadas. La salud de Marge era excelente. En comparación con las siete medicinas de prescripción que toman los adultos mayores de setenta años, ella únicamente tomaba una para la presión arterial elevada.

En una población en proceso de envejecimiento, mucha gente querrá conocer el secreto de Marge. ¿Será acaso una cuestión de buena genética? Hasta la fecha, ninguna investigación definitiva ha encontrado un gen o un grupo de genes que tenga estas condiciones (a pesar de que hay muchas pistas, como veremos un poco más adelante). Es común decir que si tus padres llegaron a los ochenta años, tu esperanza de vida será tres veces mayor que el promedio. No es una gran ventaja.

Marge tenía algunas ventajas estadísticas. Creció en un hogar adinerado en Cincinnati, lo cual significa que gozó de cuidados médicos adecuados, a pesar de que esto no salvaba a nadie de padecer alguna enfermedad infantil seria en la década de 1920. Cuando Marge nació los antibióticos aún no eran una realidad. Tuvo suerte de no enfermar de tuberculosis, polio o escarlatina. La ausencia de enfermedades serias en la infancia guarda relación con una vida más larga.

Para Marge, sin embargo, ninguno de estos factores era el decisivo.

«Tuve un matrimonio complicado con un artista de Nueva York —recuerda—. Ambos teníamos un carácter muy fuerte y nos peleábamos a menudo. La mayor parte de mi energía la gastaba en él en lugar de dedicarla a mis tres hijos. No me siento orgullosa de eso, y por más que amé a mis hijos, fui muy dura con ellos.»

Mirando en retrospectiva, Marge se dio cuenta de que un solo atributo psicológico, la ira, le había generado efectos drásticos en la vida.

«Me divorcié cuando mis hijos eran unos adolescentes. Uno se fue a un internado y los otros dos decidieron vivir con su padre, quien estaba tan enfadado conmigo que no dudó en quedarse con todo nuestro dinero para él y los chicos. De pronto me sentí sola y estupefacta al ver que mi vida había cambiado tan drásticamente.»

Marge luchó con la depresión. Más tarde fue obvio que sus hijos habían crecido teniéndole miedo debido a su temperamento irascible. «Olvidaba qué era lo que me había hecho enfadar en cuanto se calmaban las cosas, pero nunca se calmaban. Me temían a mí, su madre.»

Hasta este punto de su historia, nada sugeriría que Marge viviría más que el promedio de las personas; más bien cabría esperar lo contrario, si su depresión se había vuelto crónica y afectaba a su estado de salud. Después un solo factor cambió su vida: Marge se convirtió al budismo. Para ella, esta decisión fue el comienzo de una transformación interna.

«Encontré a un maestro zen por medio de un amigo —recuerda—. No podría decirte por qué le di una oportunidad al budismo, pero una vez que empecé a meditar pasaron dos cosas. La primera fue que, al estar más en calma, mi mal humor no estallaba a la primera. La segunda fue que vi algo muy real acerca de mí misma. En lo profundo, me angustiaba estar sola. Todo el drama que hacía era una táctica para lograr que la gente me prestara más atención, y eso me protegía de sentir mi soledad.»

Hoy en día, a sus noventa y seis años, Marge vive en una residencia, con el programa más básico de ayuda: alguien la asiste algunas veces al día y la ayuda a bañarse. Sus medicamentos no han aumentado. Baja a comer y a cenar por sus propios medios, y sale a comer con amigas una vez a la semana. Solo hay dos cosas que le generan dificultades.

«La prótesis de mi cadera, que me puse cuando tenía setenta años, ya no está tan bien como antes, así que decidí usar una silla de ruedas en lugar de caminar distancias largas. Mis hijos aún toman sus precauciones conmigo. Haber tenido una madre iracunda no es algo que hayan superado con facilidad. Ese es el único remordimiento que tengo. En cuanto al resto, me siento en paz.»

Marge fue afortunada por haber comenzado a meditar hace tanto tiempo, porque no sería hasta finales de los años setenta cuando la medicina convencional empezaría a realizar estudios que iban a demostrar que la meditación está asociada a resultados de salud positivos, como la disminución de la presión arterial. «Relajación» era la otra palabra clave para procurar más beneficios, como la reducción del estrés y la ansiedad. Hoy en día, el enfoque de sistema completo derriba todas las barreras artificiales entre la mente y el cuerpo. Cada día adquiere más fuerza la comprensión de que toda experiencia tiene un resultado mental y otro físico.

Tomemos como ejemplo el simple hecho de que la tristeza reduce la respuesta inmune de una persona. La tristeza por una pérdida es un evento mental muy drástico, una fuente de dolor psicológico. Cuando alguien continúa inmerso en el dolor después de seis meses de haber perdido a un familiar, lo cual sucede en el 10 % de los casos, su condición se conoce como duelo traumático. Los estudios sobre las personas que sufren duelo traumático indican que es muy probable que se trate de una «discapacidad global», lo que en términos sencillos significa que cualquier cosa puede salir mal con su salud.

Un estudio realizado entre ciento cincuenta viudos y viudas reveló que «la presencia de síntomas de duelo traumático a los seis meses de la muerte de la pareja predecía consecuencias de salud tan negativas como cáncer, cardiopatías, presión arterial elevada, pensamientos suicidas, así como cambios en los hábitos alimentarios durante los siguientes trece a veinticinco meses». (Rudy recuerda que después de la muerte de su padre, a los cuarenta y cinco años, cuando él tenía diecisiete, su madre pasó años en duelo antes de ser capaz de vivir una vida normal otra vez.) Considerando todo esto, es obvio que, por razones desconocidas, algunas personas sufren con mayor intensidad un duelo que otras. El tiempo natural de recuperación para un duelo no las cura, y hasta dos años después se encuentran en riesgo de padecer una amplia gama de trastornos, tanto físicos como mentales. Otros estudios han evidenciado resultados parecidos que tienen que ver con el insomnio, la baja autoestima y una sensación de tristeza.

El duelo traumático acelera el poder de la conexión mente-cuerpo. A pesar de que la ciencia médica dice muchas cosas con respecto a la parte física del cáncer y la deficiencia cardíaca, y si se acerca más puede incluso encontrar los desequilibrios químicos que aparecen en alguien que sufre de duelo traumático, no existe una *causa* que genere este tipo de duelo de larga duración, no hay conocimiento sobre *por qué* falló el sistema de sanación y se sabe muy poco acerca del *propósi-*

to y el *significado* del duelo en primer lugar. (Otros mamíferos no parecen entrar en duelo, salvo excepciones como los elefantes y los perros domesticados. Si un cazador dispara a un ciervo en una manada, el resto se aflige un momento y enseguida regresa a pastar con normalidad.)

En el párrafo anterior, las palabras «causa», «por qué», «propósito» y «significado», destacadas en cursiva, apuntan a un hecho innegable. Los humanos vivimos por un propósito, y cuando un propósito se ve dañado —tu amada esposa muere— el duelo y el dolor pueden hacer aparente que la vida no tiene sentido. Cada célula en el cuerpo recibe un mensaje de forma química. Los químicos son la evidencia física del dolor, pero la pérdida de sentido no es química, sino que es humana en su significado más amplio. Tan doloroso como pueda llegar a ser el duelo, si alguien no siente dolor por la muerte de su esposa podría considerarse extraño, incluso algunos dirían a sus espaldas que no tiene corazón, otra palabra muy humana.

SANACIÓN INVISIBLE

El yo sanador es la parte de nosotros que lidia con las causas invisibles, el porqué de quién se enferma y quién no, y el propósito y el significado de estar vivos. Sanar no es místico solo porque es invisible. Alguien que nunca ha pensado sobre su respuesta sanadora querrá ser feliz, y una clave para una felicidad general es sentirse amado. ¿En verdad es posible que tus células se sientan amadas? Antes de reaccionar a lo que parece ser una afirmación ridícula, consideremos el siguiente estudio.

Investigadores de Yale examinaron a ciento diecinueve hombres y cuarenta mujeres que se sometieron a los análisis más precisos para detectar bloqueos en las arterias coronarias, unos procedimientos denominados «angiografías coronarias» que, si bien, no son muy invasivos, provocan gran ansiedad a muchas personas. (Por lo general se inserta un pequeño catéter en el antebrazo, el cual se lleva hasta las arterias del corazón. Se inyecta un tinte que muestra el interior de la arteria mediante una tomografía computarizada o una resonancia magnética. De esta manera, el tamaño de la apertura del vaso sanguíneo, o del bloqueo, puede observarse directamente.) Los pacientes que les dijeron a los investigadores que se habían sentido amados y apoyados emocionalmente solían mostrar una menor obstrucción arterial, la causa de los ataques al corazón.

Existen otros factores de riesgo que pueden predecir la presencia de cardiopatía, como la dieta, el ejercicio, el tabaquismo y el historial familiar, pero incluso cuando estas variables salen de la ecuación, el sentimiento de ser amado y apoyado emocionalmente era un indicador de quién tendría un grado mayor o menor de obstrucción arterial. Un estudio llevado a cabo en Suecia entre ciento treinta y una mujeres llegó a la misma conclusión. Pero tal vez la investigación más impactante se basaba en una sola pregunta. Un equipo de la Universidad Case de la Reserva Occidental, en Estados Unidos, hizo un sondeo entre diez mil hombres casados sin antecedentes de angina de pecho, el clásico dolor en el pecho asociado a la cardiopatía (a pesar de que los paros cardíacos pueden acaecer sin que el sujeto presente este síntoma previo).

Como se esperaba, los hombres con una mayor puntuación en los factores de riesgo familiar para la cardiopatía, como colesterol elevado, hipertensión y edad avanzada, tenían veinte veces más probabilidades de desarrollar angina de pecho durante los siguientes cinco años. A continuación los investigadores hicieron una simple pregunta a esos hombres: «¿Tu esposa te muestra su amor?». Aquellos que respondieron «Sí» tenían un riesgo menor de desarrollar angina de pecho, incluso cuando presentaban índices elevados de factores de riesgo conocidos. Lo opuesto también resultó ser verdadero: un hombre con factores de riesgo elevados que respondía que su esposa no le mostraba amor tenía hasta dos veces más probabilidades de desarrollar esta cardiopatía.

Al igual que con el duelo traumático, tomarse en serio la conexión entre cuerpo y mente resulta suficiente para echar por tierra dos de las suposiciones más comunes en el cuidado médico:

1) La sanación es física y sucede de manera automática.
2) Cuando la respuesta sanadora automática colapsa, lo único que un médico puede hacer es intervenir con medicamentos o cirugía.

Desde extremos opuestos del espectro emocional, el amor y el duelo cruzan la barrera entre lo mental y lo físico. La cardiopatía puede combatirse con medicamentos y cirugía, pero estos tratamientos pueden no ser efectivos en alguien que se siente aislado, solo o no querido. Los efectos físicos impredecibles del duelo traumático no pueden tratarse con medicamentos o por medio de cirugía: al final, no puedes tomarte una pastilla por todo lo que esté mal de los trece a los veinticinco meses desde el inicio del duelo. Al ignorar al yo sanador, el médico omite una parte clave de la salud y la sanación en su práctica diaria.

CONCIENCIA BÁSICA

Teniendo en cuenta todo lo que hemos explicado hasta ahora, los beneficios de la sanación consciente son evidentes. Pero para muchos, «consciente» solo significa que no estás dormido o noqueado. Todas las personas tenemos el mismo potencial para estar tan conscientes como un monje o un yogui avanzado, pero nadie nos ha enseñado a usar esa habilidad. Toma a tres personas y siéntalas en una habitación, después pregúntales de qué son conscientes. Recibirás respuestas aleatorias que no tendrían por qué ser las mismas. Una persona será consciente del olor en la habitación, otra del tapiz, otra de la altura del techo, por ejemplo, dependiendo de qué note al instante. Es menos probable que uno de ellos sea consciente de un estado interior: pensamientos, estados de ánimo, sensaciones. Solo si generas un cambio abrupto en la atmósfera, como aumentar la temperatura a 30 °C, todos mencionarán la misma cosa.

Las prácticas espirituales como el yoga u otras tradiciones orientales buscan perfeccionar la conciencia aleatoria para agudizarla, convirtiendo una capacidad en una habilidad. Antes de ser conscientes de algo «externo» o «interno», quienes han entrenado su conciencia siempre dirán que son autoconscientes. Cualquier persona es autoconsciente también. Nadie puede tener un sentido de yo sin ello. Pero la autoconsciencia es solo una pieza de la actividad aleatoria, impredecible e incesante que sucede en la mente.

Las habilidades de conciencia no tienen por qué estar asociadas a la espiritualidad o a Oriente. Pueden emplearse para mejorar tu calidad de vida. Es entonces cuando el yo sanador se vuelve práctico en cualquier situación, en cualquier momento del día y con cualquier trasfondo religioso. Fíjate en las señales que indican tu estado presente de bienestar, aquí y ahora. Estos niveles incluyen lo siguiente:

- *Saber cómo te sientes físicamente.* Implica estar abierto y sensible a las señales que tu cuerpo te envía.
- *Saber cómo interpretar esas señales.* Implica la aceptación de tu cuerpo como tu mayor aliado, no como una fuente de malestar.
- *Saber qué sucede en tus emociones.* Implica abandonar la negación, las ilusiones, el miedo, así como la represión de tus emociones.

Cuando alguien nos pregunta rutinariamente «¿Cómo estás?», solemos responderle igual de mecánicamente, pero el yo sanador se toma esa pregunta con mucha seriedad. Al saber qué está sucediendo, empiezas el proceso de autosanación. Un dispositivo portátil puede avisarte cuando tu ritmo cardíaco aumente, cuando tu presión sanguínea se eleve o cuando tu respiración se vuelva errática: sin duda esos son indicadores útiles. Pero solo tú puedes responder a las señales y empezar la sanación.

Como un ejemplo práctico de conciencia básica, he aquí algo que puedes hacer casi sin esfuerzo mientras estás en tu lugar de trabajo.

Conciencia plena trabajando: Siete ejercicios de autocons-ciencia que puedes poner en práctica ahora mismo

Adopta una o todas las siguientes recomendaciones para contrarrestar la negativa invisible que afecta al típico espacio de trabajo.

1) En las tradiciones orientales, la conciencia se orienta hacia un solo punto, lo que significa que debes mantener tu atención en un estado de concentración relajada. No realices varias tareas al mismo tiempo, ya que esto divide tu atención y está demostrado que reduce la eficacia en el trabajo.

2) Para mantener tu concentración relajada en lugar de tensa, haz lo posible por trabajar en un área silenciosa donde estés relativamente libre de interrupciones. Para que tus colegas no sientan que no estás disponible, tómate un tiempo cada hora para dar una vuelta, estar en contacto con ellos y hacerles saber que quieres tener interacciones personales. De esta manera, respetarán más tu tiempo a solas.

3) La conciencia será en el ahora. Para mantenerte en el momento presente no permitas que los pequeños quehaceres se acumulen. Ocúpate de inmediato de todo lo que requiera cinco minutos o menos. Si haces de esto un hábito, tu administración del tiempo mejorará, quizá drásticamente, y no llegarás al final del día quejándote de que no has tenido suficiente tiempo para hacer todo lo que debías.

4) Sé consciente de tu cuerpo y sus necesidades. Como mínimo levántate de tu silla, estírate y da una vuelta por lo menos una vez cada hora.

5) Sé consciente de tu centro. Cuando te sientas exhausto, encuentra un lugar tranquilo donde puedas cerrar los ojos, respirar profundamente y centrarte de nuevo. A algunas personas les resulta más fácil centrarse si ponen atención en el área del corazón.

6) Recuerda respirar, porque respirar conecta muchas funciones corporales, incluyendo el ritmo cardíaco, la presión arterial y la respuesta al estrés. Por lo menos una vez cada hora, cuenta hasta diez respiraciones de la siguiente manera: inspira en cuatro tiempos, contén el aire durante un segundo mientras te relajas siendo consciente de tu respiración y después espira en seis tiempos. (Asegúrate de que tu ritmo respiratorio te resulta cómodo, no tan lento como para que te falte el aire después de unas cuantas respiraciones.) Por lo general, tu respiración disminuirá de catorce respiraciones por minuto a ocho, acompañada de la sensación de que tu mente está más tranquila.

7) Sé consciente de tu propósito final, que nunca es terminar el trabajo sino producirte felicidad mientras lo haces. Los psicólogos descubrieron que la gente que lleva la vida más feliz sigue la estrategia de tener días felices. Lo que te haga sonreír de manera genuina cuenta como una experiencia feliz.

Estas mismas prácticas también son efectivas fuera del lugar de trabajo. Sin embargo, por lo general pasamos un tercio de nuestros días entre semana en el trabajo, si no más (se estima que el oficinista promedio que se lleva tareas a casa dedica sesenta horas o más a la semana). Es un reto mantenerse autoconsciente con las presiones de un entorno laboral. Pero los beneficios son considerables, ya que si logras estar centrado y concentrado sin permitir que te agote todo el ruido mental que invade cualquier día laboral, de verdad estarás meditando en medio de la acción, una de las metas principales en cualquier tradición de sabiduría. Dejando de lado los asuntos espirituales, ser autoconsciente es fundamental para un estilo de vida saludable.

3

Nada es mejor que el amor

Es muy importante la investigación que demostró que las personas que se sienten amadas tienen más posibilidades de disfrutar de un corazón más sano que aquellas que no se sienten amadas. Respalda científicamente algo que todos sabemos: el amor es la más saludable de las emociones. Nada compite con el amor en cuanto a mantener la vida al nivel de la confianza, del disfrute y la compasión. Un gran poeta de la India, Rabindranath Tagore, declaró que el amor no es solo una emoción sino una fuerza cósmica. Crecer en un hogar sin amor es el peor destino que un niño puede soportar, como ilustra la siguiente historia.

Patrick, un hombre de unos treinta años, no creía haber sufrido daños emocionales durante la infancia. Solo sabía que cuando su madre le decía que lo amaba, no podía esperar de ella un abrazo o siquiera notar su tacto. Su distancia fue constante desde una edad temprana.

—Me hospitalizaron a los cinco años para operarme las amígdalas —recordaba Patrick—. Era el día de San Valentín, y yo estaba en el pabellón infantil con otros niños. Sus madres vinieron con postales y dulces, pero la mía no. Pero eso fue lo extraño. Recuerdo mirar hacia la pared y taparme las orejas con la almohada para no oír a los otros niños y sus madres.

Acumulé mucho rencor durante años, y después sucedió algo de lo más peculiar. Un día, mientras mi madre y yo almorzábamos, la curiosidad me pudo y le pregunté por qué nunca fue a verme al hospital. ¿Y sabes qué respondió? Dijo que llegó un poco después de que la hora de visita empezara, y me encontró aovillado en la cama y llorando. Me contó que me consoló, pero esa es la parte que no recuerdo, solo conservo en mi memoria el sentimiento de estar solo y olvidado.

Así como muchos psicólogos afirman, los niños pequeños generan creencias poderosas acerca de su crianza que no siempre encajan con los hechos. A la ciencia médica le ha llevado mucho tiempo dejar de asumir que los hechos mesurados mediante exámenes médicos y diagnósticos son el único componente para estar sano. Las creencias importan, aunque sean completamente subjetivas: todos creemos en las historias que nos contamos, y que empiezan con los mensajes que nuestros padres nos enviaban en la infancia.

Los padres de Patrick le enviaron el mensaje de que no estaban pendientes de él. Al mostrar desinterés y poco afecto ellos mismos, consideraban que era normal. Pero los niños necesitan sentirse estrechamente conectados a un progenitor amoroso y protector. Es un rasgo evolutivo que tiene millones de años de antigüedad. En un experimento muy famoso, se separaron a unas crías de mono de sus madres y enseguida comenzaron a mostrar un comportamiento inseguro, ansioso e intranquilo. Cuando se les dio una madre artificial construida con malla de alambre y relleno en el torso, las crías de mono se pegaron de inmediato a ella, aferrándose al confort.

En el caso de los humanos, los efectos de un vínculo afectivo pobre son sumamente devastadores, aunque tengamos habilidades superiores para adaptarnos incluso a las peores condiciones. En el caso de Patrick, creer que estaba solo lo condujo a lo que los psicólogos llaman «apego evitativo», que, en palabras que todos entendamos, significa que no se sentía a salvo, valorado ni protegido. En su mente, fuera o no verdad, sentía que si se encontraba en apuros nadie estaría a su lado para ayudarlo. Esa es una noción bastante exagerada y maniquea. No hay duda de que sus padres se quedarían atónitos al oír su versión, pero las ideas de los niños tienden a ser así, se basan en la experiencia emocional imborrable.

—Por una parte fui afortunado —recuerda Patrick con una vaga sonrisa—. Me costó poco volverme independiente. Todos comentaban que yo era un pequeño adulto cuando tenía siete u ocho años, y me sentía orgulloso de ello. Siempre lograba lo que me proponía porque eso es lo que los adultos hacían, y fue así durante mucho tiempo.

Durante su adolescencia, cuando empezó a salir con personas, Patrick no llenaba el vacío que sentía en su corazón. No sabía cómo. De hecho, al acercarse a alguien se sentía ajeno. Se mantenía fiel a su idea de que tenía que ver por sí mismo, pero lo que lo motivaba a relacionarse era principalmente su deseo sexual. Las chicas solían pensar como él, pero si de pronto empezaban a querer más y la relación avanzaba hacia algo más serio, Patrick encontraba excusas para iniciar una pelea o actuar con tal frialdad que la chica, sorprendida y herida, se alejaba de él.

Para el momento de ir a la universidad a estudiar Informática, el aislamiento emocional de Patrick ya era un hecho. No había duda alguna de su capacidad de hacerse cargo de sí mismo. Pero no se daba cuenta de que se ocupaba de sí porque creía que nadie más lo haría. No tenía ningún modelo de un amor protector y de sustento emocional.

La historia podría haberse detenido ahí. Pero por suerte para él, no fue así. Mientras estudiaba conoció a una chica, y ella era distinta. La concepción racional del mundo que Patrick tenía se estampó de frente con el amor a primera vista.

—Para ser honesto —recordaba Patrick—, pensé que esas palabras eran clichés. La primera vez que vi a Fran, pude mirarla solo un segundo mientras hablaba con amigos fuera del departamento, pero quedé cautivado. Había algo en ella. Me armé de valor y me presenté. Era una chica simpática y me sonrió. No pasó nada más, pero cuando regresé a casa solo podía pensar en ella.

Accedió a salir conmigo y las cosas avanzaron. Sin previo aviso, me volví un tonto enamorado. Creía morir si ella cambiaba de planes y no podía quedar conmigo. Me pellizcaba todos los días para estar seguro de que era verdad, que me había enamorado de la mujer más hermosa del mundo.

A pesar de la experiencia indudable de enamorarse a primera vista, y las numerosas evidencias que confirman que el amor genera cambios psicológicos poderosos, todo este fenómeno sigue siendo un misterio. ¿Lo que provocaba que Patrick se sintiera enamorado eran los cambios químicos en la actividad neuronal, o era *él mismo*? En el enfoque de sistema completo, ambas cosas son inseparables. En lo que concierne a la sanación, hay asuntos muy profundos que rebasan la barrera entre el cuerpo y la mente:

- ¿Cómo y por qué el amor estimula la salud física?
- Cuando el deseo se transforma en amor duradero, ¿qué puede hacer por nuestro bienestar?
- Si el amor se vuelve lo bastante profundo, ¿le abre la puerta a una conciencia elevada?

La experiencia humana testifica que el amor tiene un poder único en todas estas áreas, y que si investigamos profundamente hallaremos respuestas para saber por qué sucede así.

El amor tiene un alcance profundo y prolongado

Vivimos en una época en la que una experiencia tan abrumadora, una que puede transformar a un ser completo, se explica como consecuencia de la bioquímica. Pero incluso mediante escáneres cerebrales y mediciones de los niveles hormonales, queda pendiente cuál es el significado de enamorarse. Dicho significado lo abarca todo. Bajo los términos que estamos usando, el amor es un fenómeno de sistema completo. Los estudios que revelan que las arterias coronarias responden al amor o a la falta de este son solo la punta del iceberg. A nivel genético, tenemos una huella evolutiva muy profunda. La psicóloga Barbara Fredrickson afirma: «En algún lugar de nuestro cerebro tenemos un mapa de nuestras relaciones. Se trata del regazo de nuestra madre, la mano de nuestro mejor amigo, el abrazo de nuestro amado; todo esto lo tenemos con nosotros cuando estamos solos. Únicamente saber que ellos están ahí para acogernos si caemos, puede darnos un sentimiento de paz».

Lo que es más significativo es que cuando alguien está solo, sentado en silencio y en quietud, de verdad no está solo. Cada uno de nosotros posee un mapa construido con todas las relaciones que ha experimentado desde la infancia. Esto es también un fenómeno de sistema completo. Cada momento de una relación es una pieza minúscula que encaja en el mapa completo mientras cambia y avanza.

Para ver cómo funciona lo anterior, *responde lo primero que se te ocurra* cuando leas las siguientes afirmaciones:

Mi madre me amó lo suficiente	SÍ	NO
Estoy contento del padre que tuve	SÍ	NO
Confío en donde estoy ahora	SÍ	NO
Mi relación actual se encuentra en un momento excelente	SÍ	NO
Tengo un buen amigo a quien me une un vínculo muy estrecho	SÍ	NO
Me gusta ser una persona emocional	SÍ	NO
Suelo mostrar cómo me siento	SÍ	NO
Los otros se sienten bien confiando en mí	SÍ	NO
Apoyo a los demás	SÍ	NO
Tengo un sentimiento de pertenencia	SÍ	NO

No hay respuestas buenas o malas a estas cuestiones. Pero si respondes rápidamente, sin pretender contestar lo que piensas que es lo «correcto», tus respuestas llegan desde tu mapa interior de amor y relaciones. Puedes estar contento o estupefacto por tus respuestas, y nosotros te mostraremos cómo mejorar tu mapa interior de diversas formas. Por el momento sé consciente tan solo de la imagen interna que tal vez nunca pensaste que te afectaba, no como por casualidad sino con la historia de quién eres, que involucra a la persona completa.

Un enfoque de persona completa predecirá que el amor, o la falta del mismo, tendrá efectos diversos, y así será. En términos bioquímicos, cuando alguien se enamora experimenta un importante número de cambios. La dopamina y la serotonina aumentan, así como hormonas como el cortisol y la hormona folículoestimulante. Son los primeros cambios al enamorarse. De manera irónica, los últimos dos son indicadores de estrés causado por la excitación entre los sexos. En otras palabras, hay una base química que explica por qué el amor trae placer y dolor. Shakespeare se adelantó a un hecho de la neurociencia en *Sueño de una noche de verano* con la famosa frase: «Jamás el camino del verdadero amor se vio exento de borrascas». Es incluso más intrigante que los niveles de testosterona disminuyan en los hombres y aumenten en las mujeres con el paso de los años, trayendo consigo cambios en el carácter que vuelve a dos personas de sexos opuestos un poco más parecidas.

Pero los posibles efectos del amor en la respuesta sanadora van todavía más lejos. El buen funcionamiento de tu sistema inmune es un factor crucial, y está muy bien documentado que las emociones transforman el sistema inmune. Los médicos Janice Kiecolt-Glaser y Ronald Glaser observaron parejas que llevaban mucho tiempo casadas, con un promedio de edad de cuarenta y dos años, y descubrieron que quienes discutían a menudo tenían una respuesta inmune disminuida. Si este parece ser un descubrimiento triste sobre los matrimonios mayores, cabe decir que además sucede con bastante rapidez. Un estudio de parejas que estaban en su luna de miel demostró que los recién casados que se mostraban hostiles al discutir problemas matrimoniales también tenían una respuesta inmune disminuida.

Hasta este momento, después de haber leído todo lo anterior, no te sorprenderá saber que el cuerpo responde a emociones positivas o negativas. Pero la velocidad de estas respuestas sí te sorprenderá. Un estudio de vanguardia, realizado por el psicólogo David McClelland y su equipo de la Universidad de Harvard, consistió en pedir a alumnos que miraran una película acerca del trabajo llevado a cabo en la periferia de Calcuta por la Madre Teresa, la monja católica que obtuvo notoriedad mundial por ocuparse de los niños más abandonados y pobres. (A manera de control, un segundo grupo de alumnos vio un documental neutro sobre otro tema.) De promedio, los estudiantes que vieron la película de la Madre Teresa mostraron niveles elevados de anticuerpos al instante, así como una disminución en indicadores de estrés, como una presión arterial más baja.

Este hallazgo es impresionante porque muestra que el cuerpo responde aquí y ahora a las experiencias emocionales. Sin embargo, McClelland fue más allá y se preguntó por qué algunos estudiantes habían tenido una respuesta inmune reducida al ver las buenas obras de la Madre Teresa. Como continuación del estudio, se mostró a todo el grupo de estudio original una foto de una pareja sentada en un banco junto a un río. Cuando se les pidió escribir una historia acerca de la pareja, algunos estudiantes los describieron como amorosos, comprensivos y respetuosos, mientras que otros escribieron historias muy distintas en las que la pareja era infeliz, manipuladora y traicionera. Los estudiantes que mostraron la mayor reducción en la respuesta inmune durante la primera parte del estudio resultaron ser los que escribieron respuestas negativas en la segunda fase del estudio. La implicación es poderosa: hay ideas inculcadas en nosotros que definen las relaciones, aun cuando dichas ideas no se correspondan con la realidad. Aun así, imponen su interpretación a la fuerza.

Regresando a la historia de Patrick, él y Fran entraron en la primera fase del amor romántico, que es el deseo. En ese estado, todo en el amor es tan poderoso que transforma la realidad. El ser amado es la persona más hermosa del mundo. En presencia del ser amado entras en el paraíso. Bajo el hechizo amoroso, el mundo entero se ve más brillante y repleto de gente maravillosa. Para un racionalista estricto, estas son solo ilusiones. Y de hecho, el enamoramiento es temporal; su intoxicación se desvanece y, si la persona es afortunada, le abre camino a etapas más estables del amor. En estas etapas posteriores otros neuroquímicos, como las endorfinas (unos opiáceos naturales), la oxitocina y la vasopresina siguen patrones predecibles al estira y afloja de los amantes. Pero ¿acaso enamorarse consiste solo en una serie de respuestas químicas?

Hay un factor importante que los racionalistas no consideran. Enamorarse da un acercamiento a una visión más realista de la vida, ya que nos pone en contacto con nuestro verdadero yo. De manera accidental y temporal caemos en un estado de conciencia expandida, el cual han exaltado los grandes poetas místicos, quienes relacionan la intensidad del amor humano con el amor divino. Rumi, el amado poeta persa, se regocija:

¡Oh, Dios, he descubierto el amor!
¡Qué maravilloso, qué bueno, qué hermoso que es!
Le ofrezco mi saludo
al espíritu de la pasión que encendió y excitó todo este universo
y todo lo que contiene.

No hay duda de que el amor puede expandirse a esta dimensión elevada, en la cual la persona completa se cura de la manera más profunda. La conexión entre el cuerpo y la mente es innegable, pero lo mismo cabe decir de cuando te enamoras. Las siguientes experiencias conciernen al amor, donde sea que se experimente:

- Sentirte renovado.
- Vincularte desde el corazón.
- Sentirte protegido y a salvo.
- Emociones de felicidad, euforia e inspiración.
- Un corazón más abierto, que expande empatía y simpatía hacia los demás.
- Sentirte más ligero físicamente.
- Sentir energía o luz atravesando el cuerpo.

No hay ninguna distinción entre lo que describirían un santo y Patrick cuando descubre el amor por primera vez. Él y Fran solo estuvieron juntos un año. Como cualquiera que haya pasado por la etapa del enamoramiento, tenían necesidades del ego dispares. Establecer el amor y, al mismo tiempo, negociar las exigencias del «yo y lo mío» crea sus propios retos. Pero Patrick aprendió la lección más valiosa de su vida: que podía ser amado y, también, amar.

Los humanos no somos robots biológicos. Vivimos por significado, por el valor personal de cada experiencia. El cuerpo metaboliza nuestras experiencias y envía un mensaje a cada célula, mientras que la mente, en su propio terreno, procesa las experiencias en términos de sensaciones, imágenes y sentimientos. No hay nada como el corazón humano para activar los efectos de sistema completo del amor, o de su carencia. Y por ello el corazón debe comprenderse como algo más que un órgano físico.

UNA PERSPECTIVA DE SISTEMA COMPLETO DEL CORAZÓN

El corazón ofrece uno de los mejores ejemplos de por qué el enfoque de sistema completo es más adecuado. La cardiopatía es la causa principal de muerte en Estados Unidos, tanto en hombres como en mujeres, y por ello es un objetivo primordial para un estilo de vida sanador. No hay ninguna decisión que tomes de la que tu corazón no se entere.

Sin embargo, muy poca gente es consciente de esto. Muchas personas que empiezan a notar síntomas alarmantes, como dolor en el pecho, comienzan a pensar en la salud de su corazón, pero solo en términos de hacer ejercicio cardiovascular en el gimnasio. Otras enfermedades, como el cáncer de mama, atraen más publicidad y generan mayor temor entre las mujeres, pero estadísticamente esta percepción no conforma la situación actual. Del total de las muertes entre mujeres estadounidenses cada año, el cáncer de mama supone una de cada treinta y una, mientras que las muertes por cardiopatía suponen uno de cada tres fallecimientos. La depresión y la ansiedad se relacionan con un mayor riesgo de ataques al corazón debido al ejercicio. En contraste, niveles mayores de emociones positivas se asocian con un riesgo menor. Es importante tener un corazón saludable. Pero en nuestro enfoque de sistema completo el órgano físico solo es una parte de la historia. La otra parte tiene que ver con las actitudes y las perspectivas de cada persona.

Incluso si alguien afirma que un enfoque puramente físico

es adecuado, esa parte de la ecuación ni siquiera está comprendida del todo. Por ejemplo, un estudio realizado a principios de la década de 1950 analizó los corazones de soldados jóvenes que habían resultado heridos en la guerra de Corea. Estados Unidos apenas comenzaba a detectar que había una epidemia de ataques al corazón en hombres entre los cuarenta y los sesenta años. Nadie sabía qué causaba ese alarmante repunte en ataques prematuros al corazón. Aún no había comenzado la moda de culpar al colesterol por ello, y no existían medicamentos como las estatinas, que disminuyen el colesterol para prevenir las cardiopatías.

En este entorno desconcertante, los corazones de los jóvenes soldados contaban una historia desalentadora. En un alto porcentaje de ellos había una cantidad considerable de placa bloqueando sus arterias coronarias. La placa es grasa endurecida mezclada con los minerales y sangre coagulada que pueden cerrar el suministro de oxígeno del propio corazón. Cuando una arteria se estrangula, el músculo del corazón tiene convulsiones y se produce un ataque cardíaco de alta intensidad. Se suponía que debían pasar décadas para que la placa se acumulara, lo que gradualmente aumentaba el riesgo de fallo cardíaco.

Sin embargo, aquellos soldados eran jóvenes veinteañeros, y en algunos casos sus arterias estaban bloqueadas tanto como las de hombres mayores con cardiopatías. ¿Cómo había sucedido? Y también era un misterio por qué el corazón esperaba hasta que un hombre tuviera cuarenta años para que ocurriera un ataque cardíaco. Estas preguntas siguen sin tener respuesta hasta la fecha. Es sumamente complicada la relación entre la placa arterial y todos los factores posibles que la causan: dieta, grasa en la sangre, estrés, genética y cambios microscópicos en las paredes de los vasos sanguíneos coronarios.

El hecho más obvio es que ni los soldados ni los médicos que los estudiaron tenían idea de que algo serio les sucedía. (Pasarían décadas para que pruebas sofisticadas como la angiografía fueran una realidad.) El dolor de pecho típico asociado con cardiopatía, conocido como angina de pecho, por lo regular aparece demasiado tarde, y también es posible tener las arterias bloqueadas sin sentir dolor: en estos casos, el ataque al corazón sucede de forma inesperada. Es preciso seguir un estilo de vida sanador tanto si el dolor persiste como si no.

Incluso con tantas preguntas abiertas, una vez que se ha diagnosticado la cardiopatía después de una breve visita al cardiólogo y la realización de una serie de pruebas médicas, lo más habitual es que el primer paso sea recetar un medicamento para combatir el colesterol alto o la presión arterial elevada. Después se habla con la boca pequeña sobre realizar cambios en el estilo de vida, y a veces ni siquiera eso. En primer lugar, es común que la motivación de un paciente para seguir una dieta y hacer ejercicio no sea fuerte. Si la enfermedad del paciente continúa empeorando, cabe la posibilidad de recurrir a alguna cirugía. Las dos intervenciones más populares son la angioplastia y el baipás de arteria coronaria. He aquí un breve esquema de la intervención «más simple», la angioplastia, que en Estados Unidos se lleva a cabo más de seiscientas mil veces al año.

ANGIOPLASTIA: ¿MÁS DESVENTAJAS QUE VENTAJAS?

¿Qué es la angioplastia? Implica insertar un globo diminuto en una arteria del corazón para expandirla. La teoría es que al abrir la arteria se logrará un mejor flujo de sangre al corazón, lo cual disminuye el riesgo de un ataque cardíaco. Se inserta un estent de malla de alambre (un tubo corto y delgado) para mantener la arteria abierta después de la cirugía. El riesgo relativamente bajo de la angioplastia contribuyó a un aumento dramático de 133.000 cirugías en 1986 a más de un millón anuales para la década de 2000, lo que derivó en una industria de 100.000 millones de dólares en la actualidad si se incluye la cirugía de baipás coronario. Sin embargo, como sucede con todas las intervenciones quirúrgicas, la angioplastia tiene sus pros y sus contras.

PROS: La intervención no es severa a nivel físico, ya que se introduce un catéter diminuto a través del cual el globo se desliza hacia la arteria. Muchas veces la única opción del paciente para sobrevivir es esta cirugía, por ejemplo, después de un ataque cardíaco.

La angioplastia es rápida y no es excesivamente incómoda.

Después de pasar una noche en observación en el hospital, la recuperación es rápida y, por lo general, los pacientes retoman su vida habitual.

El principal propósito de la angioplastia es hacer que los pacientes se sientan mejor al aliviarle el dolor en el pecho u ofrecerles alivio psicológico de la ansiedad, y casi siempre ese objetivo se cumple.

CONTRAS: La angioplastia no cura la enfermedad subyacente, la cual sigue progresando. A menudo el procedimiento debe repetirse y los estents han de reemplazarse.

Generalmente no conlleva una extensión significativa de la expectativa de vida, sobre todo en pacientes de la tercera edad. (Una excepción en circunstancias extremas se da respecto de pacientes que recientemente habían sufrido un ataque cardíaco.) Las primeras pruebas clínicas de angioplastia a principios de la década de 1990 revelaron que no había beneficios de superviven- cia de la angioplastia optativa comparada con la medicación.

El riesgo inmediato serio es que el globo remueva la placa arterial, lo cual conduciría potencialmente a un ataque cardíaco (o a una apoplejía, si el estent se colocó en una arteria carótida bloqueada en el cuello), lo cual sucede entre el 1 y el 2 % de las cirugías. Las arterias pueden romperse si el globo se infla demasia- do. Existen varias posibilidades de infección.

La angioplastia es cara y su coste varía ampliamente. Y los resultados no guardan relación con ese elevado coste.

En 2008, una presentación de la conferencia anual de la Aso- ciación Estadounidense del Corazón (AHA, por sus siglas en in- glés) concluyó que la angioplastia libera el dolor de pecho en algunos pacientes pero «a un coste generalmente considerado prohibitivo como estrategia inicial de actuación frente al proble- ma». A pesar de esta conclusión, cada año a más de un millón de estadounidenses se les implantan estents en el corazón.

La cirugía de baipás coronaria es una intervención más seria que implica conectar al paciente a una bomba externa para mantener la circulación sanguínea mientras se opera el corazón. Este procedimiento eleva todos los riesgos de la an- gioplastia, y además es más caro. No entraremos en detalles al respecto, pero a continuación detallamos lo más relevante:

- La cirugía de baipás es más dolorosa, la recuperación completa es más lenta y aun así no aumenta de forma significativa la esperanza de vida, excepto en casos es- peciales en los que la arteria coronaria primaria está se- veramente bloqueada.

- Incluso en ese caso, debido a que pocos pacientes siguen el consejo de mejorar su estilo de vida, la placa puede comenzar a dañar el vaso sanguíneo injertado en cuestión de pocos meses. (El primer paciente que recibió con éxito un baipás en 1960 se liberó de los síntomas de angina de pecho solo durante un año.)

- Los inventores del procedimiento predijeron erróneamente que la cirugía de baipás sería una intervención poco común, útil solo para pacientes con un riesgo inminente de fallo cardíaco. Sin embargo, en la actualidad cada año se realizan en Estados Unidos más de medio millón de cirugías de baipás de arteria coronaria.

De los muchos contras que objetar a la angioplastia y la cirugía de baipás del corazón, el que destaca es el primero: la enfermedad subyacente no se cura. En la década de 1980, los estudios pioneros del doctor Dean Ornish en la facultad de Medicina de la Universidad de Harvard mostraron de manera concluyente que los cambios positivos en el estilo de vida pueden hacer más que únicamente prevenir la cardiopatía: pueden sanarla. El programa de Ornish de dieta, ejercicio, meditación y reducción del estrés, en ese entonces considerado revolucionario, liberó arterias coronarias obstruidas, lo cual fue el primer éxito en revertir la cardiopatía.

Un enfoque basado en el estilo de vida sigue siendo la única forma probada de revertir la placa que se acumula en las arterias coronarias de personas con un alto riesgo de sufrir un ataque al corazón. La inclusión de la meditación en el programa se consideró atrevida y controvertida al mismo tiempo: la profesión médica todavía albergaba el prejuicio de que la meditación era una práctica religiosa esotérica de Oriente, y por ello aducían que no tenía nada que ver con la medicina «real». Ahora se ha aceptado y es frecuente recomendar la meditación como terapia para la presión arterial elevada, la ansiedad, el insomnio y otros trastornos. Pero el programa original de Ornish era muy estricto y exigía que el paciente se apegara a reglas dietéticas rigurosas. Por ejemplo, una regla era limitar toda la ingesta de grasas, o a lo sumo que fueran dos cucharadas al día.

Para la vasta mayoría de las personas que no han sido diagnosticadas con cardiopatía o que no han sufrido un ataque al corazón, sigue abierta la búsqueda de un estilo de vida ideal, uno que sane y no solamente prevenga. El doctor Ornish ha publicado diversos libros y artículos que exploran la sanación en términos de cuerpo-mente. La medicina seguirá compartimentalizando la mente y el cuerpo, pero como individuos que buscamos la sanación no podemos darnos ese lujo. La investigación original del estilo de vida derribó la barrera que separaba la mente y el cuerpo. Sin eso, toda la revolución del sistema completo no habría tenido lugar.

Los estados emocionales asociados con el corazón incluyen algunos de los que cualquier persona se beneficiaría:

- *Empatía*, que nos hace sentir lo que otra persona siente.
- *Compasión*, que nos motiva a expandir la bondad amorosa.
- *Perdón*, que nos limpia por completo de antiguos sufrimientos y heridas.
- *Sacrificio*, que nos permite anteponer el bienestar de otra persona al nuestro.
- *Devoción*, que inspira reverencia ante valores elevados.

Ninguno de los estados emocionales mencionados es una expresión de cardiología, pero tienen consecuencias médicas. En el capítulo siguiente descubriremos de qué manera los hallazgos recientes están transformando problemas del corazón. Pero aquí queremos reforzar el valor sanador del amor. La gente florece cuando se siente amada y languidece cuando no se siente así. El amor aumenta la autoestima, la cual conduce a que uno se cuide más y mejor. El amor también alivia el estrés, muchas enfermedades relacionadas con el envejecimiento como la cardiopatía, la diabetes y la especialidad de Rudy, el alzhéimer. El amor es un estado de conciencia, no una elección del estilo de vida. Y al final lo que cuenta no son las decisiones que tomes, sino la conciencia que mantiene esas decisiones en un estado de avance permanente de sanación.

4

Línea de vida directa al corazón

El hecho de que las emociones influyan en la cardiopatía es solo una parte de un rompecabezas complejo. Mientras que el resfriado común tiene una sola causa, los rinovirus, la enfermedad de las arterias coronarias (EAC) no la tiene: está rodeada de una nube de factores de riesgo, y ninguno de ellos desempeña un papel preponderante. Dos personas pueden desarrollar una cardiopatía o escapar de ella cuando aparentemente tienen los mismos riesgos. Esto quizá te sorprenda, porque si asociamos palabras, la primera que a la mayoría de la gente le viene a la cabeza cuando piensa en un ataque al corazón es «colesterol». La campaña para prevenir las cardiopatías gasta millones de dólares en medicamentos que disminuyen los niveles de colesterol en la sangre. Frente a un programa libre de medicinas que, de hecho, revierte la EAC, liderado por Ornish y todavía disponible, la proporción de personas que eligen los medicamentos es abrumadoramente alta. Nuestro objetivo es motivarte a buscar un estilo de vida sanador, pero la gente está acostumbrada a depender de los médicos y las medicinas casi sin pensar. En el caso de la EAC, centrarse en el colesterol nunca ha sido la solución completa porque no se encarga totalmente de un trastorno complejo.

La nube de factores de riesgo que rodean a la EAC ilustra a la perfección la enorme ventaja de un enfoque de sistema completo. Si tu corazón responde a cómo llevas tu vida, incluyendo tus relaciones y tu vida emocional, mantener tu corazón saludable debería ser algo integral. Comencemos por esbozar cómo se formó la nube de riesgos. Como mencionamos en el capítulo anterior, uno de los grandes misterios en la historia de la medicina fue la epidemia de ataques prematuros al corazón en Estados Unidos durante la década de 1950. La cardiopatía tradicionalmente se consideraba poco común. A principios del siglo XX, uno de los cirujanos líderes del país, William Osler, de la facultad de Medicina de la Universidad Johns Hopkins, declaró que un médico de medicina general quizá tenía un paciente con angina de pecho al año. Y de ahí saltamos hasta la década de 1950, cuando los médicos veían una vez a la semana o diariamente a pacientes, sobre todo hombres, que se quejaban de dolor en el pecho. En 1900, la neumonía era la primera causa de muerte en Estados Unidos, en una época en la que el promedio de esperanza de vida era de cuarenta y siete años. Para 1930 la cardiopatía llegó a ser la primera causa de muerte, donde ha permanecido desde entonces, y la expectativa de vida era de sesenta años.

¿Qué sucedió entre esos dos momentos? La explicación común es que la gente empezó a vivir más y que la cardiopatía se eleva drásticamente con la edad. Con mayores períodos de vida se desenmascaraba una enfermedad que siempre había sido prevalente. Una mejoría en la higiene había desempeñado un papel importante para posibilitar a la gente vivir más tiempo, y la teoría de los gérmenes de enfermedades infecciosas derivó en una mejor prevención. Incluso cuando las enfermedades infecciosas se habían reducido de forma masiva gracias a la invención de los antibióticos, sobre todo la penicilina, nadie anticipaba que después de la Segunda Guerra Mundial aumentarían a niveles alarmantes las muertes por ataque cardíaco en hombres de cuarenta a sesenta años, un rango considerado prematuro, lo cual resultó en una epidemia que alcanzó su punto máximo a mediados de la década de 1960. Desde entonces, las muertes por ataque al corazón y apoplejías han disminuido de manera continua, aunque nuestra expectativa de vida sigue en aumento.

UNA NUBE DE RIESGOS

La disminución continua de las muertes por ataque cardíaco no era tan solo el resultado del control del colesterol. Los factores más importantes pueden resumirse rápidamente:

- Muchos ataques al corazón eran provocados por una infección del corazón (endocarditis aguda), la cual podía detectarse con análisis de sangre o ecocardiogramas y tratada con antibióticos. Algunos investigadores argumentan que este era el principal factor en la disminución de muertes por ataque cardíaco.
- Un mejor tratamiento en los hospitales elevaba la tasa de supervivencia después de que los pacientes sufrían un ataque cardíaco.
- En una combinación de los dos factores mencionados arriba, los pacientes con infecciones del corazón detectadas podían ser tratados en el hospital, en un entorno mucho mejor para la supervivencia en caso de tener un ataque al corazón debido a la infección.

Lo que no se ve es una mejoría en los factores que comenzaron a conformar la nube de riesgos. También es fácil resumirlos:

- Paul Dudley White, un eminente cardiólogo de Harvard, fue designado para ser el médico de Eisenhower, presidente de Estados Unidos, después de que este sufrió un ataque cardíaco en 1955. White opinaba que lo más importante era un cambio en la dieta estadounidense, ya que era la causa de la epidemia de ataques cardíacos. Antes y durante la Gran Depresión, debido a los bajos ingresos, los estadounidenses se alimentaban con una alta proporción de hortalizas y poca carne. Con la prosperidad de la posguerra hubo un aumento sin precedentes de dietas altas en grasa, ricas en carne.
- White, a quien se le reconoce haber impulsado la prevención de los ataques cardíacos, también señaló los beneficios del ejercicio para la salud, ya que la vida del estadounidense cada vez era más sedentaria.
- Un tercer factor que White enfatizó era el control de peso.
- Después, a medida que se comprendió mejor el estrés, el concepto de la personalidad tipo A entró en la cultura popular. Los ataques al corazón estaban vinculados a rasgos de la personalidad tipo A, como ofenderse fácilmente, ser exigente, decidido y perfeccionista, en oposición a la personalidad tipo B, que era más relajada, con mayor aceptación y, por lo general, poco exigente.
- La toxicidad entró en escena cuando comenzaron a observarse los efectos dañinos del tabaco. Aunque el cáncer de pulmón era el problema principal, también se

descubrió que fumar ataca el revestimiento de los vasos sanguíneos, incluyendo las arterias coronarias.

- Se detectó una diferencia de género en los ataques cardíacos en gran medida por la función del estrógeno, que protege a las mujeres de cardiopatías hasta la menopausia.
- Se descubrió que la hipertensión (presión arterial elevada) agravaba la cardiopatía al ejercer presión en el revestimiento de las arterias coronarias, exacerbando las fisuras minúsculas donde las placas de grasa comienzan a depositarse.

Como puedes ver, esta nube de riesgos no se basa solamente en el colesterol, así que en apariencia parece peculiar que un solo factor en nuestra dieta —y un químico totalmente necesario para la estructura celular— se considere el único villano. A los cínicos empedernidos les gusta señalar las enormes fortunas amasadas por las compañías farmacéuticas que promueven medicamentos, o la mentalidad de «remedio milagroso» de los estadounidenses en busca de una píldora que resuelva el problema de forma instantánea, incitados por la disposición de los médicos a prescribir medicamentos para disminuir el colesterol cuando saben que la EAC es un trastorno complejo con múltiples caminos para la prevención.

Pero el cinismo no lleva a las soluciones, y eso es lo que buscamos aquí. Controlar los factores de riesgo sigue siendo importante. A pesar del problema del incumplimiento, ahora más estadounidenses llevan un estilo de vida beneficioso para sus corazones: hacen ejercicio con regularidad, consumen menos grasa y azúcar (en la actualidad se sospecha que esta última podría ser de mayor riesgo que las grasas saturadas), meditan y practican yoga, y no fuman.

Abordaremos estas medidas de prevención estándares en un capítulo más adelante, incluyendo las espinosas complicaciones del colesterol. Pero no es válido convertir al colesterol en un villano ni pensar que la disminución de este es la panacea. Después de un metaanálisis (que examina múltiples estudios) de cuatro pruebas de prevención primaria, *Medical Clinics of North America* sugirió en 1994 que el 24 % de la reducción de ataques cardíacos no fatales y la reducción del 14 % en los fatales podría deberse a la terapia de disminución del colesterol.

Nuestra adicción a los medicamentos milagrosos es tan fuerte que se ofrece como solución algo moderadamente exitoso como una estatina, un tipo de medicina para bajar el colesterol y la más común y utilizada por la cuarta parte de la población mayor de cuarenta años. Debe reconocerse que las estatinas pueden disminuir significativamente el riesgo de un ataque cardíaco o apoplejía. En 2016, un artículo en la prestigiosa revista médica *The Lancet* afirmaba que las estatinas previenen ochenta mil ataques cardíacos y apoplejías al año en Reino Unido. Pero lo que se oculta es la diferencia entre los riesgos relativos y los absolutos.

Digamos que tu médico, al realizar la evaluación de los peligros, te dijo que tu riesgo de tener un ataque cardíaco podría reducirse el 50 % si tomabas una pastilla. Suena impresionante, pero si tu riesgo absoluto de tener un ataque cardíaco fuera solo del 10 % para empezar, bajarlo hasta el 5 % no es tan impactante. «Reducir a la mitad» suena drástico comparado con «reducir un 5 %», y por ello las compañías farmacéuticas tienden a informar solamente de las mejorías de los riesgos relativos. (Para algunas personas, esta reducción del riesgo relativo es esencial. De hecho, Rudy, que proviene de una familia con un historial de ataques cardíacos a temprana edad, toma una estatina como un preventivo necesario para mantener su LDL —lipoproteína de baja densidad, o colesterol «malo»— por debajo de 60. El historial familiar puede señalar un riesgo genético que no se equilibraría, excepto al intervenir con un medicamento para disminuir el colesterol.)

Las investigaciones médicas presentan diferentes perspectivas en la misma información. En una carta enviada en enero de 2009 al *New England Journal of Medicine*, David H. Newman, del Hospital St. Luke's Roosevelt en la ciudad de Nueva York, ofrece un ejemplo sorprendente. Un metaanálisis que refería beneficios considerables de tomar estatinas había convulsionado al mundo médico recientemente:

El rango (citado) como la reducción de riesgo relativo para la mortalidad en general, del 20 al 30 %, es inexacto. La reducción del riesgo relativo fue del 2 % a lo largo de cinco años. Este número significa que se evitó una muerte por año por cada 417 pacientes que tomaron una estatina, o uno de cada 83 pacientes después de cinco años con el tratamiento. La gran preponderancia de sujetos en este metaanálisis ha establecido que la enfermedad coronaria, y la tasa de mortalidad entre los sujetos en el grupo de control (9,7 %) era bastante alta.

Este beneficio es real, pero es pequeño, y sustancialmente más pequeño entre los pacientes con bajo riesgo (por ejemplo, la gran mayoría de los pacientes que en la actualidad reciben tratamiento con estatinas). Este beneficio debería discutirse explícitamente con los pacientes para que comprendan, en la base de su propio riesgo de muerte de cinco años, sus posibilidades individuales de beneficiarse del tratamiento con estatinas, dados los riegos conocidos y el coste de estos medicamentos.

Todos, tanto los médicos como el resto de la gente, dan la bienvenida a las buenas noticias sobre reducir el riesgo de los ataques cardíacos, y es fácil olvidar la diferencia entre riesgo relativo y riesgo absoluto. En términos absolutos, la disminución del riesgo no es grande para pacientes que ya tienen un diagnóstico de EAC. Después de cinco años:

- El 96 % no observó ningún beneficio.
- El 1,2 % amplió su esperanza de vida al salvarse de un ataque cardíaco fatal.
- El 2,6 % pudo prevenir la repetición de un ataque cardíaco.
- El 0,8 % pudo prevenir una apoplejía.
- El 0,6 % resultó perjudicado al desarrollar diabetes.
- El 10 % se vio afectado por daños musculares.

Estos descubrimientos concuerdan con los resultados generales que demuestran que las estatinas reducen el riesgo absoluto en personas con cardiopatías preexistentes en un promedio del 3 %, lo cual es muy diferente de afirmar que la disminución del riesgo relativo es del 20 %.

La Asociación Estadounidense del Corazón afirma que tomar estatinas es útil. Para apoyar esta recomendación, un artículo exhaustivo publicado en 2016 en *The Lancet* mostró que el tratamiento con estatinas reduce el riesgo de enfermedades vasculares mayores —por ejemplo, ataques cardíacos y apoplejías— en porcentajes cada vez más altos que se incrementan cada año si el medicamento se toma durante cinco años. La estimación total indica que si diez mil personas disminuyeran el colesterol LDL con estatinas en este período de tiempo, se prevendrían eventos cardiovasculares: en otras palabras, un beneficio absoluto del 10 %. Para aquellos que, como Rudy, por sus antecedentes familiares han de mantener bajos sus niveles de LDL, este beneficio es suficiente para justificar la administración del medicamento. Pero ¿será suficiente para personas con un riesgo más bajo? La recomendación gubernamental actual en Estados Unidos es que después de valorar el riesgo con tu médico, deberías tomar estatinas si tu riesgo de cardiopatía es de más del 10 % y tienes entre cuarenta y setenta y cinco años.

Aunque se acepta que las estatinas son determinantes para la disminución del colesterol, de ninguna manera son infalibles. Dos estudios publicados descubrieron que la calcificación de la placa aumentó en los usuarios de estatinas, lo cual provocó que su cardiopatía progresara más rápidamente. En un estudio, seis mil seiscientos hombres que no tenían un diagnóstico previo de enfermedad coronaria congénita (CHD, por sus siglas en inglés), publicado en la revista *Atherosclerosis*, la prevalencia y el alcance de la placa calcificada era el 52 % más elevada que en personas que no tomaban el medicamento. Las estatinas también pueden reaccionar con medicamentos comunes para la presión arterial y con anticoagulantes, además de con antibióticos. Las mujeres en edad reproductiva que ingieren estatinas deben tomar anticonceptivos simultáneamente o, de lo contrario, corren el riesgo de que las estatinas causen malformaciones en el bebé.

Pero dejemos de lado si vale la pena o no tomar estatinas

durante cinco años, considerando el coste y los posibles efectos secundarios (la mialgia, o dolor muscular, es común y aumenta con la edad o al tomar otros medicamentos para el corazón). Hay una estadística más importante que no todo el mundo entiende: las estatinas no necesariamente indican que vivirás más. En un metaanálisis realizado por el doctor Kausik Ray y sus colegas, publicado en *Archives of Internal Medicine* en 2010, se descubrió que las estatinas no tenían efecto alguno en las tasas de mortalidad de todas las causas. Las estatinas funcionan manejando un factor de riesgo: disminuyen los niveles de colesterol LDL en el torrente sanguíneo, el lípido de baja densidad, considerado el colesterol «malo». Sin embargo, no se observó que los niveles de LDL determinaran de forma significativa cuánto tiempo vive una persona. Deben considerarse muchos otros factores, como la inflamación y la predisposición a la calcificación.

Sin duda la nube de riesgos de la enfermedad coronaria es confusa y no indica cuál riesgo es clave cuando tomas decisiones sobre tu estilo de vida. ¿Es por el colesterol en tu dieta o por el estrés en el trabajo? ¿Es porque estás sentado frente a un ordenador todo el día o porque tienes sobrepeso? Y la nube de riesgos tampoco ayuda con otro factor crucial: que conforme las personas envejecen y entran en las décadas más peligrosas para las cardiopatías, también tienden a disminuir sus esfuerzos para hacer ejercicio, seguir una dieta saludable y mantenerse en un peso adecuado. (Una encuesta realizada por Gallup en 2015 a 335.000 adultos estadounidenses concluyó que el 51,6 % dice que hace ejercicio durante treinta minutos al menos tres veces por semana. Pero esto en realidad no satisface las recomendaciones gubernamentales de ciento cincuenta minutos de actividad física entre moderada e intensa por semana, además de dos o más sesiones de ejercicios de fuerza que trabajen todos los grupos musculares más importantes. De acuerdo con la información actual de los Centros para el Control y la Prevención de las Enfermedades de Estados Unidos, solo el 20% de los adultos cumple con esta cantidad óptima de ejercicio. La gente que tendía a hacer más ejercicio tenía entre dieciocho y veintiséis años, ganaba más de noventa mil dólares anuales, vivía en estados del oeste del país y era de sexo masculino. Solo dos de cada cinco personas obesas hacían ejercicio al menos tres veces por semana.)

En el sistema de enfoque completo queremos disipar la nube de riesgos y su confusión. Para comenzar, dejemos de aislar el corazón como si fuera un órgano vulnerable por el que debemos preocuparnos todo el tiempo. El panorama completo es muy distinto. De acuerdo con estadísticas de Estados Unidos y Europa, una persona que tiene sesenta y cinco años vivirá de promedio diecinueve o veinte años más. Este promedio se refiere a hombres y mujeres, pero se ve fuertemente afectado si la persona es pobre, fuma o si lleva un estilo de vida no saludable. Pero si preguntas cuántos de estos años de más serán saludables, la respuesta es impactante: la mitad. Un hombre de sesenta y cinco años suele pensar que vivirá once años más de forma saludable; una mujer de sesenta y cinco años, un poco menos. El término «saludable» puede tener diversas definiciones, pero este panorama general es el de una década de calidad de vida disminuida. Finalmente, eso es lo que debemos mejorar y prevenir. Un enfoque saludable del corazón contempla una meta más ambiciosa: el bienestar de por vida.

Variabilidad del ritmo cardíaco (VRC)

Necesitamos bases más sólidas si queremos encontrar la sanación que beneficia al sistema completo. Comencemos con una medida llamada variabilidad del ritmo cardíaco (VRC). El sonido típico del latido de corazón es un tamborileo estable al ritmo de un latido débil seguido de uno fuerte: bum-BUM, bum-BUM. En realidad, un corazón saludable es flexible y cambia su ritmo de acuerdo con la situación. El corazón palpitante de un maratonista es sumamente diferente del corazón casi detenido durante la meditación profunda de un yogui hindú. En un nivel más sutil, tu corazón responde al estímulo del estrés cotidiano, incluso al más mínimo. Si te tensas, el latido de tu corazón es constante, rápido y uniforme. En términos médicos, eso significa que tu VRC es baja, que no es lo mejor. En los diabéticos, la baja variabilidad del ritmo cardíaco se asocia con mala salud del corazón e incluso puede elevar el riesgo de muerte repentina por ataque cardíaco.

La VRC alta tiene lugar cuando el corazón responde en un rango flexible de latidos más rápidos o más lentos, dependiendo de lo que suceda en el cuerpo-mente. Por sí mismo, un corazón humano late con cien latidos por minuto, aproximadamente, pero el efecto en el sistema nervioso autónomo, que es responsable de los procesos inconscientes de cuerpo, lo reduce a unos setenta latidos por minuto. De promedio, es un ritmo de descanso deseable. Pero de todas formas, el sistema nervioso es el que resulta crítico.

Cuando la VRC es alta, el sistema nervioso autónomo está en equilibrio. Las señales que podrían causar una respuesta de luchar o huir o bien de estrés, por lo general se mantienen bajo control por señales que promueven el descanso y la relajación. Cuando la VRC es baja, no solo puede indicar problemas del corazón, sino también dar otras pistas diagnósticas sobre cáncer, diabetes, apoplejía, glaucoma, entre otras enfermedades. El largo alcance de estas influencias es intrigante para quienes estudian las respuestas autónomas. Por ejemplo, puedes intervenir y desacelerar tu corazón al aplicar presión a los ojos, o al frotar las arterias carótidas ubicadas a los lados del cuello.

Con el advenimiento de dispositivos portátiles para monitorear la presión arterial, el ritmo cardíaco y otros signos vitales, resulta que la VRC es uno de los mejores indicadores del estrés que siente la persona. Al respirar profundamente o con unos momentos de meditación, la gente puede mejorar su VRC mientras que reduce la respuesta al estrés. Un dispositivo portátil puede monitorear y verificar el cambio. Sin embargo, la realidad objetiva y la subjetiva se fusionan, como lo hacen en la unión del cuerpo y la mente.

Digamos que se te hizo tarde para llegar al trabajo y sales aprisa de tu casa. Es una mañana fría y cuando quieres poner en marcha el coche este no arranca. En ese momento, los dos lados de la realidad comienzan a tener un efecto. En el lado objetivo, es un estresor externo —la batería de tu coche está agotada—, lo que conduce a cambios objetivos en tu cuerpo. Seguramente estás secretando hormonas del estrés como la adrenalina y el cortisol; el centro emocional del cerebro, la amígdala, intensifica su actividad; tu presión arterial se eleva y aumenta tu ritmo cardíaco. Todo esto es típico de la respuesta del cuerpo al estrés. En el lado subjetivo, el rango de reacciones es tan variable que son mucho menos predecibles. Por ejemplo, podrías entrar en pánico si llevas dos semanas en ese trabajo y sería un desastre que te despidieran. Por otra parte, si eres el dueño de la empresa te parecería un inconveniente menor. Fuera del ámbito de los pequeños estreses cotidianos, los estreses mayores que alteran la vida de una persona evocan todo, desde dolor emocional y tristeza hasta miedo extremo, depresión y tendencias suicidas.

Lo maravilloso es que el sistema completo es tan sensible y dinámico que se encarga del espectro entero. Pero en el fondo, el factor crucial es subjetivo. La forma en que percibes e interpretas cualquier tipo de estrés determina en qué medida te afecta. La batería agotada del coche puede ser el inicio de algo grande o de nada. Así que, ¿qué tal lidias con una medida que depende tanto de tu vida interna? Es una pregunta importante porque en términos de factores de riesgo la VRC baja está vinculada a una serie de trastornos, tanto psicológicos como físicos. Como marcador de la enfermedad mental, la baja VRC aparece más o menos en todo, desde la depresión y el trastorno de ansiedad generalizada, hasta el trastorno por estrés postraumático (TEPT), el trastorno bipolar y la esquizofrenia. El corazón siente el sufrimiento de la mente. En el aspecto físico, la baja VRC se relaciona con la inflamación y abre la puerta a una gama tan amplia de trastornos que, una vez más, la baja VRC puede ser un marcador de enfermedades que en apariencia nada tienen que ver una con otra, como el cáncer, la diabetes y las cardiopatías.

Claramente, en términos médicos es positivo tener una VRC alta. Una forma directa de lograrlo es, como ya hemos mencionado, por medio de la meditación y otras prácticas contemplativas. Si observas la ilustración de las terapias cuerpomente en la página 32, advertirás que el corazón está situado a mitad de camino entre los mensajes «de abajo hacia arriba» enviados por la región intestinal y los mensajes «de arriba hacia abajo» enviados por el cerebro. Para un médico que busca la parte específica de la anatomía responsable de llevar mensajes en ambas direcciones, lo que destaca es el nervio vago, así que hay que estudiarlo más de cerca.

ESTIMULACIÓN DEL NERVIO VAGO

El término «vago» proviene del latín y significa «vagar», que es lo que hace este nervio. Es uno de los diez nervios craneales que se ramifican directamente desde el cerebro y se extienden a lo largo del cuerpo. El nervio vago va desde el cerebro hasta los intestinos con paradas a lo largo del camino, principalmente en el corazón y los pulmones. Su responsabilidad más importante es regular las funciones del corazón y los pulmones, así como las digestivas. Dado que es el nervio más largo del cuerpo, el vago tiene dos ramas principales, derecha e izquierda, que descienden desde cada lado del cuello. Puede decirse que el nervio vago está conectado directamente desde los intestinos hasta el cerebro. Las señales son producidas por el microbioma intestinal, las bacterias que habitan los intestinos. El microbioma intestinal contiene doscientas veces más genes que el genoma humano (cuatro millones frente a veinte mil).

De todas las cosas que pueden decirse acerca de los nervios, una distinción importante es que algunos mandan señales desde el cerebro hacia fuera (nervios eferentes) y otros mandan señales desde el cuerpo hasta el cerebro (nervios aferentes). Gracias a que sus minúsculas e incontables ramificaciones alcanzan casi cada órgano, el nervio vago es responsable de entre el 80 y el 90 % de los impulsos aferentes. En lenguaje sencillo, esto significa que la información sensorial —sobre todo los efectos del estrés y el dolor— que viaja por la autopista de la información del cuerpo transita a lo largo de este nervio. Como resultado, cuando la actividad del nervio vago es baja, una multitud de cosas puede salir mal: la actividad disminuida se relaciona con un aumento de muerte por infecciones, artritis reumatoide, lupus, síndrome de colon irritable, sarcoidosis (un trastorno de causa desconocida que genera hinchazón en los nódulos linfáticos), trauma, depresión y estrés. La estimulación del nervio vago tiene un efecto instantáneo en tu ritmo cardíaco y tu VRC.

Ahora ya estás acostumbrado a esta lista de enfermedades que cruzan la frontera del cuerpo-mente. Es significativo que el nervio vago sea una autopista de dos sentidos, que envía señales de ida y vuelta entre el tracto intestinal y el cerebro. Regula la respuesta intestino-cerebro, la cual es de suma importancia para la inflamación. Descubrimientos que se han publicado indican que la meditación y diversas prácticas contemplativas pueden mejorar la respuesta inmune al estimular el nervio vago y reducir así la inflamación.

Una evidencia tentadora implica estimular el nervio vago físicamente. Se trata del implante quirúrgico de un pequeño generador con batería del tamaño de un reloj. El implante se coloca debajo del lado izquierdo del esternón y se realiza mediante una cirugía ambulatoria. Se pasa un catéter hacia el cuello, donde desciende la rama izquierda del nervio vago, y luego se lo pasa alrededor del nervio. Cuando se enciende el generador —hay varios niveles, de débil a intenso— envía impulsos eléctricos suaves que estimulan el nervio vago.

Desde el punto de vista de la medicina convencional resulta alucinante la amplitud de los posibles beneficios de la estimulación del nervio vago (ENV). En la actualidad más de treinta y dos trastornos están siendo estudiados y muestran indicaciones de resultados positivos. Comienzan con la adicción al alcohol, la arritmia (fibrilación arterial) y el autismo, en una terrible variedad de enfermedades físicas y psicológicas: cardiopatía, trastornos del estado de ánimo como la depresión y la ansiedad, una variedad de enfermedades intestinales, adicciones y quizá también pérdida de memoria y alzhéimer. El nervio «vagabundo» abarca muchas partes del cerebro y del cuerpo, lo que implica que puede tener un efecto sanador holístico.

Un descubrimiento clave sobre el nervio vago lo realizó Kevin J. Tracey, un neurocirujano y especialista en medicina molecular. El doctor Tracey comprendió que el sistema inmune hubo de evolucionar para preservar la homeostasis, el equilibrio general del cuerpo. Cuando la inflamación sucede como parte de una respuesta inmune normal (el llamado «reflejo inflamatorio») el cuerpo se desequilibra y entra en modo de sanación. Existen químicos específicos que regulan este reflejo, el cual se controla desde el núcleo de las células. Un importante marcador de inflamación es un grupo químico denominado «citocinas». Se sabe que pueden salir de su rango normal y, cuando esto sucede, se produce una inflamación aguda o crónica. Es como si el cuerpo encendiera una llama que no se apaga y que puede reavivarse de forma peligrosa.

Durante mucho tiempo se creyó que el sistema inmune se hacía cargo por sí mismo del reflejo inflamatorio, pero a comienzos de 2011, Tracey y sus colegas demostraron que un químico cerebral llamado «acetilcolina» interviene en la regulación de la cantidad de citocina que se produce. En concreto, conectaron la acetilcolina con la memoria de las células T en el bazo. La autopista a través de la cual viaja este mensaje es el nervio vago. (Un perfil de Tracey publicado en 2014 en el suplemento dominical del *New York Times* se tituló, acertadamente: «¿Puede hackearse el sistema inmune?».)

En 2012 Tracey y su equipo demostraron los beneficios terapéuticos de estimular el nervio vago en un artículo que revelaba las mejorías en los síntomas de artritis reumatoide que eran resistentes al tratamiento convencional con medicamentos. Este resultado abrió las compuertas de la investigación en muchas áreas. De pronto el eje del intestino-cerebro se convirtió en uno de los temas más candentes de la medicina interna. El paradigma de las enfermedades ahora está siendo revisado radicalmente, y la revisión siempre va en la dirección de la integridad, considerando el cuerpo-mente como un solo sistema.

Por ejemplo, millones de personas sufren de síndrome de colon irritable, también llamado «colon espástico», «colon nervioso» y «colitis mucosa». Es una enfermedad miserable que no solo causa dolor abdominal severo y movimientos irregulares del colon, sino también el sufrimiento emocional de nunca saber cuándo se presentarán esos síntomas impredecibles. Si se analiza de forma local como un problema solo intestinal, el colon irritable genera inflamación que sensibiliza el área intestinal: el más mínimo estímulo puede causar inflamación aguda.

El paradigma de la enfermedad ha cambiado con el descubrimiento de que, a través del nervio vago, diversas áreas del cerebro están implicadas, como la corteza somatosensorial, la ínsula, la amígdala, la corteza cingulada anterior y el hipocampo. Las señales nerviosas que entran y salen están vinculadas a lo largo del eje intestino-cerebro, y una vez que el cerebro se ve invocado hay una mayor apertura para las reacciones emocionales y de estrés. Esto ayuda a explicar por qué muchas de las personas que sufren síndrome de colon irritable son remitidas a psicoterapia, ya que la disfunción de su rutina cotidiana les causa mucha ansiedad y depresión.

Sin embargo, ahora que sabemos que hay señales cerebrales anormales en pacientes con colon irritable, ya no tiene sentido separar los aspectos físicos y psicológicos de su enfermedad. Una de las muchas causas de optimismo en tratar el trastorno es el implante de nervio vago porque mejoraría la actividad del eje cerebro-intestino. También en el horizonte hay dispositivos portátiles que estimulan el nervio vago sin cirugía, y que envían los débiles impulsos eléctricos a través de la piel donde los nervios están conectados más cerca del nervio vago, por ejemplo, alrededor del oído.

El nervio vago es un ejemplo convincente que apoya la idea de que solo existe un cuerpo-mente: en efecto, es una línea de vida directa al corazón que porta mensajes de eventos físicos y mentales. Una alternativa en absoluto invasiva es la meditación, la cual ha demostrado reducir la respuesta al estrés; hay informes anecdóticos de personas que afirman que su colon irritable mejoró después de que comenzaran a meditar. El descubrimiento de que el cerebro afecta directamente a las células T en el sistema inmune fue sorprendente, incluso para los expertos en el campo. La enseñanza médica siempre había mantenido el sistema nervioso central en un compartimento y el sistema inmune en otro. Ahora se sospecha que existen docenas de decisiones del estilo de vida que estimulan el nervio vago. Esto establece una pieza crítica del rompecabezas y muestra que el sistema inmune está conectado con el cerebro y no está aislado. Pero toda esa evidencia física no debe conducirnos en la dirección equivocada. La sanación no solo se controla físicamente: la clave es la conciencia.

CONCIENCIA E INFLAMACIÓN

Constantemente repetimos que no puedes cambiar aquello de lo que no eres consciente. Una conexión clave —quizá la respuesta definitiva— entre diversas enfermedades crónicas, incluyendo la enfermedad coronaria, parece ser algo de lo cual es difícil, si no imposible, tener conciencia: la inflamación. Los efectos iniciales son inapreciables en el caso de lo que sucede dentro del corazón. Y esto requiere un poco de explicación médica. El interior resbaladizo de la superficie de tus arterias se conoce como «endotelio». Su consistencia escurridiza no se debe por completo a que tiene una superficie suave. El endotelio es dinámico y activo. Por ejemplo, tiene químicos secretos que repelen las toxinas que lo dañan, como es el caso de los residuos del tabaco. A diferencia de las tuberías, los vasos sanguíneos se expanden y contraen para alterar la cantidad de sangre que fluye a través de ellos. La rigidez de la placa que se acumula en la cardiopatía es un problema, pero el asunto subyacente es la arterioesclerosis, es decir, el endurecimiento de las arterias.

Así como las hojas de los árboles se acumulan en las alcantarillas durante el otoño, cuando el recubrimiento endotelial de las arterias coronarias comienza a desarrollar grietas, pequeños fragmentos de colesterol LDL que están flotando se acumulan en ellas, y los depósitos grasos se endurecen lentamente con acumulaciones de calcio y coágulos sanguíneos diminutos. Con el tiempo, los glóbulos blancos que se apresuran a lidiar con el colesterol LDL en las paredes de la arteria también se suman a la placa. (La arterioesclerosis no se limita a las arterias coronarias, sino que es una enfermedad sistémica. El potencial de sufrir apoplejías a menudo se relaciona con la presencia de placa en la arteria carótida en el cuello.) Se sabe que la presión arterial elevada, fumar y tener altos niveles de colesterol LDL provocan el surgimiento de la placa.

Pero no es así como comienza la enfermedad. A un nivel microscópico, los primeros signos de arterioesclerosis parecen ocurrir cuando estrías grasas se cuelan en el interior de las células musculares de la arteria. Estas estrías grasas se inflaman y comienzan a desarrollarse las grietas en el recubrimiento endotelial. Nadie sabe cuál es el origen de las estrías grasas, pero es probable que cuando empieza a seguirse una prevención tradicional la enfermedad ya lleva tiempo ahí. Sin embargo, entre las estrías grasas y las grietas, una causa —la inflamación— puede atacarse. De hecho, por todo lo que sabemos, esto es el mejor enfoque de sistema completo.

La inflamación es un problema de sistema completo de pies a cabeza. Pero si no podemos detectarla en la vida cotidiana, ¿cómo sabremos qué hacer al respecto? A diferencia del enrojecimiento, la hinchazón y la incomodidad de la inflamación aguda (por ejemplo, en una quemadura o una herida), la inflamación crónica de bajo nivel provoca pocos síntomas, a veces ninguno. Los marcadores que indican la inflamación, en particular las citocinas, aparecen en las paredes arteriales con arterioesclerosis. Saberlo marca una gran diferencia en el área del estrés, el cual, como ya está bien documentado, provoca inflamación.

La meditación reduce el estrés, ya que actúa al nivel de las respuestas autónomas inconscientes en el cerebro. Pero conforme te vuelves más consciente, ya sea por medio de la meditación o por otra vía, comienzas a darte cuenta de las cosas que mantienen a todo el sistema con una muy baja respuesta al estrés. La explicación química es compleja, pero la cadena de eventos es clara:

Estrés→Inflamación→Arterioesclerosis→Enfermedad coronaria

Si el primer vínculo en esta cadena cambia al tomar conciencia de uno mismo, el resto de la secuencia puede prevenirse o reducirse, y ello facilita el tratamiento. Anteriormente (consulta la página 66) ofrecimos algunas pautas para permanecer consciente de ti mismo en el trabajo. Pero la conciencia de uno mismo puede verse bloqueada por todo tipo de cosas. Tomemos el lugar de trabajo como ejemplo:

- La presión de las fechas límite induce un nivel de estrés que es crónico, y nos adaptamos a él bloqueándolo e incluso normalizándolo. Pero nuestras células no tienen este mecanismo de bloqueo y se dañan cada vez más.
- La variabilidad del ritmo cardíaco sufre bajo las demandas constantes de un día de trabajo típico.
- La rutina sedentaria de los trabajos de hoy en día, muchos de los cuales exigen estar horas ante el ordenador, debilita el tono muscular y contribuye a la epidemia de obesidad actual.
- La repetición del trabajo rutinario nubla la mente y crea un estado de ánimo plano.
- Las tensiones interpersonales en el lugar de trabajo generan resentimiento, enojo, envidia y ansiedad que no se resuelven, sino que solo se obvian.
- Las emociones negativas no expresadas y la tensión se comunican de ida y vuelta entre el cerebro, el corazón y el intestino a lo largo del nervio vago, disminuyendo así las funciones: ello se manifiesta en un estómago apretado, colon irritable, estreñimiento y otros signos de inflamación.

Estos estresores en el lugar de trabajo son un excelente ejemplo de cómo la vida «normal» va en contra de la sanación, y existen estresores similares fuera del trabajo, esto es, en casa. Y, sin importar cuán lento sea el ritmo de la disfunción, todo el sistema está pagando un precio constante que se acumula poco a poco, día tras día. Cuando vas a trabajar, te llevas cincuenta trillones de células a la oficina contigo, y al final su bienestar determina tu bienestar.

La inflamación es un asunto complejo que sucede en gran medida a un nivel celular oculto, pero podemos controlar la respuesta al estrés en la vida cotidiana. Irónicamente, este es el elemento al cual la mayoría de la gente presta menos atención. Las personas mejoran su estilo de vida con dieta y ejercicio, mientras que el meollo del problema es la vida acelerada y exigente. El siguiente paso en nuestro viaje hacia la sanación es ver de qué manera el estrés y la respuesta de sanación están estrechamente conectados.

5

Abandonar la hiperactividad

Décadas después de que la palabra «estrés» se haya convertido en familiar, la mayoría de la gente no comprende lo que es, y no es su culpa. Piensa cuáles de los siguientes eventos consideras estresantes:

- Atravesar un divorcio.
- Ganar un buen premio de la lotería.
- Ir de vacaciones.
- Tener un bebé.

La respuesta correcta es: «Todos». El estrés puede definirse como cualquier cosa que detone la respuesta de tensión del cuerpo. Psicológicamente, el estrés tiene lugar cuando se evoca la ansiedad acerca del futuro o el arrepentimiento por el pasado. Podríamos etiquetar un divorcio agresivo como un evento negativo y el hecho de ganar un buen premio de la lotería como positivo, pero nuestro cerebro no lo ve así. El cerebro reptiliano, primitivo, es una herencia evolutiva de etapas antiguas de la vida humana en la Tierra, y condiciona nuestra respuesta ancestral de lucha o huida. Múltiples experiencias cotidianas resultan estresantes: desde dar a luz hasta perder el trabajo, desde tener un historial familiar de depresión hasta ganar en el casino en Las Vegas. Los expertos utilizan el término «eustrés» cuando el estresor es un evento feliz —la palabra griega *eu* significa «bueno» o «bien»— pero de todas formas resulta estresante.

En un estilo de vida sanador debemos hacer frente al estrés que se acumula con el tiempo, y dado que esta acumulación es invisible y sucede muy despacio, en realidad no hay diferencia entre gestionar el estrés y gestionar la propia vida. Por ejemplo, aunque sea gozoso dar a luz, las madres primerizas afirman que criar a un niño es extremadamente estresante, aunque no es una sorpresa. Nos adaptamos al eustrés y a la angustia, lo bueno y lo malo a lo largo de todo el espectro, porque debemos hacerlo. Los bebés necesitan ser amados y nutridos, a pesar del estrés físico y mental que comporta en los padres.

Nuestro enfoque de sistema completo nos dice que soportar el estrés no es suficiente. A los padres primerizos, todos los que han estado en su situación les dicen que los bebés dejarán de despertarte a media noche, terminarán saliéndoles los dientes y, en definitiva, dejarán de estar en «los terribles dos años». Todo ello es verdad, pero siempre habrá algo estresante más adelante, como sucede en la vida en general. Así que lidiar con el estrés implica dos cosas: despejar del sistema los residuos de antiguos estresores y prevenir el impacto de que los nuevos sean demasiado severos. Los dos pasos son esenciales en el manejo de la vida.

LIDIAR CON EL ESTRÉS AGUDO

Algunos eventos surgen de la nada y nos enfrentan con el estrés inmediato: esto se conoce como «estrés agudo». Un ejemplo es que nos despidan del trabajo. Todos hemos experimentado lo difícil que resulta perder un empleo; es algo profundamente temido por millones de personas. También hemos experimentado formas autodestructivas de lidiar con este tipo de crisis. Cierto porcentaje de personas tan solo se retrae y busca distracciones, esperando que el tiempo sane su herida. Estudios psiquiátricos han revelado, por ejemplo, que el comportamiento más común frente al estrés agudo es mirar más la televisión (ahora se actualizaría a entretenerse con videojuegos todo el tiempo), un fenómeno que se ha vuelto endémico entre obreros que son despedidos del trabajo, y a menudo se convierten en desempleados de larga duración. Debido a que este comportamiento también se acompaña de tasas cada vez más altas de adicción a los opiáceos entre hombres mayores de cincuenta años y un aumento alarmante de suicidios, resulta evidente que distraerse no es una defensa válida contra el estrés agudo.

En tu propia vida, cuando afrontas un episodio de estrés agudo como una ruptura con tu pareja o el diagnóstico de una enfermedad potencialmente grave, cierta medida de retraimiento y distracción resulta natural y buena. El tiempo no conduce a la sanación total, pero permite que las emociones perturbadas se equilibren de nuevo. Usar la comida para lidiar con las emociones y «comerte tus sentimientos» sirve durante algún tiempo. Pero tarde o temprano tendrás que lidiar con el estrés agudo de una forma saludable que sea proactiva. De lo contrario, podrías terminar con heridas perdurables, malos recuerdos, baja autoestima y otros daños.

De hecho, el camino hacia la sanación se demuestra cuando alguien tiene un bebé. Después de que la madre da a luz, su cerebro genera niveles más altos de dopamina y oxitocina, dos químicos relacionados con un estado de ánimo intenso, incluso con euforia. Como con cualquier experiencia de placer o recompensa, la primera vez que lo vivimos nos hace querer sentirlo de nuevo. Un estudio dirigido en 2008 por Lane Strathearn en la Universidad de Baylor y publicado en la revista *Pediatrics* demostró que cuando las madres primerizas experimentaban placer al ver a su bebé, se activaban las mismas regiones cerebrales que se activan por el consumo de cocaína; en este caso, es una droga natural. Resulta intrigante que ver el rostro del bebé feliz o triste se percibía como señal de recompensa en el cerebro de la madre, siempre y cuando se sintiera confiada y segura respecto de su bebé. En contraste, a las madres que estaban demasiado estresadas con sus recién nacidos se les activaban diferentes áreas del cerebro cuando el bebé lloraba, las cuales están vinculadas al dolor y la aversión. Resulta que el nivel de estrés de una madre puede tener un efecto dramático en su interacción con el bebé y la manera en que se desarrollará el cerebro de este.

El estrés que se produce con el nacimiento de un niño no desaparece de pronto. Durante un año o más, ambos padres viven trastornados y experimentan las típicas señales de estrés agudo, incluyendo la fatiga, la irascibilidad, trastornos del sueño y la sensación de pérdida del control. Los expertos en el estrés refieren que aumentar lo impredecible en tu vida y sentirte fuera de control empeora mucho el estrés agudo. Resulta evidente que perder el empleo convierte el ingreso estable y el orgullo de hacer un buen trabajo en lo opuesto: no tener un logro del cual estar orgulloso y no saber lo que nos deparará el futuro. Pero tener un bebé tiene las mismas dimensiones. La salud infantil es impredecible, y los padres no tienen control sobre cuándo su bebé necesitará atención inmediata.

Algunos padres de recién nacidos lidian mejor con ello que otros. A continuación ofrecemos una lista de ejemplos de cómo lo hacen.

La «solución del bebé» al estrés agudo

La clave es una variedad de mecanismos de afrontamiento que cualquiera puede usar:

- Descansa y duerme lo suficiente.
- Encuentra tiempo cada día para estar a solas y en silencio.
- Asegúrate de salir para mantenerte en contacto con la naturaleza.
- Lleva una vida activa: no te encadenes a la situación.
- Comparte deberes y responsabilidades. Pide ayuda antes de sentirte sobrepasado.
- Mantén una rutina regular: compensa los eventos impredecibles.
- Encuentra una actividad que te haga sentir que tienes el control.
- Ten un confidente con quien compartir tus sentimientos sin ser juzgado.
- No te martirices al asumir más de lo que puedes manejar.
- Lucha contra el impulso de sentirte victimizado.
- No te aísles: mantén tu actividad social.
- Busca personas en la misma situación que empaticen contigo y te ofrezcan apoyo.
- Abstente de juzgarte a ti mismo. Sé tolerante contigo

mismo, acepta los altibajos de las emociones como algo natural.

- Cuando exista la posibilidad de sentir alegría, date una pausa para valorarla.

La llegada de un bebé es un evento tan feliz que el lado positivo que contrarresta el estrés es obvio y es fácil acceder a él. Pero no sucede lo mismo si estás atravesando un divorcio o de pronto pierdes tu trabajo. Incluso así, lo importante es ser consciente de que puedes hacerle frente si desarrollas el comportamiento que hemos enumerado en la lista. Es un proyecto que se lleva a cabo en la conciencia. Tus respuestas inherentes no lo lograrán por ti.

Si estás inmerso en una crisis que induce estrés agudo sigue estos pasos:

1) Escribe un diario sobre cómo salir de la crisis.
2) Anota en ese diario la lista de mecanismos de afrontamiento que te hemos dado. Cada uno puede ser el encabezado de una página.
3) Debajo de cada mecanismo de afrontamiento escribe algo que puedes hacer de inmediato para adoptar ese comportamiento.
4) Da continuidad cada día a tus logros cuando un mecanismo de afrontamiento comience a ofrecer resultados.

Ninguno de estos mecanismos de afrontamiento es complicado: la mayoría de ellos se explican solos. Pero el estrés agudo es una perturbación poderosa que desequilibra nuestra conciencia. Terminamos haciendo cosas que, en el fondo, sabemos que son autodestructivas, como estar solos mucho tiempo, comportarnos como víctimas y permitir que el miedo y la ansiedad se apoderen de nosotros al mantener reprimidas las emociones.

Ya hemos descrito que la gente que se siente apoyada tiene muchas menos probabilidades de desarrollar angina de pecho que aquellos que no sienten dicho apoyo (consulta la página 62). La conexión entre el bienestar emocional y la salud del corazón es innegable. Pero lo mismo sucede al afrontar el estrés agudo, el cual amenaza la salud y el bienestar en todos los niveles, incluyendo nuestro cuerpo. Sin embargo, en la mayoría de nuestra vida las situaciones que provocan estrés agudo tienden a ser intermitentes y, con suerte, escasas. Debemos extender la discusión al tipo invisible de estrés cotidiano que causa mayor daño del que la gente cree, un daño que puede ocasionar estragos a lo largo de los años sin que se detecte. Y nos referimos al culpable oculto: el estrés crónico.

EL ESTRÉS CRÓNICO Y LA «HIPERACTIVIDAD SIMPÁTICA»

¿Cómo gestionas los pequeños estreses cotidianos en tu vida? La mayoría de las personas se queja de los estresores que casi todo mundo sufre en la sociedad actual, en particular su ritmo frenético, las largas jornadas de trabajo y las irritaciones ineludibles como los embotellamientos y los trayectos aburridos. Tendemos a adaptarnos a estos estreses y los tomamos con filosofía. No hacemos caso a la forma en que la vida continúa acelerándose (incluso demandando mayor velocidad cuando se trata de internet y los teléfonos inteligentes); escuchamos música para desviar la frustración del rugido del tráfico y las largas esperas en el aeropuerto; aceptamos que las presiones laborales son necesarias para avanzar en nuestras carreras.

La adaptación humana es milagrosa, pero la gestión del estrés tomó un rumbo equivocado al inicio, cuando los expertos, y los médicos en general, se centraron en dos factores como los más importantes: estrés físico y estrés externo. Van de la mano. La teoría era que un evento externo detonaba una respuesta física, y en esta interacción el problema principal del estrés se veía revelado. Así que si escuchas disparos (estresor externo) y de inmediato sientes que se te acelera el pulso (respuesta física), se ha desencadenado la típica reacción de estrés. Este patrón es bastante común. Páginas atrás mencionamos una variedad de eventos externos altamente estresantes, como atravesar un divorcio o ganar un buen premio en la lotería.

Pero desde el punto de vista del sistema completo, al menos la mitad de la historia permanece sin ser contada porque el mundo interno de los eventos subjetivos también crea estrés, y al mismo tiempo es la fuente para sanar sus efectos. Observemos un evento sumamente estresante: ingresar en un hospital para someterse a una cirugía. En el aspecto físico, el evento estresante es el procedimiento médico en sí mismo, pero otros estresores tienen un impacto mental y emocional. Entre ellos se encuentran los siguientes:

- Preocupación por el resultado de la operación.
- Altas o bajas expectativas.
- Confianza o desconfianza en el cuidado médico.
- La extrañeza del entorno hospitalario.
- Perturbación de los hábitos cotidianos.

- Revisiones físicas invasivas e incómodas.
- Pérdida de control de lo que sucede.
- Ansiedad acerca del futuro.
- Temor por lo que le sucederá a toda la familia.

El estrés depende tanto de estos factores que deberían ser prioritarios. Puede que un cirujano repare un corazón, un hígado o un cerebro enfermo con éxito, o puede que no lo logre. Pero el resultado físico apenas repercute en los estreses invisibles y la manera en que lidiamos con ellos.

Incluir meditación y prácticas de concienciación ha demostrado ser beneficioso para disminuir el estrés por su enfoque interno, y por ello es razonable pensar que ir hacia dentro de uno mismo es una manera adecuada de combatir el estrés. Pero sería exagerado creer que la meditación y la concienciación han penetrado profundamente en los estilos de vida occidentales típicos. ¿Por qué? Ha existido una gran cobertura mediática sobre la meditación y sus beneficios. Las actitudes negativas respecto de ella se han desvanecido cada vez más, de modo que ahora pocas personas consideran la meditación como una práctica religiosa esotérica de Oriente. La resistencia a adoptar la meditación y la concienciación nos da una imagen de una vida que está atascada en viejos hábitos y actitudes que no solo bloquean la propia meditación, sino que también bloquean el estilo de vida sanador en general.

Al no ver el daño que hacemos, casi todos nos hemos puesto en «modo hiperactividad». ¿Qué significa esto? En términos psicológicos, la mejor referencia es el sistema nervioso. El sistema nervioso es el mejor ejemplo de cómo opera el cuerpo bajo el control dual, un punto al cual seguimos regresando. Cualquier proceso corporal que no tengas que pensar está regulado por el sistema nervioso autónomo, que en términos legos alguna vez se denominó (en cierto modo equivocado) «sistema nervioso involuntario». En esencia, el sistema nervioso autónomo controla cómo funcionan los órganos. El término «involuntario» alguna vez tuvo todo el sentido, porque los nervios que controlan el corazón, el estómago y el tracto digestivo supervisan las funciones que no requieren de nuestra cooperación voluntaria. No puedes decir a tu corazón que deje de latir o a tu intestino delgado que te deje en paz y que extraiga menos calorías de la comida que ingieres.

Pero la idea de que no tenemos control sobre el sistema autónomo es engañosa, dado que este sistema nervioso resulta ser más adaptable a nuestros deseos, sentimientos, pensamientos y otras actividades mentales de lo que creíamos. El sistema nervioso autónomo se divide en dos partes: el sistema nervioso simpático y el sistema nervioso parasimpático. (Una vez más, los términos son engañosos ya que «simpático» no significa ofrecer tu simpatía hacia otra persona.) La función básica del sistema nervioso simpático es proveer la respuesta de lucha o huida. Aunque es en el cerebro inferior donde reside la lucha o huida, para activar todos los elementos necesarios en esta única respuesta se necesita una red completa de nervios que recorre la totalidad del cuerpo y se extiende desde la columna vertebral.

Una gran cantidad de elementos está implicada en la respuesta de lucha o huida: dilatación de las pupilas, aumento de la sudoración, aumento del ritmo cardíaco, aumento de la presión arterial. Al mismo tiempo, la digestión se detiene de forma temporal, el metabolismo cambia a otra velocidad y los músculos comienzan a operar anaeróbicamente, es decir, sin necesidad de oxígeno. Debido a que es temporal, son medidas de emergencia simplemente. La evolución no nos equipó para reaccionar de manera permanente frente al estrés. Además, cuando se detona una respuesta total al estrés, uno no puede hacer nada para ignorarla porque las hormonas que están secretándose, como el cortisol y la adrenalina, se aferran a receptores específicos en la membrana celular y desencadenan una sucesión de eventos imparables dentro de la célula. Por ejemplo, en la médula ósea el estrés crónico provoca que las células inmunes generen inflamación, un proceso que comienza con cambios al nivel genético. Si un estresor específico, como un vecino que grita, sucede todos los días, la inflamación crónica puede resultar en cardiopatía, cáncer y otras enfermedades. Por fortuna, estos cambios nocivos en nuestras células en respuesta al estrés también pueden ser temporales. Así, en vez de decir que la mayoría de la gente está en modo hiperactividad, deberíamos decir que está en «hiperactividad simpática», ya que se exige mucho al sistema nervioso simpático. La respuesta de lucha o huida se percibe como un mecanismo de encendido/apagado cuando la experimentas: las señales son drásticas e inconfundibles.

Si alguna vez has presenciado un acto de magia callejera en persona o en televisión, cuando el mago hace un truco, ya sea que saca el as de espadas de la oreja de alguien o lee correctamente el número que alguien estaba pensando, muchos espectadores se van corriendo: pueden reírse, pero el sistema nervioso simpático no es capaz de soportar una broma y los obliga a irse, al menos por un momento.

De hecho, en realidad la respuesta al estrés opera en una escala deslizable, y el sistema nervioso simpático puede lanzarse a un estado de bajo nivel que, con el tiempo, produce una amplia gama de efectos nocivos.

Más allá de lo que la gente advierte, estar en hiperactividad simpática debilita día tras día. Podemos ilustrar el problema con una historia sobre una mujer llamada Mara en cuya vida no hay nada desastroso o muy conflictivo pero que ejemplifica lo lejos que muchas personas están de la sanación sin saberlo.

LA HISTORIA DE MARA: EL DAÑO INVISIBLE A LO LARGO DEL TIEMPO

Mara tiene cuarenta años, es una mujer de éxito y no tiene nada de que quejarse. Desde pequeña se dio cuenta de que era una buena estudiante, y el éxito académico la siguió a lo largo de su vida escolar hasta que se graduó con honores por una universidad de la Ivy League. Nació a mediados de la década de los setenta y, como muchos otros jóvenes animados por una economía floreciente, entró en el sector financiero y consiguió un buen puesto de trabajo en un banco muy importante. Su vida comenzó a desarrollarse de acuerdo con lo planeado.

—Gané mucho dinero y me ascendieron rápidamente —recuerda Mara—. El precio que tuve que pagar era una dedicación total al trabajo y, al igual que todos los que conocía, pasaba un mínimo de sesenta horas a la semana en la oficina. Me llevaba tareas a casa y a veces iba a la oficina los sábados. Francamente, lo disfrutaba. Cuando oí que algunas personas florecen cuando están bajo estrés, pensé para mis adentros: «Esa soy yo».

Mara desarrolló esta actitud al descubrir muy pronto lo competitiva que era la carrera que había elegido. Sus amistades se limitaron a colegas del banco: jóvenes ambiciosos con quienes le entusiasmaba estar. Estaban decididos a ser triunfadores. De entre esas personas, comenzó a salir con Frank, otro banquero, que a la vez estudiaba Derecho por las noches.

—Frank era ambicioso —cuenta Mara—, pero también era inteligente y divertido. Podía medir a la gente y bajarle los humos si era necesario. Al parecer, formábamos un gran equipo.

Con estilos y objetivos de vida similares, se convirtieron en una pareja con planes serios y se mudaron a vivir juntos. Dado que compartían un enfoque tan intenso del trabajo, pospusieron tener un bebé al menos hasta cumplir los treinta.

Adelantémonos cinco años. A los treinta, Mara ya había pasado a otra relación; reconsiderando los tres años que estuvo con Frank, Mara se da cuenta de que quizá eran muy parecidos. Ambos tenían egos muy fuertes, discutían mucho y a ninguno le gustaba ceder. Lo que al final rompió la relación fue el dinero. Cuando Mara comenzó a ganar más que Frank, él se volvió hosco e intentó compensarlo mostrando una actitud más dominante y agresiva, y solía buscar pretextos para menospreciarla.

—Cuando decidí irme de casa no estaba tan afectada —dice—. De todas formas, sospechaba que él buscaba salir con alguien más. Me recuperé bastante rápido, y fue solo unos meses después cuando conocí a Jason, que no era ambicioso y tenía una carrera ajena a las finanzas. Jason es tierno, cariñoso y no competitivo, mientras que Frank es egocéntrico, tenso e iracundo. En cuanto aprecié el contraste me resultó fácil cambiar.

La carrera de Mara seguía avanzando, pero se dio cuenta de que ascendían a los hombres que estaban a su nivel y a ella no. Esto, y otras evidencias de sexismo, hicieron que el trabajo le resultara más conflictivo, pero ella era buena en lo que hacía. También comenzó a hacer ejercicio —ahora corre regularmente— y a vigilar su peso, dos cosas que no formaban parte de su estilo de vida antes de cumplir los treinta.

Avancemos a la edad de cuarenta. Mara se casó con Jason y tienen una hija de cuatro años. Después de tres meses de baja por maternidad cuando nació la niña, Mara volvió al trabajo. Se siente bien por su relación con Jason, pero existen áreas de conflicto. En particular, él es pasivo y a veces hace cosas que Mara considera pasivo-agresivas, como «olvidar» recoger a su hija en la guardería después de tener una fuerte discusión con Mara. En la dinámica de su matrimonio, Mara adoptó el papel del agresor, aunque odia ser así, mientras que Jason guarda silencio y mira la televisión si percibe tensión, a pesar de que ella le ha rogado mil veces que le diga cómo se siente.

—Miro a mi alrededor y las cosas no son perfectas —explica Mara—. Caí en el síndrome de la supermamá intentando ser una triunfadora en el trabajo y una esposa y una madre amorosa en casa. Las cosas van bien. Hay muchas personas mucho peor que yo.

Existen otros aspectos positivos de la vida de Mara sobre los cuales rara vez piensa. Su salud es buena, nada de que preocuparse, como cuando tenía veinte años. Nunca ha tenido una falsa alarma de cáncer y por ser premenopáusica el estrógeno la ha protegido hasta ahora de sufrir cardiopatías. Es verdad que dejó de correr durante el embarazo y ya no ha vuelto a hacerlo, e intenta de forma intermitente hacer dieta para perder los cinco kilos que ganó entonces. Pero con una madurez emocional cada vez mayor, es más capaz de navegar por los altibajos de una relación íntima, así como criar a una hija como una madre responsable y amorosa.

Entonces ¿cuál es el problema? Millones de personas tienen vidas similares y sienten que nada problemático las afecta. Pero si consideras lo que hemos descubierto hasta ahora sobre un estilo de vida sanador, Mara no lo está viviendo.

Si lees lo que exponemos a continuación comprenderás dónde pueden producirse las grietas invisibles en la vida que probablemente llevas ahora.

¿Cómo un estilo de vida «normal» bloquea la sanación?

- La autoestima se construye sobre normas externas, como ser ascendido y ser competitivo.
- Con tanta atención en lo externo, la vida se vive superficialmente. Conforme los factores externos se organizan más, la vida interna de una persona no sigue el ritmo.
- Las necesidades emocionales se sitúan en segundo plano y no se afrontan honestamente.
- Se presta poca o nula atención al estrés crónico de bajo nivel.
- Las relaciones se instalan en la rutina y los hábitos.
- La actividad física y el contacto con la naturaleza comienzan a disminuir con el tiempo. La vida se vuelve gradualmente más sedentaria.
- No hay una visión más amplia de posibilidades, gracias

a la carga de demandas y deberes constantes de la familia y el trabajo.

- Prestar atención a los problemas de salud es temporal e intermitente. Casi siempre se hace poco antes de que los síntomas aparezcan.

Esta es una lista desconcertante de cosas que damos por hechas —o que logramos soportar—, aunque nos mantengan en hiperactividad simpática. El estrés sigue los pasos de cada punto de la lista, lo que significa que el estrés es un problema mucho mayor de lo que suponemos. Para expresarlo en términos simples, millones de personas enfatizan positivamente las decisiones que, de hecho, son negativas desde la perspectiva de sistema completo.

Así que, ¿dónde estás parado ahora? Resulta difícil hacer frente a tu propio estrés porque el cuerpo-mente es muy bueno adaptándose. Pasan los años sin que el daño que provoca el estrés se manifieste. Los expertos en estrés reconocen tres etapas que suceden una tras otra. La etapa más temprana muestra efectos psicológicos; la siguiente, efectos conductuales; y la tercera, efectos físicos. A continuación presentamos un resumen de cada etapa. Lee cada categoría y detecta cualquier signo de estrés que esté afectándote.

TRES NIVELES DE DAÑO

Psicológico y neuronal

El daño psicológico y neuronal comienza con cosas menores como sentirse mentalmente cansado y bajo presión por las fechas límite del trabajo. Cuando la gente dice que está estresada, generalmente quiere decir que se ha quedado sin energía, lo que puede enmascarar estados mentales como depresión, ansiedad e incluso pánico. Debido a que el cerebro se ve afectado, se interrumpen los ritmos normales de sueño, o surge una sensación agobiante de que el tiempo se acaba, enfermedad que el doctor Larry Dossey llama «mal del tiempo». Con la fatiga mental se toman decisiones deficientes o hay lagunas en la memoria, pero en general el problema es la pérdida de la concentración, de la habilidad de centrarse. A nivel emocional, el estrés parece retrotraernos a la infancia y nos volvemos proclives a la ira, la angustia y la irritabilidad. Cuanto más estrés se acumula, con mayor facilidad se desencadenan nuestras emociones negativas.

Conductual

Los cambios negativos en el comportamiento se manifiestan en dos áreas principales: el trabajo y las relaciones. Los trabajos estresantes nos hacen responder con todo tipo de comportamientos, desde cotillear en la oficina hasta salir a beber alcohol después del trabajo. Conforme aumenta el estrés, la ingesta de bebida puede aumentar también y la necesidad de distracción se acentúa. Inevitablemente llevamos nuestros sentimientos del trabajo al hogar, donde surgen con facilidad las fricciones. Una esposa que se siente desatendida, maltratada e ignorada percibe la peor parte del comportamiento relativo al estrés. El estrés hace que una persona pierda el apetito y que otra coma en exceso. A menudo el sueño se ve perturbado y en algunos casos se llega a padecer insomnio crónico. Estos y otros efectos pueden conducir a la persona a volverse dependiente de pastillas para dormir y otros medicamentos buscando paliar el estrés laboral y encontrar el camino de regreso para volver a sentirse normal.

Físico

Cuando el cuerpo no puede adaptarse por completo al estrés, los efectos negativos tienen lugar sin ser predecibles. La mayoría de la gente sufre fatiga física. Dolor de estómago, mala digestión y dolores de cabeza son lo más común. Asimismo, hay una respuesta inmune disminuida que conduce a sufrir más resfriados y alergias más intensas. Después de eso, los problemas se relacionarán con la inflamación, cuyos efectos pueden instalarse en cualquier parte. Una persona podrá experimentar erupciones en la piel; otra, síndrome de colon irritable; y otra más, un ataque cardíaco o una apoplejía. En esa etapa, el daño causado por el estrés ha derivado en un serio colapso del sistema.

En el cerebro, el estrés activa una red neuronal específica llamada «eje hipotalámico-pituitaria-adrenal» (HPA). La activación del eje HPA conduce a que las glándulas adrenales produzcan en exceso unas hormonas específicas llamadas «glucocorticoides». Los glucocorticoides son necesarios para el desarrollo cerebral normal y también se activan en momentos de estrés agudo. Sin embargo, los niveles elevados tienen el efecto contrario y causan neurotoxicidad, como ha quedado demostrado en estudios sobre el estrés durante el embarazo. Hay una barrera natural que evita que las hormonas del estrés de la madre pasen al feto a través de la placenta. En un embarazo estresante, esa barrera se cruza, al parecer, y una consecuencia principal es la interferencia con el desarrollo y el funcionamiento normal del cerebro del feto: cuando suministraron glucocorticoides a ratas embarazadas, el cerebro de sus crías no se desarrolló adecuadamente.

Mucho más de lo que se sospechaba con anterioridad, un embarazo difícil que sitúa a la madre en una situación de estrés crónico puede tener efectos de largo alcance a nivel celular y genético. En los seres humanos, el exceso de glucocorticoides en el cerebro prenatal del feto afecta directamente a los niveles de dopamina, la cual, como abordamos páginas atrás, está involucrada en la búsqueda de recompensa o placer. El estrés prenatal también puede tener efectos conforme los niños crecen, incluyendo discapacidad para el aprendizaje, mayor susceptibilidad para consumir drogas y un aumento en la ansiedad y la depresión. El estrés materno también se ha relacionado con una actividad mayor del eje HPA en diferentes edades del niño, como los seis meses, los cinco y los diez años, y más adelante, en la edad adulta. Resulta perturbador constatar que en los estudios con animales esos niveles elevados de glucocorticoides permanecen en la siguiente generación o incluso en una generación más.

No ofrecemos esta información para alarmarte, sino solo para demostrarte que el estrés de bajo nivel merece ser llamado «la epidemia de la civilización». Sus tentáculos llegan a todos lados y nadie es inmune a él. El dilema es que, al ser tan generalizado, el estrés crónico provoca muchas cosas que potencialmente acaban mal: los expertos no han descubierto un solo remedio que pueda hacer frente a las consecuencias impredecibles que el estrés cotidiano trae consigo. Veamos cómo puedes aspirar a algo mejor con un estilo de vida sanador.

No te sorprenderá que la respuesta de sistema completo sea traer a escena la conciencia. Ya que los primeros efectos perjudiciales del estrés crónico son psicológicos y neuronales, aquí es donde comienza también la sanación. Ya hemos mencionado que soportar el estrés y adaptarte a él son malas estrategias. Tus células no se adaptan, aunque creas que tú sí lo haces. Un buen ejemplo serían los trabajadores de turno nocturno. Largas jornadas de trabajo nocturno perturban los biorritmos circadianos (o cotidianos). Como resultado, el detrimento más obvio es la pérdida del sueño de calidad, lo cual se sabe desde hace mucho: el cerebro nunca se ajusta a no dormir por la noche. Pero otras investigaciones han revelado que los trabajadores de turno nocturno están en riesgo de otras siete maneras:

1) Mayor riesgo de padecer diabetes.
2) Mayor probabilidad de sufrir obesidad debido al desequilibrio hormonal que afecta al hambre y la saciedad.
3) Mayor riesgo de sufrir cáncer de pecho.
4) Cambios metabólicos negativos que podrían contribuir a incrementar el riesgo de cardiopatía.
5) Aumento potencial de ataques cardíacos.
6) Mayor probabilidad de sufrir accidentes laborales.
7) Mayor riesgo de depresión.

En suma, todo el sistema se ve afectado potencialmente por perturbar en exceso un solo biorritmo que resulta estar conectado con otros biorritmos, como el vínculo entre el sueño y el hambre-saciedad. También parece que la solución obvia —renunciar al trabajo nocturno— quizá no sea suficiente para revertir el daño si alguien ha trabajado demasiados años por la noche.

La lección básica para todos es que los estresores no son cosas aisladas. Un comportamiento o una actitud conformista pueden ejercer su mala influencia ampliamente. Digamos que estás en el aeropuerto y descubres que tu vuelo se ha cancelado. La aerolínea no proporcionará otro avión, y te dice que debes esperar cinco horas hasta que llegue otro para que puedas viajar. Sin otra alternativa que soportar el maltrato de la aerolínea, los pasajeros actúan de forma pasiva, se sientan y esperan, pero por dentro muchas personas (quizá tú) reaccionarán con las siguientes respuestas: preocupación, queja y pesimismo. Todo ello es autodestructivo.

La preocupación es ansiedad autoinducida. No resuelve nada y bloquea la posibilidad de lidiar con las cosas de manera más positiva.

Quejarse aumenta la tensión y el enfado. Como despliegue de hostilidad, incita a otras personas a actuar hostilmente a su vez.

El pesimismo induce la ilusión de que una situación no mejorará. Alberga la creencia de que esperar un resultado negativo siempre es realista, cuando de hecho no es así.

Si te ves a ti mismo o a otros en estos comportamientos y actitudes, te engañas al creer que estás adaptándote al estrés. Como tu cuerpo lo experimenta, sin embargo, es que tú mismo te has convertido en el estresor. Eso es porque un evento externo (el vuelo cancelado) debe atravesar una interpretación interna antes de desencadenar la respuesta al estrés. A diferencia de una crisis por perder el trabajo, el retraso de un vuelo pertenece a la categoría de estreses crónicos cotidianos. Eso significa que puedes elegir cómo respondes ante ellos. La preocupación, la queja y el pesimismo son respuestas inconscientes. La persona que está atascada en eso se ha convertido en víctima de antiguas reacciones que quedaron fijadas porque no las reconsideró.

Algunas personas afrontan la situación de un vuelo cancelado mejor que otras. Así como te brindamos la «solución del bebé» para el estrés agudo, a continuación te damos la «solución del aeropuerto» para el estrés cotidiano de bajo nivel.

LA «SOLUCIÓN DEL AEROPUERTO»
PARA EL ESTRÉS CRÓNICO

- *Desconéctate del estresor.* En el aeropuerto la gente lo hace leyendo un libro o buscando un lugar para estar a solas.
- *Céntrate.* En el aeropuerto la gente lo hace cuando cierra los ojos para meditar.
- *Permanece activo.* En el aeropuerto esto significa caminar alrededor en vez de sentarse en una silla a esperar.
- *Busca válvulas de escape positivas.* En el aeropuerto esto puede ser comprar algo, darte un masaje en los sillones de monedas o ir a un restaurante.
- *Busca apoyo emocional.* En el aeropuerto la forma común de hacer esto es llamar a un amigo o familiar por teléfono. (Una breve llamada anunciando que llegarás tarde no te dará apoyo emocional. La clave es sostener una conversación de al menos media hora con alguien importante en tu vida.)
- *Escápate si es necesario.* En el aeropuerto, si el compor-

tamiento de la línea aérea es demasiado indignante, psicológicamente es mejor para ti reprogramar tu vuelo e irte a casa. (Claro que no siempre es práctico o asequible.)

Todo lo anterior son adaptaciones positivas, opuestas a la negatividad de la preocupación, la queja y el pesimismo. Traen conciencia a una situación para la cual la respuesta correcta no es relajarse en una aceptación pasiva. Debajo de la actitud de «tengo que soportar esto» yace el estrés. Por lo general, no está en tu mano resolver un vuelo cancelado, y puede suceder en cualquier momento sin previo aviso. Por ello, esta situación cumple las dos condiciones que empeoran el estrés: imprevisibilidad y pérdida de control.

Tienes la opción de transformar la situación al interpretarla no como mala suerte sino como algo no estresante, a lo cual respondes haciendo cosas que, de hecho, quieres hacer, como meditar, hablar con un amigo o ir de compras. Cuando te acostumbras a dar la vuelta a las cosas arrancas de raíz el estrés crónico. Interrumpes un proceso que de otra forma habría afectado a tu cuerpo como la tortura china del agua, gota a gota.

La «solución del aeropuerto» también tiene aplicación en el momento presente. Describe una estrategia para salir de la hiperactividad simpática. Hay una explicación psicológica de lo que sucede. El sistema nervioso simpático se equilibra mediante un conjunto completamente distinto de nervios con respuestas opuestas conocido como sistema nervioso parasimpático. En vez de tensión, brinda relajación. Podríamos decir que la naturaleza diseñó el sistema nervioso simpático y el parasimpático como antagonistas. La acción temporal y drástica del sistema nervioso simpático se ve contrarrestada por la actividad continua y equilibradora del sistema nervioso parasimpático.

Cuando estamos bajo estrés crónico, exigimos que el sistema nervioso simpático esté en guardia todo el tiempo, hasta que salga de su rutina normal y comience a alterar el estado habitual de equilibrio. Al mismo tiempo, el estado normal y relajado del sistema nervioso parasimpático se bloquea o se pone de lado. Para salir de la hiperactividad debes mejorar la parte parasimpática de la ecuación. Esto solo se logra al decidir conscientemente, ya que, si se permite que actúen solos, estos dos antagonistas seguirán haciendo lo que acostumbran. Sin la influencia del estrés, el vaivén automático entre el sistema nervioso simpático y el parasimpático se regula a sí mismo. Pero metafóricamente el estrés es como apoyarte en una pared y esperar que la presión la eche abajo.

Cuando la «solución del aeropuerto» se aplica a un estilo de vida sanador, debe activarse todos los días de la siguiente manera:

- *Desconéctate del estresor.* Asegúrate de tener períodos de descanso y tiempo para estar a solas.
- *Céntrate.* Practica meditación, la táctica más deseable, o por lo menos encuentra tiempo a lo largo del día para cerrar los ojos en un lugar tranquilo e inspira profundamente varias veces hasta que te sientas relajado y centrado. La mejor técnica de respiración, que mencionamos en conexión con el lugar de trabajo (página 67), es inspirar en cuatro tiempos y espirar en seis tiempos.
- *Permanece activo.* Levantarte y moverte a lo largo de la jornada estimula el nervio vago, una de las principales vías del sistema nervioso autónomo. El yoga es todavía

más estimulante y es la mejor actividad para pasar de la hiperactividad simpática a una mejor actividad parasimpática.

- *Busca válvulas de escape positivas.* En este caso, la palabra «positiva» significa cualquier cosa que te haga feliz. Darte tiempo para estar feliz es una estrategia de sistema completo, pero eso suena frío y abstracto. La felicidad es la piedra filosofal para convertir una situación estresante en sanadora. En términos psicológicos, por esa razón la mejor forma de construir una vida feliz es construyendo días felices.

- *Busca apoyo emocional.* La sociedad actual es cada vez más aislada, lo cual sucede desde antes de que internet y los videojuegos aceleraran el problema. No hay sustituto para la vinculación emocional, y una cosa que casi siempre se encuentra en los estudios sobre la felicidad es que las personas felices pasan una hora al día, o incluso más, en contacto con los amigos y los familiares que más les importan, ya sea en persona o por teléfono.

- *Escápate si es necesario.* Por lo general, esta es la decisión más difícil para la mayoría de las personas, ya que soportarán las situaciones estresantes mucho después de que resulte evidente que escapar y alejarse es la decisión correcta. Situaciones graves como la violencia doméstica son estresores agudos. Los cambios significativos en la vida como el divorcio o el cambio de carrera deben tener en cuenta diversos factores. Sin embargo, en términos cotidianos deberías darte la libertad de alejarte de discusiones acaloradas, comentarios malintencionados, correos electrónicos groseros, personas quejicas perpetuas, pesimistas y cualquiera que te critique abiertamente.

Al final, salir de la hiperactividad simpática, lo cual no le sucede a demasiada gente, es la decisión más importante que puedes tomar porque los beneficios para el sistema completo son de por vida.

6

Lo más grande que es preciso sanar

Te hemos mostrado suficientes pruebas del enfoque de sistema completo para hacer una afirmación atrevida: la mente y
el cuerpo son uno solo. Si hubiera una única cosa que deberías sanar en tu vida sería la separación entre la mente y el
cuerpo. Ahora mismo, como vivimos la vida la mayoría de nosotros, el ser que llamamos «yo» no ha dominado por completo el papel del yo sanador. La razón principal es la pérdida
de la integridad. Nos han enseñado a pensar en el cuerpo como separado de la mente, lo cual en realidad solo es una
creencia. Cuando te miras en el espejo, ¿qué ves? Sin pensarlo dos veces cualquiera diría: «Mi rostro». Pero, de hecho, tu
reflejo es algo que no solo miras: lo interpretas.

Interpretas indicaciones de tu estado de ánimo, si te sientes fresco o cansado, cuál es tu edad y lo que los años han
marcado en ti. Antes ya hablamos del mapa invisible que todos llevamos en la mente sobre cómo funcionan la vida y las
relaciones. Pero al ser un mapa visible, tu rostro —y todo
tu cuerpo— simboliza las mismas cosas. Conforme cambia tu
historia cambia tu mapa. Para citar un inteligente axioma médico, si quieres saber cuáles eran tus pensamientos ayer observa tu cuerpo hoy. Si quieres saber cómo será tu cuerpo mañana, observa tus pensamientos hoy.

La palabra «holístico» se ha convertido en un término esencial del movimiento de bienestar, pero en cierto nivel es más fácil vivir en la separación. Puedes desconectarte de lo que hace tu cuerpo. Un ejemplo triste es cuando algunos pacientes, ante la posibilidad de que una enfermedad tenga un componente mental, se lamentan: «¿Significa que me hice esto a mí mismo?». La autosanación se les presenta con una acusación de culpa. Pero otras personas han llevado el cuerpo-mente a alturas extraordinarias, y en cada caso se abre una nueva posibilidad que cabe aplicar a todos.

POSIBILIDADES EXTRAORDINARIAS

¿Qué sucedería si te levantaras todas las mañanas exactamente a la misma hora? Ese fue el caso de uno de los precursores de la psicología, el estadounidense William James (aunque al parecer se trató de una habilidad inconsciente).

¿Qué pasaría si pudieras hacer que una alergia desapareciera al instante? Esta hazaña ha sido registrada por pacientes que sufren trastorno de personalidad múltiple, en el que una personalidad tiene una alergia que desaparece cuando aparece una personalidad distinta. En un caso, un niño se llenaba de ronchas cuando bebía zumo de naranja y emergía su personalidad alérgica en ese momento, pero no mostraba síntomas si otra personalidad se hacía presente.

¿Qué sucedería si te sentaras en una cueva gélida durante la noche vistiendo solo una bata de seda? Esto ha sido observado entre monjes tibetanos que han dominado la meditación llamada «*tumo*», en la que la temperatura corporal, que normalmente es involuntaria, se regula de forma consciente. En otro extremo, un occidental que ha sido sometido a pruebas médicas, Wim Hof, realiza proezas en el control de la temperatura corporal, como escalar hasta la cima de una montaña en medio de una tormenta de nieve vistiendo tan solo unos pantalones cortos o sentarse sumergido hasta el cuello en agua con hielo durante varias horas.

Hof tiene su propia explicación de cómo llegó a lograrlo: «Afirmé que el sistema nervioso autónomo ya no sería autónomo». El problema con esta afirmación es que la comprensión médica estándar sostiene que el sistema nervioso autónomo no puede alterarse de manera voluntaria. Sin embargo, un significativo estudio holandés desafía dicha comprensión y se pone del lado de Hof.

El estudio, publicado en 2014 en *Proceedings of the National Academy of Sciences*, ofrece evidencias de la activación voluntaria de una tarea vinculada al sistema nervioso autónomo: la respuesta inmune. Los voluntarios saludables «fueron entrenados durante diez días en meditación (meditación del tercer ojo), técnicas de respiración (hiperventilación cíclica seguida de retención de la respiración) y exposición al frío (inmersiones en agua helada)». El grupo de control no fue entrenado. Después a los dos grupos se les inyectaron toxinas de una cepa de la bacteria *Escherichia coli*, comúnmente llamada *E. coli*. Por lo general, esta bacteria reside en el tracto intestinal y es inofensiva, pero existen cepas patógenas que provocan intoxicación por la comida, por ejemplo.

Después de recibir la toxina, el grupo entrenado siguió sus técnicas voluntarias mientras que el grupo de control no hizo nada. Se tomaron muestras de sangre y estas revelaron que el grupo entrenado tenía una liberación menor de químicos proinflamatorios que los investigadores relacionaron con un profundo aumento de la hormona epinefrina, que se sabe que disminuye la inflamación. Además de demostrar que Hof había comprendido la conexión entre este extraordinario control físico y el sistema nervioso autónomo, los resultados holandeses teóricamente son útiles para personas que padecen inflamación persistente, en especial aquellos con enfermedades autoinmunes.

Aunque estos ejemplos puedan parecer extravagantes, casi cualquiera puede hacer que le aparezca a voluntad un punto rojo en el dorso de la mano o que las palmas se le calienten al usar *biofeedback* simple. En la época de los dispositivos portátiles, los inventores médicos están buscando formas de monitorear señales de enfermedades o estrés potenciales por medio de un dispositivo que se porta en la muñeca y nos permite regresar a un estado normal de equilibrio a voluntad, usando la técnica del *biofeedback* simple.

La gran pregunta es qué tipo de vida sería la que se construye alrededor del cuerpo-mente y si creará un salto cuántico en el bienestar. Pensamos que así será, porque ya lo ha sido para la extraordinaria mujer de la siguiente historia.

La historia de Tao: paz y pasión

Nadie ejemplifica mejor que Tao una vida sanadora. Tiene una presencia física deslumbrante, con su piel suavemente tostada y su cabello oscuro, hija de padre francés y madre hindú. Pero su presencia personal es todavía más impresionante, pues tiene una especie de serenidad sonriente que todos desearíamos alcanzar al llegar a la edad de Tao. Ella también es la maestra profesional de yoga más anciana, como consta en *El libro Guinness de los récords*. Todavía imparte de seis a ocho clases de yoga a la semana en la ciudad de Nueva York.

Cuando le preguntan cuál es su definición de yoga, Tao responde de inmediato: «Unión, unidad».

Cuando le preguntan si alguna vez se retirará, ella responde riendo: «Voy a enseñar yoga mientras siga respirando».

Si reúnes los hechos de su vida, son únicos y extraordinarios, es imposible que puedan repetirse. Tao Porchon nació en 1918 en el seno de una familia próspera en Puducherry, un territorio de la costa sudoeste de la India que formaba parte del Imperio Colonial Francés. Su madre murió al dar a luz, y a Tao la criaron sus tíos. Cuando tenía ocho años entró en una habitación de la casa y vio a un hombre sentado en el suelo mientras los visitantes y los familiares le tocaban los pies, la muestra tradicional de veneración en la India.

Tao habla sobre todas sus experiencias con una voz clara y articulada. «Me sacaron de la habitación. Después, una noche mi tío me despertó temprano. "Vamos a hacer un viaje", murmuró. "No se lo digas a tu tía. Se preocuparía." No tenía idea de adónde me llevaba, pero resultó que me uní a la primera de las dos marchas que realicé con Mahatma Gandhi. Él era el hombre cuyos pies habían estado tocando.»

Este singular evento puso a Tao en un camino que ha seguido durante toda su vida, cuyo tema es la paz. Un día vio por casualidad a unos practicantes de yoga en la playa, y así surgió en ella el interés por hacer yoga, aunque en ese entonces, la década de 1920, se consideraba una práctica casi estrictamente masculina. Tao creció en una atmósfera espiritual, y bajo la guía de luminarias espirituales como Sri Aurobindo, quien en ese entonces era el gurú más famoso de esa parte de la India y tenía una gran reputación a nivel mundial. De esta manera, Tao desarrolló su propia filosofía consciente de vida. En esencia, es una filosofía centrada en el corazón y ve el amor como la fuerza universal que es capaz de sanar toda forma de separación.

Tao cree firmemente en ir al interior y escuchar al corazón. Pero hay otro camino que ella ha transitado y que contrasta con una vida de meditación y yoga. Siguiendo su creencia central —«No hay nada que no puedas hacer»—, Tao transformó su vida interior en una serie increíble de logros externos. Si los anotáramos todos en una lista, esta llegaría al límite de lo creíble. Fue una activista pacifista que marchó con Martin Luther King Jr. Fue actriz de teatro e hizo carrera en Hollywood entre las décadas de 1940 y de 1950, y antes de eso fue cantante de cabaret durante la Segunda Guerra Mundial. Pero ha desarrollado otras facetas, como la de esposa, cuando se convirtió en Tao Porchon-Lynch (enviudó en 1982 y no tiene hijos), o la de bailarina de salón especializada en tango (ha ganado cientos de primeros premios), y, tal vez lo más sorprendente, es una experta en vinos y también escritora.

Lo único en lo que demuestra poco interés es en su longevidad. «No se centren en la edad —dice un poco impaciente—. No existe.»

Hay mucho más que decir sobre ella, pero no estamos presentando a Tao tan solo como una triunfadora extraordinaria, ni siquiera como un hermoso ejemplo de una vida vivida con paz y pasión. Nadie más puede repetir sus logros, y su tiempo histórico, que a menudo ha vivido al lado de estrellas de cine, escritores, activistas y líderes políticos, no volverá jamás. Eso no es lo que hace de Tao la persona única que nos fascina, pero sí hace de ella un ejemplo que todos pueden seguir. Tao ha vivido casi un siglo moldeando su propia vida de forma consciente. Como resultado, si coges una foto de cualquier día de su larga existencia en el mundo, verás a alguien que:

- Hizo de su vida interior la prioridad.
- Confió en sus sentimientos y su intuición.

- Valoró el ahora como la fuente de renovación constante.
- Cultivó la resiliencia emocional, y convirtió su visión en acción.
- Puso su confianza en el amor y el crecimiento espiritual todos los días.

Podríamos llamarlo el modelo de un estilo de vida sanador. No significa que Tao no haya tenido experiencias dolorosas, comenzando por la muerte de su madre, la pérdida de su esposo y, a nivel físico, tres prótesis de cadera. Pero en vez de convertir estas experiencias en sufrimiento, conscientemente ha hecho lo opuesto: se ha vuelto más dinámica y resiliente. Uno diría que para Tao existen solo dos tipos de experiencias, no las buenas y las malas, los momentos de placer y los momentos de dolor, sino experiencias que celebrar y aquellas que sanar. Tú puedes vivir la vida de la misma forma.

ALIMENTO PARA EL PENSAMIENTO

A continuación presentamos un ejemplo cotidiano de cómo la separación entre el cuerpo y la mente genera dificultades prácticas para abordar un problema muy común: el control de peso. Millones de personas coquetean con las dietas de moda, y millones más han luchado durante años para perder peso y mantener la línea. ¿Cuántas veces has oído afirmaciones como las siguientes? Tal vez tú mismo las hayas dicho:

- «Me miro en el espejo y odio lo que veo.»
- «El chocolate es mi perdición, se va directo a mis muslos.»

- «Después del divorcio engordé cinco kilos con una rapidez increíble.»
- «He intentado de todo, pero no bajo de peso.»
- «Bajo unos cuantos kilos, pero luego me estanco.»

Todas las anteriores son expresiones de una sociedad en la cual la obesidad se ha convertido en una epidemia, y en la que las dietas no funcionan: menos del 2 % de las personas que hacen dieta pierden al menos dos kilos y medio y se mantienen así durante dos años. Los editores de las revistas saben que pueden aumentar las ventas al anunciar en portada una nueva dieta de moda y prometiendo lo fácil que será perder peso esta vez, y así alimentan una fantasía que el público desea creer. Pero entre toda la preocupación, la frustración, la autodestrucción y las ilusiones que circundan la pérdida de peso, ¿por qué unir el cuerpo y la mente en el cuerpo-mente haría la diferencia?

Porque el problema subyacente no es el sobrepeso. Si revisamos las afirmaciones de la lista anterior, lo que todas tienen en común es «yo» me siento infeliz con «él», el cuerpo, lo cual convierte el acto normal de comer en una lucha entre lo que la mente intenta alcanzar y lo que el cuerpo está haciendo. Esto es lo que la mente de alguien a dieta hace habitualmente:

- Fantasear sobre cuánto peso perderá.
- Creer que lo logrará si lo intenta una vez más.
- Odiar cómo se ve su cuerpo.
- Envidiar a quienes tienen cuerpos «perfectos».
- Sentirse culpable y avergonzado por tener sobrepeso.
- Prometer portarse mejor al día siguiente.

- Sentirse atrapado en hábitos alimentarios negativos que se niega a cambiar.

La separación entre la mente y el cuerpo no es rara ni inofensiva. Es en esencia el motivo por el cual las dietas no funcionan. Esta es una situación totalmente innecesaria. Al ser cuerpo-mente, cada uno de nosotros está equipado de forma natural para hacer lo que el cuerpo y la mente quieren hacer: comer normalmente siguiendo las señales de hambre y saciedad.

En un biorritmo natural, se secretan dos hormonas, la leptina y la grelina. Cuando tu estómago está vacío, sus células secretan grelina y envían un mensaje a tu cerebro que registras como sentirte hambriento. Percibir que ya has comido lo suficiente es el resultado de un mensaje de la leptina, secretada por las células grasas, que equilibra el ritmo de hambre/saciedad.

De hecho, se considera que tanto la obesidad como la leptina influyen en el riesgo de padecer alzhéimer. Estudios epidemiológicos (por ejemplo, de población) han demostrado que la circulación de niveles más altos de leptina está asociada con un menor riesgo de alzhéimer, mientras que la circulación de niveles menores de leptina se ha encontrado en pacientes que ya tienen la enfermedad. Los receptores de leptina se expresan intensamente en el hipocampo, el área del cerebro responsable de la memoria a corto plazo, la cual es devastada por el alzhéimer. El uso de suplementos de leptina en ratones resultó en una menor patología del alzhéimer en esta región cerebral. Esto es una evidencia adicional que fortalece el vínculo entre el intestino y el cerebro.

Un motivo por el cual las versiones iniciales de cirugía para la pérdida de peso eran infructuosas es que cuando se realizaba un procedimiento de baipás gástrico o banda gástrica el estómago quedaba intacto, con una pequeña porción sellada para reducir drásticamente la cantidad de alimento que una persona podía ingerir en un momento. En vez de comer una hamburguesa completa con patatas fritas, consumían menos de un tercio. Los pacientes decían estar sumamente hambrientos aunque sus estómagos más pequeños estaban llenos, y el motivo es que todo el estómago todavía secretaba una cantidad completa de leptina y de grelina.

La lección aquí es que no has comido lo suficiente cuando el estómago está lleno. Has comido lo suficiente cuando el cerebro lo dice, sobre todo la región del hipocampo. Pero cuando la mente y el cuerpo se separan ignoras al cerebro o distorsionas tu relación con él. En vez de prestar atención al biorritmo natural que rige el hambre y la saciedad, impones tus propios comportamientos. Debido a que tienes libre albedrío, estos comportamientos pueden ser de todo tipo, pero las normas sociales actuales están distorsionadas, y por eso encuentras a niños pequeños adoptando hábitos de por vida a los cuales el cerebro se adapta. Entre ellos, los siguientes:

- Continuar comiendo cuando están llenos.
- Ingerir azúcar y grasa en exceso.
- Tomar alcohol.
- Picotear a todas horas.
- Tragarse sus sentimientos.
- Ignorar las horas de comida regulares.

- Seguir una dieta no equilibrada o muy limitada (como una dieta pobre en hortalizas y fibra).
- Comer demasiado porque han perdido la batalla de las dietas y ya no les importa nada.

Irónicamente, siempre se culpa al cuerpo por este problema. Cuanto más peso aumente una persona y más pierda su forma, lo más probable es que culpe a su cuerpo por no cooperar. Pero esta falta de cooperación comenzó en otra parte, en la conexión debilitada entre el cuerpo y la mente. Veámoslo en profundidad. Como ya hemos mencionado, dos hormonas, la leptina y la grelina, controlan el hambre y la saciedad. Después de que un genetista molecular llamado Jeffrey Friedman y sus colegas descubrieran la leptina en animales en 1994, el *New York Times* publicó su historia con entusiasmo: «Parecía casi demasiado bueno para ser verdad: una hormona que hace que los animales, y quizá las personas, coman menos y hagan más ejercicio. Pero los investigadores dicen que eso es exactamente lo que han descubierto». Las compañías farmacéuticas desde el principio estaban ansiosas por producir un medicamento que aumentara los niveles de leptina, lo cual indicaría al cerebro que inhibiera el apetito y aumentara la actividad física.

Pero la historia pronto se complicó. Para empezar, las personas obesas ya producen niveles más altos de leptina porque tienen más células grasas que la gente con un peso normal. ¿Por qué la leptina no mantiene a raya su apetito? Nadie lo sabe con certeza. Los factores relevantes incluyen la resistencia a la leptina, en la cual los receptores de esta hormona en particular se recargan: es similar a la forma en que la sobreproducción de insulina provoca que la persona sea menos sensible a ella. La leptina y la grelina también son químicos cerebrales llamados «neuropéptidos». Los receptores del cerebro quizá se ven afectados por la sobreingesta crónica de alimentos, pero aquí el asunto se complica porque la misma región cerebral que contiene estos receptores, el hipotálamo, también debe equilibrar el metabolismo general y controlar la cantidad de energía que se distribuye en todo el cuerpo.

Otras pistas apuntan a problemas con las vías que van desde el hipotálamo después de que recibe la leptina, con la posibilidad de que no suficiente leptina atraviese la barrera sangre-cerebro. A esto hay que añadir el factor genético. Estudios en ratones realizados en 2004 en la Universidad de Columbia indican que los niveles de leptina a inicios de la vida pueden alterar las conexiones del cerebro e influir en la cantidad de comida que se ingerirá en la edad adulta. Al parecer, esto guarda relación con descubrimientos sobre los niños que son alimentados en exceso, pues corren un riesgo más alto de padecer obesidad en un futuro. A un grado aún no definido, la leptina ayuda a entrenar al cerebro al transformar su conectividad, lo que conduce a una alteración del apetito. Una persona puede estar en cualquiera de los extremos: estar hambriento por demasiado alimento o por muy poco.

Resulta intrigante que la leptina pueda hacer esto, pero tú eres mucho más poderoso en tu habilidad para entrenar al cerebro porque puedes hacerlo de forma consciente. Si quieres cerrar la brecha entre la mente y el cuerpo en relación con la manera en que te alimentas, intenta llevar a cabo el siguiente experimento simple de conciencia.

UNA PRÁCTICA PARA COMER CON CONCIENCIA

Cuando haces cualquier cosa de forma consciente, incluido comer, ignoras la configuración predeterminada del cerebro y te comunicas directamente con el cerebro superior, que es responsable de los pensamientos y las acciones conscientes. A menudo comemos de manera inconsciente, sin pensar o sopesar las consecuencias de lo que hacemos.

Puedes transformar esta situación con una práctica simple de conciencia.

La próxima vez que comas algo, sea poco o mucho, haz lo siguiente:

Paso 1. Haz una pausa antes de dar el primer bocado e inspira profundamente.

Paso 2. Pregúntate: «¿Por qué estoy comiendo esto?».

Paso 3. Toma nota de la respuesta. Es más, escríbela. Podrías comenzar un diario de alimentación consciente.

Paso 4. Toma una decisión consciente de comer o no comer.

No hay nada más que hacer, pero esta simple práctica puede conducirte a beneficios mayores. Tu meta es regresar al biorritmo natural del hambre y la saciedad. Cuando te detienes a tomar una decisión, tu motivo para comer debería ser: «Tengo hambre». Pero hay una variedad de razones por las que comemos, como las siguientes:

- «Estoy aburrido.»
- «No resisto la tentación.»
- «Necesito consuelo.»
- «No quiero desperdiciar toda esta comida.»
- «Estoy estresado.»
- «Tengo un antojo.»
- «Estoy deprimido.»
- «Estoy ansioso.»

- «No sé por qué.»
- «Me siento solo.»
- «Estoy harto de hacer dieta.»
- «Las personas que me acompañan están comiendo.»
- «Ya no queda mucho. Mejor me termino el paquete.»
- «Tengo ganas de celebrar.»

Cuando te preguntas por qué estás comiendo, es probable que surjan algunas razones. No las juzgues y no te obligues a rechazar la comida por sentir culpa. En este estado de conciencia eres consciente de ti mismo, y esa es la clave. Cuando eres consciente de ti mismo la transformación tiene lugar con menos esfuerzo que en cualquier otro estado mental. Dejar de comer de forma inconsciente a menudo es suficiente para dar un vuelco a los problemas de peso de la persona, sobre todo cuando son de leves a moderados.

Como puedes ver, hay esperanza más allá de hacer dietas, un camino hacia delante para las personas que se quejan de que han intentado de todo y nada funciona. Un enfoque de sistema completo para la pérdida de peso termina con la lucha: tu cuerpo deja de ser tu enemigo y tú dejas de ser su víctima.

HACER DIETA DE FORMA CONSCIENTE

No menospreciamos las investigaciones acerca del funcionamiento de la digestión. Toda una carrera de investigación podría estar dedicada a estudiar una sola hormona como la leptina —algunas lo están— y aun así su promesa para bajar de peso seguiría siendo inalcanzable. (La industria farmacéutica ofrece una variedad de medicamentos para bajar de peso de venta libre y mediante prescripción, desde los llamados «quemagrasas» hasta inhibidores del apetito, pero no están probados o son ineficaces, con multitud de efectos secundarios o clínicamente insignificantes.)

Al mismo tiempo, una serie de creencias autodestructivas dejará de tener poder sobre ti. En la psicología de comer en exceso se da un círculo vicioso. Las creencias dolorosas se convierten en pretextos. Por ejemplo, la creencia: «Siempre he tenido problemas con mi peso, de manera que debí de nacer así». Ninguna actitud es más autodestructiva, y está la ciencia para fortalecer aún más esa creencia. En efecto, existen indicadores genéticos que sugieren que algunas personas tienen más probabilidades de aumentar de peso que otras.

Por ejemplo, no tiene mucho valor saber cuál es el gen específico que modula la cantidad de leptina que se produce, porque en algunos individuos obesos una mutación de este gen causa deficiencia de leptina, lo que deriva en un aumento de peso incontrolable. La historia de la leptina está entrelazada con la historia de la obesidad en la población en general, y vale la pena seguir cada pista al respecto. Pero hemos cubierto lo engañosa que resultó ser la promesa inicial de la leptina, y en el mismo sentido la búsqueda de un solo «gen de la obesidad» ha sido igualmente infructuosa. A lo sumo, tus genes son responsables de solo un porcentaje de las causas de tu sobrepeso: hay otros factores implicados que puedes cambiar, como tu psicología, tus hábitos alimentarios y las actitudes que tu familia te transmitió cuando eras niño. Estos factores dependen del libre albedrío cuando aprendes a cambiarlos. La buena noticia es que cuando el cambio se produzca, tus genes responderán alterando su actividad para sanar este problema.

Existen muchas otras creencias que mantienen el círculo vicioso en movimiento al convertir la culpa en pretexto. ¿Cuántas de las siguientes creencias has tenido?

- La creencia de que la comida te hace feliz cuando estás triste.
- La creencia de que estar lleno es un estado de plenitud.
- La creencia de que factores de riesgo conocidos (demasiada grasa, azúcar y sal) no se aplican en tu caso: tú estás protegido por el pensamiento mágico.
- La creencia, esta vez inconsciente, de que la comida que no recuerdas haber ingerido no cuenta.
- La creencia de que, en realidad, no te importa cuánto pesas.
- La creencia de que no te importa lo que los demás puedan pensar.

Estas creencias lanzan un doble infortunio. Te dan un pretexto para emprender la retirada, pero los pretextos avivan la derrota. Cuanto mejor es el pretexto, peor es el fracaso. En nuestro enfoque, ser realista significa que rompes el círculo vicioso al cambiar la fantasía por la realidad. Confiamos en los efectos positivos del realismo, aunque muchas personas miran sus problemas de sobrepeso y temen enfrentarse a sí mismas: verse en el espejo ya es lo bastante doloroso para ellas.

Requiere tiempo, pero la recompensa es la conciencia misma. Por ejemplo, en nuestra experiencia personal con la meditación hemos visto gente que regresa a su peso normal sin esfuerzo. El disfrute de estar vivo y consciente sustituye el placer de comer, y cuando eso sucede todo el sistema comienza a normalizarse. Solo te das cuenta de la futilidad de luchar con tu cuerpo cuando te liberas de la dualidad. Estás vivo para disfrutar tus pensamientos, sentimientos, deseos y esperanzas. Hemos abordado los problemas del sobrepeso porque es un tema cercano para millones de personas, y porque a quienes hacen dieta les parece imposible que la pérdida de peso sea una parte placentera del crecimiento personal. Pero en un panorama más amplio, la meta es la vida consciente. Ahora que hemos establecido lo importante que es sanar la separación entre la mente y el cuerpo, desarrollemos la enorme plenitud que surge al vivir conscientes cada día.

7

Conciencia plena o inconsciencia

La última vez que vimos a Ellen Langer, profesora en la Universidad de Harvard, ella estaba asombrando al mundo de la psicología al enviar a hombres de setenta años a una cápsula del tiempo, quienes al salir se veían mucho más jóvenes. Pero el viaje en el tiempo todavía no se aplica a la vida cotidiana. Al haber demostrado su idea de forma tan espectacular, Langer tomó una causa más importante: la conciencia. Nosotros también hemos estado usando este término, demostrando que ser consciente va más allá de la antigua asociación de la palabra con las prácticas espirituales de Oriente. Langer ha occidentalizado la conciencia por completo con la siguiente definición. «La conciencia —dijo ante una audiencia de estudiantes de Medicina— es el proceso de notar cosas nuevas activamente, renunciando a mentalidades preconcebidas, y después actuar con respecto a las nuevas observaciones.» Nuestra meta de desarrollar un estilo de vida sanador incluye lo mismo.

Langer fue tajante: el comportamiento cotidiano es inconsciente la mayor parte del tiempo. Dijo que uno de sus ejemplos favoritos proviene de una experiencia personal: «Una vez fui a comprar algo y le di a la cajera mi tarjeta de crédito. Ella reparó en que no estaba firmada». Langer firmó la tarjeta, y la cajera la pasó por la máquina. A continuación, pidió a Langer que firmara el recibo. «Entonces la cajera comparó las dos firmas para asegurarse de que eran de la misma persona», recordó Langer. Hizo una pausa, en espera de que la audiencia captara lo absurdo de la petición y comenzara a reírse. ¿Por qué compararías dos firmas si acabas de presenciar que la misma persona acaba de hacerlas? Pequeños momentos de comportamiento inconsciente nos atan al pasado y bloquean la posibilidad de estar vivos en el momento presente, alertas a las posibilidades que nunca veremos. De hecho, Langer llama a su búsqueda de la conciencia «la psicología de la posibilidad».

En este libro nos adelantamos a la posibilidad máxima, estar consciente todo el tiempo. Pero ¿es factible cuando alguien está sobrepasado con fechas límite de entrega, cuentas por pagar, niños en edad escolar y demás? Con tanto estrés y tensión que provienen de tantas direcciones, la atención se embota. Nos volvemos reactivos en vez de atentos. Sin embargo, haz una breve pausa y reflexiona acerca de cómo ha transcurrido tu día. Si eres como la mayoría de la gente, descubrirás que has pasado mucho tiempo reaccionando en vez de prestar atención y ser consciente de lo que sucede. Como resultado, vives inconscientemente y lo aceptas como algo normal. ¿Cuál de las siguientes frases se aplica para ti?

¿Cómo es un día inconsciente?
- Comes de manera irregular o deprisa.
- Consumes alimentos procesados o comida basura.
- Te sientes mal por tu cuerpo o tu peso, al igual que ayer y que mañana.
- Actúas con prisa o presionado.

- Oyes a tus hijos y tu pareja sin escucharlos en realidad.
- Reaccionas negativamente hacia alguien sin valorar por qué es necesario hacerlo así o si es correcto.
- No aprecias nada hermoso a lo largo de todo el día.
- Te preocupas por un problema que te agobia pero no haces nada para resolverlo.
- Habitualmente tienes una visión sombría del futuro.
- Te persigue algo doloroso del pasado.
- Te sientes estancado e insatisfecho.
- Te sientes inseguro o no a salvo.
- Te sientes solo.
- Atacas a un amigo sin pensarlo.
- Desempeñas el papel de víctima.
- No te defiendes a ti mismo.
- Te comportas como una persona complaciente: aceptas todo para congeniar.

Es impresionante cuántas reacciones y comportamientos asumimos como normales. Lo que sucede en realidad es que la inconsciencia está normalizada. Tan solo con darte cuenta de ello comienzas a cambiar. Se produce un cambio enorme hacia la sanación cuando decides no permitir ya que los eventos negativos inconscientes tengan poder sobre ti. Aquí hay un espectro de posibilidades, las cuales se representan con este sencillo diagrama:

Inconsciente ↔ Consciente

Es una forma desprovista de juicio para representar el desastre y la plenitud. En el extremo izquierdo estaría un estilo de vida totalmente inconsciente, en el que todo lo que debe sanarse se descuida, lo que al final termina en un desastre. En el otro extremo está un estilo de vida consciente por completo, en el que se atiende cada problema potencial y se abre el espacio para la plenitud total. Pocos vivimos en cualquiera de los dos extremos, totalmente en el cielo o en el infierno. Estamos cerca de la mitad: unas veces actuamos de forma consciente y otras veces de forma inconsciente. Esa zona gris se vuelve normal y aceptable, sin darnos cuenta del daño que se produce a lo largo del tiempo.

La historia de Brenda: una fábula sobre la zona gris

Hace muchos años una mujer que llamaremos Brenda contrajo un resfriado invernal. El resfriado no se le curó de inmediato, y volvió a tenerlo una y otra vez. Brenda lo soportó, molesta por la tos que desarrolló. De pronto le dio fiebre. También lo ignoró, hasta que una noche la situación empeoró.

—Estaba sentada en la cama, sudando y sintiéndome muy débil —recuerda Brenda—. Mi esposo, un hombre muy cariñoso, me abrazó y me aseguró que todo iría bien. Pero yo sabía que estaba muy enferma. Una amiga me visitó y me trajo caldo de pollo. Es enfermera, y después de examinarme me dijo que fuera a urgencias de inmediato.

Quizá esa intervención le salvó la vida, porque el médico de urgencias le dijo a Brenda que tenía neumonía en los dos pulmones y eso ponía en riesgo severo su respiración. De hecho, tenía ya insuficiencia respiratoria y le pusieron un respirador artificial. El tratamiento normal con antibióticos suele acabar con la infección, pero un análisis de sangre reveló que

Brenda, sin saberlo, era diabética. Había tenido problemas de sobrepeso desde la adolescencia temprana, y la diabetes tipo 2 es muy común cuando hay obesidad. Para evitar que Brenda luchara con el respirador artificial, los médicos la mantuvieron en estado inconsciente, o coma inducido, con dosis masivas de Valium. Era algo drástico, pero debían controlar y monitorear cuidadosamente su tratamiento.

—Estaba perpleja. Dos días antes había sido un resfriado y ahora me decían que podía morir —explica—. Mi vida se convirtió en una pesadilla de la noche a la mañana.

Durante los siguientes diecinueve días permaneció en una situación inestable. Estaba totalmente noqueada y por momentos la devolvían a un estado de vigilia confuso. Los médicos lo hacían para valorar su estado, pero a Brenda esos episodios le parecían terroríficos.

—Me despertaba sintiéndome totalmente ansiosa, y me preguntaba si estaba a punto de morir. Ya no tenía control de mi cuerpo, y estaba en la cama con agujas y tubos y monitores sonando. Es lo peor que me ha pasado.

Brenda no estaba preparada para lo duro que fue todo, y cuando los médicos le dijeron que estaba fuera de peligro, que la neumonía había desaparecido, se fue a casa sintiéndose todavía ansiosa. Les habló a sus amigos sobre su encuentro cercano a la muerte, reforzando su sensación de pavor interno y pérdida de control. En cierta forma, se mantuvo en modo de crisis, y ella no era así.

A los cincuenta y tres años, Brenda se consideraba una mujer fuerte que había pasado toda una vida luchando por salir adelante. Era mucho más que una sobreviviente. Nació en una familia pobre de clase trabajadora, no cursó estudios superiores, pero en el fondo sabía que era diferente del resto de su familia. Era más consciente de lo que la vida podía ofrecerle, y con determinación a los dieciocho años decidió escribir su propia historia.

—Veía chicas de mi edad que se quedaban embarazadas y tenían matrimonios que no deseaban, o que creían que deseaban —explica Brenda—. La mayoría de los hombres tenían trabajos sin futuro y pasaban mucho tiempo bebiendo cerveza delante del televisor. No me resultó difícil dejar todo eso atrás.

Había salido al mundo para convertirse en alguien. En su mente, Brenda tenía un gran autocontrol. Siempre ayudaba a quien la necesitara. Comenzó a cocinar solidariamente para indigentes y lideró grupos comunitarios de apoyo. A lo largo de las décadas desde que se fue de casa hasta la madurez, el lado consciente de su vida no era deficiente. Pero después de la neumonía, todo pareció desmoronarse. Brenda se sentía deprimida y dejó de ver a sus amigos con tanta asiduidad como antes; si antes le encantaba ofrecerles cenas en su casa, ahora cada vez los invitaba menos. En el aspecto médico, su azúcar en la sangre se controló con la administración diaria de inyecciones de insulina, pero los médicos le dijeron que el daño que ya había causado su diabetes en algunos casos no podía revertirse.

—Veía a tres médicos especialistas por semana. Había sufrido daños en la retina y mi vista estaba afectada. Comencé a tener un terrible dolor intestinal y me dijeron que era diverticulosis. Tenía los pies fríos debido a una disminución del flujo sanguíneo hacia mis extremidades. —Brenda ríe con aspereza—. Me estaba desmoronando. No podía creerlo.

Al parecer, esa repentina merma en su calidad de vida en realidad no era tan repentina: todo tenía una historia. La historia de la obesidad era la más larga. De ahí surgió una historia de niveles elevados de azúcar en la sangre y otras historias de la circulación, la digestión y la vista dañadas de Brenda. Ella merece empatía y cuidado —Brenda ha buscado ambas cosas y las ha obtenido—, ya que el lado inconsciente de su vida demanda una compensación. Aunque su crisis fuera tan angustiante, Brenda llevaba una vida normal con los típicos altibajos. Pero si lo ves con realismo, estaba en medio de la zona gris.

Un antiguo proverbio dice: «*For want of a nail*» (Por la falta de un clavo). Proviene de una canción de cuna que solían cantarles a los niños antes de que el automóvil remplazara al caballo.

Por falta de un clavo, la herradura se perdió.
Por falta de una herradura, el caballo se perdió.
Por falta de un caballo, el jinete se perdió.
Por falta de un jinete, el mensaje se perdió.
Por falta de un mensaje, la batalla se perdió.
Por falta de una batalla, el reino se perdió.
Y todo por la falta de un clavo en la herradura de un caballo.

Entonces ¿cuál fue el clavo que Brenda y muchas otras personas perdieron? Perdieron la conexión con su cuerpo, con la naturaleza, consigo mismas. Ninguna de estas cosas puede ser vista de forma aislada. Tu cuerpo es el modo en que te relacionas con la naturaleza, y cuando esa conexión se desgasta dejas de ser tú mismo. Al volverte cada vez más consciente de los pensamientos que albergas hoy y de que las acciones que surgen de esas ideas y emociones impactan tu cuerpo en tiempo real, tu vida se transforma en todos los niveles. Pero la palabra «nivel» es engañosa, porque el cuerpo-mente fusiona todo en una sola conciencia de quien eres y lo que te sucede. Muchos hemos oído que lo que está en el pasado se queda en el pasado. Pero tu estado presente es un resultado de tu pasado. De muchas maneras, los dos son inseparables. No podemos cambiar el pasado, pero podemos transformar el presente.

Un escéptico levantaría la mano para objetar. Lo que le ocurrió a Brenda fue por cuestiones médicas que ella no tenía el poder de sanar. La conciencia está muy bien como un objetivo sublime, pero todas las personas que tienen problemas médicos necesitan tratamiento. ¿Cómo podría alguien en la situación de Brenda ayudarse a sí misma al mismo tiempo que es la paciente?

Esta es una traducción amable de un argumento escéptico que, por lo general, es grosero y duro. El mito de que solo los medicamentos y la cirugía son la «verdadera» medicina es retrógrado. Todos terminamos yendo a ver al médico por diversos motivos. Eso no niega al yo sanador, sino que solo proporciona otra área con la cual lidiar.

LA PREOCUPACIÓN Y EL SISTEMA INMUNE

Como mencionamos anteriormente, la medicina convencional es biológica y cree que la mente debe estar centrada únicamente en el cerebro. De hecho, no solo los médicos sino casi todos los científicos que consideran el problema declararán que cerebro = mente. De forma constante hemos estado desmintiendo la validez de esta suposición —y es una suposición, no un hecho— al señalar la inteligencia desplegada por el cuerpo-mente. La supercarretera de información del cuerpo-mente entrega mensajes hacia y desde las células usando los mismos químicos que las células nerviosas.

Lo que esto implica es que las células son más conscientes que nosotros. Tomemos como ejemplo el sistema inmune. A menos que se colapse de alguna forma, el sistema inmune nunca es inconsciente. Pero si te aferras a comportamientos inconscientes, el efecto tiene largo alcance y puede poner en riesgo la inteligencia de las células inmunes. Profundicemos más en esta interacción al introducir el creciente campo de la psiconeuroinmunología (PNI), que estudia la interacción de la actividad mental con el sistema inmune. La PNI es una de las pocas áreas en las que la división tradicional entre las enfermedades físicas y psicológicas no está compartimentada. Ya hemos abordado de qué manera el duelo a largo plazo pasa factura a la salud de las personas (página 60), incluyendo su capacidad para eludir las enfermedades. (Durante los dos primeros semestres en la universidad que Rudy estuvo de luto por la muerte prematura de su padre debido a un ataque cardíaco, él recuerda haber estado constantemente aislado con resfriados que no lograba curarse. En ese entonces no conocía la conexión mente-cuerpo y no sabía que la tristeza pone en riesgo al sistema inmune.) Los efectos nocivos de la aflicción también pueden suceder con mucha rapidez. En un estudio llevado a cabo entre cien mil personas que habían enviudado recientemente, las tasas de muerte se duplicaron durante la primera semana de duelo.

Dado que la mente está en todos lados, imbuyendo cada célula, la PNI potencialmente puede aplicarse a cualquier estado mental ya que afecta al sistema inmune. Nos centraremos en abordar una actividad mental que todos conocemos:

la preocupación. Es inconsciente de múltiples formas. Ocupa la mente de manera obsesiva en un estado de ansiedad estresante. Bloquea las soluciones racionales a los problemas y en sí misma no hace nada para ofrecer una solución. A pesar de su falta de utilidad, la preocupación es endémica en la sociedad. Por ejemplo, después de las elecciones presidenciales de 2016 en Estados Unidos, las encuestas de la empresa Gallup reflejaron un repunte agudo inmediato en la preocupación. Pero las carreras políticas y presidenciales en general aumentan los niveles de preocupación de la población. Hay ansiedad acerca del futuro, la cual es el sello distintivo de toda preocupación.

La preocupación también tiene un propósito. Nos motiva a prepararnos para lo peor y a estar dispuestos a enfrentar desafíos o amenazas venideros. Se presume que ese es el motivo por el que la preocupación se ha preservado como un rasgo evolutivo. Pero cuando se vuelve constante e incontrolable, la preocupación crónica puede ser muy perjudicial para la salud. En concreto, la investigación de la PNI ha demostrado que la preocupación excesiva puede poner en riesgo el sistema inmune y contribuir a una gran variedad de enfermedades, desde cardiopatía hasta alzhéimer. La preocupación se basa en estar en desequilibrio, lo que está a un paso de la enfermedad.

Para cualquiera que sostenga que todo lo que necesitas es reemplazar la preocupación con esperanza, es importante notar que la preocupación de que algo malo suceda no es el opuesto exacto de esperar que algo bueno suceda. En ambos casos, existe incertidumbre e inseguridad subyacentes sobre el futuro, lo cual está acompañado por ansiedad. Pero como la esperanza es una emoción positiva vinculada a otras emociones como el optimismo y la aceptación, la balanza se inclina mucho en su favor. Mientras que las emociones negativas crónicas literalmente pueden matar, una actitud positiva puede ayudar en las consecuencias de enfermedades tan diversas como el cáncer y el sida. Afecciones como el asma y la psoriasis o los eccemas pueden mejorarse mediante sentimientos positivos y verse empeoradas por el estrés, la depresión y la ansiedad.

¿Bajo qué mecanismos funcionan estos efectos, positivos y negativos? Este es el impulso esencial de la PNI, que tiene sus orígenes en el trabajo del psicólogo Robert Ader, exdirector del Centro de Investigación de Pisconeuroinmunología de la Universidad de Rochester. En 1974, Ader y sus colegas dieron agua endulzada con sacarina a ratas de laboratorio, seguida por un químico, cytoxan, que suprimía sus sistemas inmunes y les provocaba náuseas. Cuando los investigadores dieron después sacarina a las ratas, incluso en muy bajas cantidades, los animales murieron posteriormente. Cuanta más sacarina les daban, más rápido morían las ratas. Ader concluyó que después del condicionamiento suficiente, el sabor de la sacarina por sí mismo bastaba para inhibir el sistema inmune y causaba de forma directa una respuesta inmune debilitada, y ello conducía a infecciones bacterianas y virales fatales, de las cuales las ratas podrían haberse defendido en condiciones normales. Por primera vez se descubrió la conexión íntima entre el cerebro y el sistema inmune, dando luz así al campo de la psiconeuroinmunología, un término que Ader acuñó. La noción de que el sistema inmune era por completo autónomo se había transformado radicalmente, y fue el inicio de muchos descubrimientos en la misma línea.

En 1981, el neurocientífico David Felten, en aquel entonces en la facultad de Medicina de la Universidad de Indiana, y más tarde en la Universidad de Rochester, realizó otro gran descubrimiento al conectar los nervios en el timo y el bazo directamente a células del sistema inmune. En 1985, Candace Pert, que pronto sería célebre como neurocientífica y farmacóloga, tuvo un avance crucial al descubrir proteínas miniaturas especiales en el sistema nervioso y las células inmunes llamadas «neuropéptidos», que interactúan tanto con las neuronas en el cerebro como con las células inmunes. Los efectos de esto pueden ser duraderos: los neuropéptidos fortalecen la sinapsis e incluso transforman la expresión genética en las células nerviosas y en las inmunes. Los estudios revolucionarios de Pert, que fueron fundamentales para comprender cómo opera la red de mensajes del cuerpo, demostró que los neuropéptidos están vinculados a una amplia gama de actividades, desde el comportamiento social hasta la reproducción, así como la respuesta inmune.

Quizá en las PNI nada se haya estudiado más que los efectos del estrés, el cual sigue apareciendo en cada aspecto de cómo cada quien sana de forma distinta. En conexión con la inmunidad, el estrés crónico puede inhibir la inmunidad necesaria para combatir con rapidez las infecciones (inmunidad innata) o hacer que los anticuerpos se defiendan de gérmenes invasores (inmunidad adaptativa). El estrés crónico se ha relacionado con infecciones severas frecuentes y también con pronósticos empeorados de cáncer, cardiopatía y sida. La preocupación es una forma de estrés autogenerado vinculado al miedo, y en la segunda parte del libro dedicamos una larga sección a la disminución del estrés (página 273).

Aunque los interesantes descubrimientos de la PNI han

sido precisados por la biología de la conexión entre la mente y el cuerpo, todavía no se aprecia el poder de dicha conexión. En este sentido es muy relevante el caso de Norman Cousins, editor durante tres décadas de *Saturday Review*, activista pacifista y en sus últimos años un autor sumamente influyente en el ámbito de la sanación mente-cuerpo. Su descubrimiento espontáneo de que la risa tiene un poder sanador alguna vez fue muy discutido, pero vale la pena repetir los detalles como se narran en la web de la Laughter Online University (Universidad de la Risa en Línea):

En 1964, después de un viaje muy estresante a Rusia, [Cousins] fue diagnosticado de espondilitis anquilosante (una enfermedad degenerativa que provoca la descomposición del colágeno), la cual le provocaba un dolor casi constante y dio pie a su médico para decirle que moriría al cabo de unos cuantos meses. Él no estuvo de acuerdo y pensó que si el estrés había contribuido a esa enfermedad (no estaba enfermo antes del viaje a Rusia), entonces las emociones positivas lo ayudarían a sentirse mejor.

Con el consentimiento de su médico, se dio de alta del hospital y se hospedó en un hotel en la acera de enfrente, comenzó a tomar dosis extremadamente altas de vitamina C y se puso a mirar sin cesar películas cómicas y «asuntos de risa» similares. Más tarde afirmó que diez minutos de risa incontrolable le proporcionaban dos horas de sueño sin dolor, cuando ninguna otra cosa, ni siquiera la morfina, lo ayudaba. Su estado mejoró de forma continua y poco a poco recuperó el movimiento de sus extremidades. En seis meses ya podía ponerse en pie, y al cabo de dos años pudo volver a su trabajo de tiempo completo en *Saturday Review*. Su historia desconcertó a la comunidad científica e inspiró varios proyectos de investigación.

Cousins comenzó una cruzada personal para difundir su asombrosa recuperación y sus implicaciones para la medicina, y tuvo un gran éxito popular, aunque recibió una fuerte resistencia por parte de la comunidad médica, que todavía estaba a una década de los experimentos de Ader con ratas que morían por el sabor de la sacarina. La historia de Cousins es prima hermana del efecto placebo y nocebo. Después de más de cincuenta años, es más misterio que ciencia cómo encauzar la conexión mente-cuerpo hacia la sanación. Pero quizá la lección más sencilla es la que Cousins aprendió al principio: convertir la preocupación y la ansiedad en risa puede marcar la diferencia.

En la visita al médico: sé tu propio defensor

Hay una enseñanza más grande que aprender de la sanación de Cousins, la cual no tiene nada que ver con no aceptar el tratamiento médico de forma pasiva. Así lo explicó a un entrevistador en la radio: «Le pregunté [a mi médico] sobre las posibilidades de recuperarme por completo. Se sinceró conmigo y admitió que uno de los especialistas le había dicho que tenía una probabilidad de recuperación de una entre quinientas. El especialista también afirmó que él no había presenciado una recuperación de esta enfermedad. Todo ello me dio mucho que pensar. Hasta entonces, había estado más o menos dispuesto a que los médicos se preocuparan por mi enfermedad. Pero ahora sentía el impulso de actuar. Me parecía evidente que si iba a ser una probabilidad entre quinientas, más me valía ser algo más que un observador pasivo».

Cuando el ciudadano medio acude al médico, a urgencias

o al hospital, la probabilidad de controlar lo que suceda es mínima. Nos ponemos en las manos de la maquinaria médica, que en realidad conforman individuos: médicos, enfermeras, asistentes y demás. El comportamiento humano implica lapsus y errores, y estos se magnifican en el cuidado médico, donde interpretar mal el expediente del paciente o no reparar en un síntoma específico puede ser una cuestión de vida o muerte. Los riesgos de la medicina de alta tecnología como la terapia genética o tratamientos tóxicos para el cáncer aumenta de forma dramática porque cuanto más complejo sea el tratamiento el rango de errores será más amplio. Para ser justos, los médicos hacen todo lo que pueden para salvar a pacientes que una generación anterior habrían sido desahuciados, pero solo tienen éxito un porcentaje de las veces.

Los riesgos y los errores van de la mano, pero la población ha limitado el conocimiento de hechos perturbadores:

- Se estima que los errores médicos causan cuatrocientas cuarenta mil muertes al año tan solo en los hospitales de Estados Unidos. Se cree que esta cifra es burdamente inexacta porque un sinnúmero de errores no se comunica; de hecho, los informes de deceso solo refieren la causa inmediata, y muchos médicos se cubren entre ellos para proteger la reputación de su profesión.
- El gasto directo total de «eventos adversos», como se conocen los errores médicos, se estima en cientos de miles de millones de dólares cada año.
- Los gastos indirectos como la pérdida de productividad económica por muerte prematura y enfermedad innecesaria excede un trillón de dólares por año.

Las estadísticas apenas mencionan el miedo que sienten los pacientes cuando piensan que están en el extremo equivocado de los errores médicos. Lo que el paciente tiene muy claro es que la visita del médico sucede en un abrir y cerrar de ojos. Un análisis en 2007 sobre las visitas de cuidados primarios óptimos descubrió que estas duran dieciséis minutos de promedio, de los cuales entre uno y cinco se dedican a discutir cada tema. Esta cifra pertenece a la gama alta de los estimados, ya que, de acuerdo con otros estudios, el tiempo cara a cara con el médico y otros proveedores de cuidados médicos es de siete minutos de promedio. Los médicos señalan principalmente el aumento de la exigencia de que cumplimenten informes médicos y reclamaciones de seguros detallados. Los pacientes tienden a creer que los médicos quieren atender a todos los clientes que puedan, o que el paciente como persona no importa mucho.

Además, en 2016 el reconocido cardiólogo John Levinson y el doctor Caleb Gardner publicaron un editorial en el *Wall Street Journal* titulado «Apaguen el ordenador y escuchen al paciente». Afirmaban en él que la introducción de registros médicos electrónicos, que por lo general exigen los sistemas de salud y el gobierno estadounidenses, «ha degradado las relaciones entre los médicos y nuestros pacientes» y contribuido a «la corporativización y la desprofesionalización del cuidado de la salud en Estados Unidos». Estos médicos preocupados apoyan al Instituto Lown en Boston, una organización sin fines de lucro comprometida a restablecer el profesionalismo y un sentido de valor en el cuidado de la salud. Aunque ellos creen que la informática médica tiene un lugar merecido, muchas veces los médicos deben pasar más tiempo lidiando con nuestros historiales médicos que hablando con el paciente.

Como consecuencia, existe un nuevo movimiento que busca proveer un defensor personal que esté con el paciente en la consulta del médico. En esencia, consiste en alguien que represente los mejores intereses del paciente en cualquier situación médica. Esa persona puede ser un pariente bienintencionado que ayude al paciente mayor a comprender mejor lo que sucede, o qué pasos habrá que seguir o quién realizará tareas como recoger las recetas y organizar las cuentas médicas. Pero cada vez es más obvia la necesidad de un defensor que esté capacitado profesionalmente para amortiguar los crecientes riesgos que hay en un sistema de salud en el que cada vez se dedica menos tiempo al trato entre el médico y el paciente. Si volvemos a la situación de Brenda, es innegable que la ausencia de un defensor resultó crítica en muchos sentidos. Antes que nada, no le informaron de la conexión entre la obesidad y la diabetes tipo 2. Si se lo hubieran explicado años atrás, la espiral descendente en su salud se habría prevenido. Brenda entraba y salía de consultorios médicos todo el tiempo, pero la trataron por algo que apenas estaba definido por los síntomas que presentó esa semana. Nadie vinculó toda la historia. Y aun así no era la historia más complicada. Entonces ¿qué sucedió?

Un defensor lo descubriría y, sobra decirlo, esto ha generado hostilidad por parte de algunos médicos. Están acostumbrados a gobernar sus dominios con total autoridad, y pocos médicos quieren un observador en el consultorio haciendo preguntas, expresando sus opiniones y con la posibilidad de encontrar fallos. Y peor aún, el testigo de una negligencia profesional es una amenaza. El movimiento a favor de los defensores profesionales, que es bastante nuevo, insiste en que buscar los mejores intereses de un paciente es algo beneficioso. La profesión médica, sin embargo, tiene sus dudas.

La conclusión, al menos por ahora, es que los pacientes que deseen tener un defensor deben serlo ellos mismos. En el centro del problema yace la pasividad. Cuando nos sometemos al cuidado médico, ya sea en el consultorio, en urgencias o en el hospital, no deberíamos someternos a todo. Las revisiones físicas son invasivas. Realizar diversos análisis puede ser estresante. En cuanto entramos nos convertimos en gran medida en sujetos anónimos: un conjunto andante de síntomas reemplaza a la persona. Hay médicos y enfermeras que se toman estos efectos negativos seriamente y que tienen un trato personal con el paciente. Deberían ser felicitados por su compasión humana en un sistema que se centra más en la eficiencia impersonal.

Tal vez te gusta tu médico y sientes que le importas, pero eso no descarta que seas tu propio defensor. Por el contrario, lo que quieres contrarrestar es el estrés inherente en el tratamiento médico. Primero está el estrés de la preocupación y las expectativas, lo que se conoce comúnmente como «síndrome de la bata blanca». Todos recordamos que cuando éramos niños nos asustaba mucho pensar en que nos pondrían una inyección en la enfermería de la escuela o estar en el sillón del dentista antes de que pusieran en funcionamiento el torno dental. Diversos estudios han verificado que esperar una situación estresante puede causar una respuesta al estrés tan grande como experimentar la situación en sí misma. En un estudio dividieron a sujetos en dos grupos: uno de los grupos dio un discurso y al otro le dijeron que daría el discurso, aunque en realidad no lo hizo. Los dos grupos se estresaron, pero los investigadores deseaban valorar cómo se recuperaban del estrés.

La recuperación implicaba tres cosas: que el ritmo cardíaco y de la respiración volviera a la normalidad, así como reportar respuestas emocionales disminuidas, como la ansiedad. La recuperación fue similar en los dos grupos, lo que indicó que el estrés de algo que se espera pero nunca se experimenta puede ser potencialmente tan nocivo como el estresor real. También, un buen indicador de lo que hacía su corazón y su respiración fue la manera en que las personas reportaron su estado emocional mientras se recuperaban. En otras palabras, si te sientes estresado emocionalmente, tu cuerpo también lo siente: no es ninguna sorpresa.

¿Cómo se aplica lo anterior a la visita al médico? Primero, como mencionamos, hay estrés en la anticipación así como estrés al llegar. Segundo, bajo estrés la gente se confunde y se distrae. Tercero, es probable que el estrés sea mayor cuando el médico o la enfermera entren en el consultorio, justo cuando necesitas estar centrado. Al ser tu propio defensor, no quieres sucumbir al estrés en ese momento. Tu meta es hacer las preguntas correctas, obtener respuestas útiles y comprender lo que te deparará el futuro. (Todos conocemos la frustración que surge cuando salimos de la consulta y, de pronto, recordamos todas las preguntas que queríamos formular, pero olvidamos o estábamos muy estresados para plantearlas.)

Un gran secreto para superar el estrés del cuidado médico es darte cuenta de que está afectándote y la manera en que eso sucede. Sé consciente de los diversos factores que empeoran el estrés: la repetición, la imprevisibilidad y la pérdida de control. En términos de ir al médico o ingresar en un hospital, la repetición significa que hay un evento estresante tras otro, como estar sometido a análisis y pruebas consecutivos o que diferentes personas te pregunten lo mismo. La imprevisibilidad significa que no sabes qué revelarán esos análisis y qué dirá el médico. La pérdida de control significa que todo lo que te sucede está dictado por fuerzas externas. Abordemos estos factores uno por uno.

Repetición: En un entorno médico puedes sentirte como si fueras un objeto moviéndote en una cinta transportadora de equipaje, y en cada parada el estrés se repite. A menudo es inevitable que te realicen una serie de análisis o que diferentes personas te pregunten lo mismo. La peor repetición quizá sea tener que regresar al médico o al hospital constantemente por la misma enfermedad o el mismo tratamiento. Una solución es bajarte de la cinta transportadora mentalmente, lo cual se hace al regresar a una sensación de normalidad aunque estés en un lugar extraño. Medidas simples como conversar con otras personas, meditar, escuchar un audiolibro, hacer algo de trabajo administrativo o enviar mensajes a amigos —en otras palabras, actividades cotidianas que asocies con estar en tu zona de confort— te mantienen en el mundo normal.

Imprevisibilidad: En la era de internet, el cuidado médico no tiene que ser tan imprevisible y ajeno como lo era antes. Hay una montaña de información sobre cada aspecto de la enfermedad y el bienestar, la cual millones de personas utilizan. El mejor uso de esa información es esperar hasta que sepas lo que tienes. El peor uso es buscarla ansiosamente sin saber, basándote tan solo en los síntomas que tienes o crees que tienes. Cuando estás en el médico o en el hospital, pide a alguien que te diga qué esperar en los siguientes pasos. Aguardar con pasividad un evento imprevisible provoca que el estrés se acumule. (Los dentistas, que son muy conscientes de la ansiedad de sus pacientes cuando están recostados en el sillón, ahora explican de antemano los pasos del procedimiento que seguirán, con lo cual ofrecen tranquilidad a lo largo del proceso. También intentan ser realistas sobre el nivel de dolor o incomodidad que el paciente puede esperar, porque endulzar este aspecto del tratamiento genera falta de confianza, y en sí mismo esto es una forma de estrés.)

Pérdida de control: Ponerte en manos de un extraño es una gran fuente de estrés, pero en los tratamientos médicos es necesario hacerlo. En esa situación, hay diversas formas de sentir que tienes más control:

- Infórmate sobre tu enfermedad. No renuncies a descubrir qué tienes exactamente. Esto no significa que desafíes a tu médico. Si sientes la necesidad de informarle de algo que has visto en internet no estás cuestionándolo; además, casi todos los médicos ya están acostumbrados a pacientes bien informados.

- Si la enfermedad no es temporal y menor, contacta con alguien con tu mismo diagnóstico y tratamiento. Esto puede implicar que te unas a un grupo de apoyo —hay muchos en línea—, o tan solo hablar con otro paciente en la sala de espera o en el hospital.

- Si sufres una enfermedad prolongada, únete a un grupo de apoyo, ya sea en tu localidad o en línea.

- Lleva un diario de tu reto de salud y los progresos que vas haciendo hacia la sanación.

- Busca apoyo emocional de un amigo o confidente que sea empático y que quiera ayudarte (en otras palabras, no te apoyes en alguien que solo te soporta).

- Establece un vínculo emocional con alguien que forme parte del personal sanitario; por lo general, las enfermeras y los auxiliares son más accesibles y tienen más tiempo que los médicos. Idealmente, este vínculo debería estar basado en algo que los dos compartan —familia, hijos, pasatiempos, intereses de vida— y no solo en tu enfermedad.

- Resiste la tentación de sufrir en silencio y padecer solo. El aislamiento no beneficia la sensación de falta de control. Lo que funciona es llevar una vida normal y mantener contacto social tanto como sea posible.

Al seguir estos pasos contribuirás con la meta de la defensa de los pacientes, la cual es servir a los mejores intereses de estos en cada momento. Aun así, sigue presente la posibilidad del error médico. Diversos estudios han demostrado que los eventos adversos están relacionados con factores que tú como paciente no puedes controlar, como la fatiga por las largas horas y la rutina extenuante que las enfermeras, los internos y los residentes sufren. En la urgencia de la rutina hospitalaria, es inevitable que a algunos pacientes no se les dedique suficiente atención, se los ignore o se los trate de forma incorrecta.

El doctor Tait Shanafelt, en un artículo publicado en 2009 en *Journal of the American Medical Association*, afirma: «Numerosos estudios globales que abarcan casi todas las especialidades médicas y quirúrgicas indican que aproximadamente uno de cada tres médicos experimenta agotamiento inesperado». El doctor Dike Drummond publicó en la web The Happy MD, dedicada a aliviar el agotamiento de los médicos, que para comprender el problema hay que pensar en extraer energía de una especie de cuenta bancaria de tres formas: energía física (se necesita simplemente para seguir adelante), energía emocional (para mantenerse involucrado y compasivo) y energía espiritual (necesaria para recordar tu propósito y por qué haces lo que haces como médico). Con cada paciente se produce una merma en esta cuenta bancaria energética. La clave es mantener lo suficiente en la cuenta para dar al paciente siguiente.

Como paciente, cuanto más informado esté y más inquisitivo te muestres, mejor. Si conoces lo que debería suceder, estás en la posición de detectar que algo se hace de forma inadecuada. Pero la cuestión de los errores médicos es tensa, y lo último que quieres hacer es establecer una relación conflictiva con las personas que están ahí para cuidarte. A continuación presentamos un resumen de qué hacer y qué evitar.

Qué hacer
- Involúcrate en tu propio cuidado.
- Informa al médico y a las enfermeras de que deseas estar involucrado.
- Pide información adicional cuando la necesites.
- Pregúntate sobre lo que te parezca cuestionable, como una pastilla que no confíes que sea la adecuada, para revisarlo con el médico.
- Comunica a alguien si has salido de tu zona de confort.
- Felicita al médico y las enfermeras por su trabajo cuando lo merezcan. Una muestra de gratitud siempre será bienvenida.

Qué evitar
- No te muestres hostil, desconfiado o exigente.
- No desafíes la capacidad de los médicos y las enfermeras.

- No te quejes ni atosigues, sin importar lo ansioso que te sientas. Reserva esos sentimientos para alguien de tu familia, un amigo o un miembro de algún grupo de apoyo.
- No finjas que sabes tanto (o más) que el personal médico que te trata.
- Si estás hospitalizado, no llames continuamente a la enfermera ni acudas sin cesar al control de enfermería. Confía en su rutina. La razón principal por la que los pacientes llaman a la enfermera es por ansiedad y no por una necesidad real.
- No adoptes el papel de víctima. Muestra a los que te cuidan que mantienes un sentido normal de seguridad, control y buen ánimo, incluso en circunstancias difíciles.

Quizá el descubrimiento más importante sobre los errores médicos es que con frecuencia tienen su origen en una falta de comunicación. Por lo general, el fallo sucede entre médicos y otros miembros del personal médico cuando las órdenes que se transmiten son confusas, se expresan con impaciencia o de manera deficiente, o bien se pierden por el camino. Como explicamos antes, si estás bien informado sobre tu enfermedad y tu tratamiento estás en la mejor posición para detectar la falta de comunicación. Pero para ser realistas, los pacientes no pueden hacer mucho al respecto, y la profesión médica se ha mostrado muy reticente a lidiar con el problema, o incluso a reconocer lo serio que se ha vuelto.

Aquí son importantes las categorías sociales. Es más probable que los errores médicos sucedan bajo condiciones en las que algunos grupos ya tienen desventaja. Si eres anciano, pobre, con poca educación o perteneces a una minoría racial, no estás en la misma posición que alguien más joven, de raza blanca, bien educado y adinerado. A nadie sorprende que el privilegio tenga sus privilegios. Pero incluso así, todos debemos asumir responsabilidad de lo que como pacientes podemos hacer para minimizar la falta de comunicación, lo cual significa:

- Sé claro al describir tus síntomas.
- Expresa tus expectativas de forma realista. ¿Quieres aliviar el dolor, una cura, algunas señales de progreso o tranquilidad de que no te sucederá lo peor? Los pacientes tienen distintas expectativas, y debes mostrarte claro al expresar cuáles son las tuyas para que el médico y los demás lo sepan.
- Pregunta cuando no comprendas algo sobre tu enfermedad.
- Pregunta sobre los efectos secundarios de los medicamentos que te receten.
- No temas informar a alguien si tus preguntas no obtuvieron respuestas.

Hemos abordado en detalle este tema porque representa algo más importante que ir al médico. Cuando te conviertes en tu defensor, estás siendo consciente en vez de inconsciente, valoras el cuidado de ti mismo tanto como el cuidado que los demás están ofreciéndote, y en esta actitud de cuidado personal estás siendo un sanador.

El movimiento de defensa de los pacientes ha generado desconfianza entre los médicos porque ya no son ellos los únicos que están a cargo del cuidado del paciente. Cabe esperar que el cambio sea gradual, y que haya resistencia organizada de su parte. Es probable que, si dices a tu médico que eres un sanador, su reacción no sea positiva. Lo más seguro es que suponga que estás usurpando su papel. Pero esperamos que, después de haber leído hasta aquí, sepas que no estás planteando dicho desafío. Nuestro cuerpo ya nos convierte en sanadores de nosotros mismos. Nuestras decisiones conscientes e inconscientes determinan si favorecemos o perjudicamos la respuesta sanadora.

La decisión más básica de todas es ser consciente en vez de inconsciente. Nada acerca de esta decisión representa un ataque a la profesión médica. Si te involucras en tu propio cuidado y un médico o cuidador se ofenden, ya están cometiendo un error médico. Los buenos médicos dan la bienvenida a los pacientes que no solo están involucrados, sino que dan muestran de independencia y a la vez confían en ellos. Las dos actitudes no son excluyentes, porque al final, médicos y pacientes participan en la misma actividad, promoviendo la respuesta sanadora de la mejor manera posible.

8

El poder oculto de las creencias

Pese al continuo progreso de la inteligencia artificial, los ordenadores nunca adquirirán una de las características principales de la inteligencia humana: la capacidad de creer. La realidad de un ordenador está basada por completo en hechos que se convierten en lenguaje digital de ceros y unos. Si calcular fríamente representa una mejor manera de pensar que nuestra desordenada combinación de razón y emociones, incluso eso es una suposición que los campeones de la inteligencia artificial creen pero los escépticos no. Las creencias nos hacen más humanos —ninguna otra criatura exhibe esta característica de la mente—, pero sigue siendo un misterio la manera en que funcionan las creencias.

¿Cuál de las siguientes afirmaciones es más verdadera: «Lo creeré cuando lo vea» o «Lo verás cuando lo creas»? Ninguna de las dos, porque, a pesar de que son opuestas, cada una es una verdad a medias. Todos los médicos han pasado por la experiencia de tener un paciente que muere debido a su diagnóstico. Esto se refiere a que escuchar malas noticias puede ser tan traumático que un paciente empeora con rapidez, aunque su enfermedad fuera tratable, o al menos podría haber sobrevivido meses o incluso años. En estos casos, ver no es creer. Dos personas diagnosticadas de cáncer de pulmón pueden tener radiografías básicamente idénticas, pero no es posible predecir su supervivencia, ni un oncólogo espera que sea la misma para ambos.

Hay un viejo chiste médico de una mujer que va a su cita para una revisión anual, y le dice al médico que teme tener cáncer. Él la somete a una serie de análisis y le comunica que tiene buenas noticias: está sana y no muestra señales de cáncer. La mujer regresa el año siguiente y de nuevo le dice al médico que cree tener cáncer, y una vez más los análisis revelan que no hay señales de malignidad. Esto continúa durante décadas. Finalmente, cuando la mujer cumple setenta y cinco años, el médico le anuncia: «Lamento informarle de que tiene cáncer». «¡Se lo dije!», exclama triunfante la mujer.

¿Cómo manifestamos nuestras creencias en una enfermedad física? Esta es la clave del misterio. Muchos médicos se contentarían con una explicación meramente física, y señalarían los cambios en el sistema inmune o en el cerebro. Pero dichos cambios en nuestra fisiología son evidencia de lo que hace el cuerpo-mente. Una vez que empiezas a lidiar con las creencias, no pueden evitarse las elusivas palabras «por qué». Por ejemplo, está bien documentado que ciertos eventos psicológicos traumáticos, como ser despedido del trabajo o perder a un ser querido, disminuyen la respuesta inmune de la persona. También se ha demostrado que el propio cerebro puede «creer» neciamente en una falsedad. Esto sucede con el fenómeno de las extremidades fantasma, cuando a un sujeto se le ha amputado una pierna o un brazo y continúa «sintiendo» el miembro perdido. Este fantasma a menudo se acompaña de dolor o incomodidad. Incluso si nuestra mente sabe la verdad, el cerebro se aferra al equivalente físico de una creencia.

Con frecuencia, cuando nuestro cuerpo hace algo que no nos gusta, la pregunta «¿por qué?» se torna más personal: «¿Por qué me sucede esto?». Cualquier respuesta que se base solo en razones físicas no es fiable. Incluso en los casos cotidianos, es necesario un enfoque integral. Por ejemplo, resfriarse en invierno no es únicamente cuestión de haber estado expuesto al virus del resfriado (rinovirus). La «inmunidad emocional» de algunas personas las protege, incluso si les inocularas una dosis pura de rinovirus en la nariz.

Esto es justo lo que hizo con 276 sujetos un equipo de la Universidad Carnegie Mellon y la Universidad de Pittsburgh. El virus entró en el torrente sanguíneo e infectó a casi todos. Pero solo un porcentaje desarrolló los síntomas del resfriado. ¿Por qué? Los investigadores pensaron que la diferencia se basaba en las relaciones. Esto resultó cierto; más aún, el efecto pudo cuantificarse. Se preguntó a los sujetos cuántas relaciones tenían, desde la familia y los amigos, hasta los clubes, los compañeros de clase, la iglesia o el trabajo voluntario: un total de doce categorías. Se asignó un punto a cada relación en la que el sujeto mantenía contacto, ya fuera en persona o por teléfono, al menos una vez cada dos semanas, de tal modo que la puntuación máxima era doce.

El gran hallazgo fue que las personas que únicamente tenían de uno a tres tipos de relación eran cuatro veces más propensas a exhibir los síntomas del resfriado que aquellas que tenían seis o más tipos de relaciones. No resulta sorprendente que alguien con una madre afectuosa que le ofrece simpatía y caldo de pollo goce de una mayor inmunidad que un viudo solitario. Pero este estudio demostró ser más asombroso aún, pues lo que contaba era el número y la diversidad de relaciones, no el grado de intimidad. Estar inmersos en una red social genera inmunidad emocional, incluso cuando se tuvieron en cuenta los factores físicos de riesgo, como fumar, los anticuerpos, el ejercicio y el sueño.

SÉ TU PROPIO PLACEBO

Los avances médicos dependen de saber con seguridad qué funciona y qué no. Nadie quiere tomar un medicamento o suplemento que no sirva. Quizá estás considerando un producto homeopático. ¿Funcionará para ti? ¿Es aceptable si funciona solo para un porcentaje de personas? Estas son preguntas básicas, pero hay un factor X que considerar. Si tomas homeopatía y te sientes mejor, quizá no es el producto físico lo que propicia esa mejoría, sino tu creencia de que así es.

El hecho es que tus creencias, tu condicionamiento desde la infancia e incluso los genes que heredaste de tus padres conforman ese factor X. La homeopatía —y cualquier otro suplemento o medicamento— solo determina en parte cómo responderás al tratamiento. El efecto placebo, que cura por completo sin contener ingrediente activo alguno, es persuasivo. Si pudieras ser tu propio placebo tendrías a tu disposición la manera más segura de sanar. Cada célula de tu cuerpo sabe exactamente lo que necesita y no toma nada más. ¿Podría ser esto verdad para el cuerpo-mente como un todo? Si es así, solo necesitaríamos entrar en contacto con el nivel del ser que sustenta nuestras células por completo y que de manera consciente les ofrece lo que necesitan.

Antes de decidir si esa es una posibilidad realista, analicemos el fenómeno con más profundidad. Entre médicos, el efecto placebo ha sido algo fascinante, confuso y al mismo tiempo frustrante. En la práctica, pocos o casi ningún médico se atreverían a tratar a un paciente con una pastilla de azúcar en lugar de un medicamento. Pero en las pruebas clínicas el efecto placebo debe descartarse; de otra manera, la eficacia del medicamento no puede determinarse.

La palabra «placebo» significa «complaceré» y se usó en una oración: *Placebo Domino*, que significa «Complaceré al Señor». La asociación religiosa de la palabra se mantiene hoy en día, porque algo del efecto placebo proviene del ritual de recibir medicamento de las manos de una persona con bata blanca en un consultorio médico o en un hospital. No fue sino hasta el siglo XVIII cuando el término «placebo» se empleó para nombrar un medicamento falso. En la medicina contemporánea, un anestesiólogo estadounidense, Henry Knowles Beecher, pionero en su campo, dirigió algunos de los primeros estudios del efecto placebo en la década de 1950.

Beecher había servido en el frente de batalla durante la Segunda Guerra Mundial, donde observó que algunos soldados gravemente heridos sentían tan poco dolor que no pedían medicamentos para aliviarlo. Años después, en su trabajo en Harvard, en el hospital General de Massachusetts, Beecher publicó en 1955 un artículo trascendental donde planteó que la «percepción del dolor» no siempre depende de la severidad de la herida o de la enfermedad. Actualmente, este principio se acepta de manera general: sabemos que la única medida fiable para mesurar el dolor es preguntar al paciente. En una escala del uno al diez, donde el diez es dolor insoportable, lo que para alguien es diez para otro puede ser siete o menos.

Beecher se preguntó si la percepción del dolor puede verse influenciada por las creencias y las expectativas alrededor de un medicamento placebo. Dirigió una serie de estudios clínicos para probar su hipótesis, y concluyó que en torno al 35 % de los tratamientos exitosos el placebo era el responsable. Este hallazgo impactó al mundo de la medicina de la época, y la conmoción creció en las décadas siguientes. En estudios posteriores, se descubrió que el efecto placebo era incluso más prevalente y alcanzaba el 60 % de los efectos terapéuticos. Por ejemplo, en un estudio sobre antidepresivos de una marca destacada (químicamente conocido como fluoxetina, sertralina y paroxetina) el 50 % de los resultados positivos se debió al efecto placebo y solo el 27 % a los medicamentos.

Los hallazgos de Beecher también tuvieron efectos indirectos sobre la medicina. Por ejemplo, a lo largo de toda la segunda mitad del siglo xx la actitud de los médicos al comunicar la verdad a los pacientes cambió radicalmente. Era común no comunicar a los pacientes un diagnóstico fatal, por temor a que la noticia los perjudicara. Cuando al emperador Hirohito de Japón se lo diagnosticó de cáncer intestinal en septiembre de 1987, el médico de la corte no se lo reveló y él no supo de su enfermedad hasta su muerte más de un año después, en enero de 1989. Vivimos en una era en la que prima decir la verdad, y cada paciente espera que, como parte del procedimiento, se le informe de su diagnóstico. Pero el otro lado del efecto placebo, el efecto nocebo, es también real; la creencia de que las cosas van a resultar mal tiene una poderosa influencia.

El efecto nocebo puede ser autoinducido. En un estudio de 2017, llevado a cabo con mil trescientos pacientes diagnosticados con sensibilidad no celíaca al gluten, al ser examinados en un estudio ciego (significa que los pacientes no sabían si estaban o no recibiendo gluten), el 40 % resultó no tener dicha sensibilidad. Solo el 16 % de los casos presentó síntomas de sensibilidad al gluten a pesar de los diagnósticos previos. Se concluyó que el 40 % de quienes no tuvieron síntomas tras recibir gluten experimentó el efecto nocebo en la vida cotidiana al mostrar los síntomas.

En 1980 sucedió una extraña y fatal variante del efecto nocebo durante una epidemia en que la gente moría mientras dormía. En este caso, docenas de inmigrantes del sudeste de Asia, hombres de entre treinta y cuarenta años, empezaron a morir, siempre durante el sueño, al estar a miles de kilómetros lejos de sus hogares. Este misterioso suceso se concentró en varones hmong (también conocidos como mong), una tribu montañesa distribuida desde Laos hasta China. En este caso, también tenían en común provenir de Laos. Este misterio médico adquirió el nombre de síndrome de muerte súbita nocturna (SMSN).

Posteriores entrevistas revelaron que los hombres hmong habían muerto por creer en el mundo espiritual. Morían durante el sueño de ataques cardíacos mientras recibían, literalmente, «un susto de muerte», tal como explicaron los supervivientes. El enfoque médico fue «parálisis del sueño», un suceso natural benigno que nos sucede a todos durante el sueño profundo y durante el cual las extremidades se paralizan. Pero aquí la parálisis fue en parte un sueño lúcido, en el cual la persona cree que ya no duerme y descubre con horror que no puede moverse.

Desde hace mucho, en diversas culturas la parálisis del sueño se ha asociado con un demonio nocturno. En Indonesia, se la llama «*digeunton*» («presionar») y en China «*bei gui ya*» («retenido por un fantasma»). La palabra «*nightmare*» («pesadilla», en inglés) proviene del término danés «*nachtmerrie*», en la que «mare» es un ser femenino, sobrenatural, que se recuesta sobre el pecho del soñador y lo asfixia. En muchas partes de Occidente se lo denomina «síndrome de la vieja bruja». El terror de no ser capaz de moverse, combinado con una creencia cultural preexistente de que ese estado guarda relación con un ser maligno, fue suficiente para inducir un ataque cardíaco entre los hombres hmong.

Debido a que el placebo es una espada de doble filo, surgen varias cuestiones. Por ejemplo, ¿el placebo puede tener un efecto contrario y dañar al paciente? Hay que considerar un estudio sobre la eficacia de los antidepresivos, cuyos resultados sugieren que el 75 % del éxito en el tratamiento de la depresión se debe al efecto placebo. La población ha reaccionado mal al título de dicho estudio —«Los antidepresivos no funcionan»—, porque subestima su fe en la píldora que todos habrían deseado que funcionara. Decir a la gente que básicamente la habían estafado provocó que muchas personas se sintieran solas, aisladas y vulnerables frente a su depresión. Pero la dependencia a los medicamentos en relación con este desorden se ha mantenido muy elevada. La Nación Prozac no estaba lista para convertirse en la Nación Placebo, y no lo hizo. El mercado para los antidepresivos más populares solo ha aumentado.

Ni siquiera necesitas una píldora para crear el efecto placebo. Cuando los pacientes con síndrome de intestino irritable se sometieron a un tratamiento de acupuntura falso en el cual las agujas no penetraban en la piel, los investigadores descubrieron que el 44 % de los sujetos afirmó mejorar de sus síntomas, incluyendo problemas digestivos y el dolor relacionado con el intestino irritable. Y cuando este procedimiento falso se combinó con el apoyo y las palabras de ánimo del acupuntor, el 62 % de los sujetos manifestó mejoría.

Durante mucho tiempo, explicar el efecto placebo fue como entrar en una «caja negra», una expresión científica para referirse a un fenómeno que no tiene conexión entre causa y efecto. En este caso, nadie sabía lo que sucedía entre el momento de administrar el placebo y cuando se observaba el efecto o la ausencia de él. La medicina estaba atascada en una mentalidad inamovible en la que la naturaleza física de una pastilla de azúcar no coincidía con la naturaleza psicológica de lo que estuviera provocando la píldora. Un sistema integral no tiene este dilema porque no existe la «caja negra». El efecto placebo funciona porque rebasa la frontera artificial entre la mente y el cuerpo. He aquí un diagrama que muestra lo que sucede:

Placebo → Interpretación → Resultado

Nada verdaderamente ajeno sucede con el efecto placebo, por el contrario. Cualquier experiencia que tengas precisa de una interpretación antes de tener cualquier efecto. En un experimento clásico de placebo, a los pacientes que sufrían de náuseas crónicas se les suministró un medicamento diciéndoles que haría que estas desaparecieran, y sucedió así en el 30 % de los casos. Lo que no se les dijo era que, en realidad, el medicamento en cuestión provocaba náuseas. De modo que el poder de interpretación fue más allá de las pastillas de azúcar que mejoran los síntomas a pesar de su inocuidad; en este caso, los científicos observaron una mejoría en los sujetos a pesar de la acción física del medicamento. Por muy importantes que fueran los hallazgos originales de Beecher, este nuevo giro aún no ha tenido el impacto que debería tener en medicina.

No es necesario hacer una lista de las numerosas pruebas clínicas de placebo/nocebo para llegar a la misma conclusión. Pero para subrayar lo incuestionable de este efecto, queremos mostrarte lo mucho que abarca, pues se extiende desde los medicamentos falsos, hasta los procedimientos e incluso las cirugías simuladas, y todo el sistema está sujeto potencialmente al efecto placebo, va mucho más allá de las observaciones iniciales sobre el dolor. He aquí algunos puntos importantes sobre la investigación al respecto:

- En un estudio realizado en 2009, se trató a pacientes con osteoporosis para aliviarles el dolor mediante un procedimiento que consistía en reparar las vértebras dañadas con inyecciones de cemento óseo. El grupo placebo no recibió la inyección; en cambio, el médico aplicó presión en sus columnas vertebrales mientras les permitía oler el cemento óseo. Ambos grupos reportaron el mismo nivel de alivio. Al final, los resultados del placebo ayudaron a invalidar la eficacia del procedimiento formal, ya que si hubiera demostrado su efectividad habría alcanzado mejores resultados que el procedimiento simulado. (Esto plantea la cuestión de cuán valioso es aliviar el dolor basándose solo en el efecto placebo.) Pero ¿qué sucede si el efecto placebo beneficia únicamente a quienes basan su creencia en la promesa del tratamiento?

- En su carrera como líder en la investigación sobre el alzhéimer, Rudy ha rastreado la enfermedad hasta su nivel genético para descubrir cómo combatir las placas seniles que ensucian el cerebro de los pacientes con alzhéimer y destruyen las células nerviosas. Participa de manera activa en la misión urgente de desarrollar medicamentos que detengan la acumulación de dichas placas. Se realizó una pequeña prueba con un nuevo medicamento desarrollado en Australia llamado PBT2, cuyo propósito era disolver esa placa.

Al grupo placebo se le dio una pastilla roja inerte, y los niveles de placa se mesuraron antes y después del tratamiento mediante un escáner de resonancia magnética en el cerebro. El grupo al que se le proporcionó la pastilla PBT2 mostró, de promedio, un poco menos de placa después de tomar la medicina, pero también sucedió lo mismo con el grupo placebo, aunque la placa disminuyó en menor cantidad. Por desgracia, esto fue suficiente para considerar fallida la prueba. Sin embargo, es asombroso que el placebo induzca un cambio fisiológico, y no solo incida en la sensación subjetiva de reducción de dolor del sujeto. Si se cree que una expectativa es capaz de alterar el cerebro, ¿hasta dónde puede llegar su poder?

- Debido a que la creencia en el efecto placebo es tan crucial, parecería que es necesaria una decepción para disparar la confianza del paciente en el medicamento que podría estar tomando. Pero Ted Kaptchuk, líder en la investigación del efecto placebo en Harvard, investiga la posibilidad de hacerlo sin el elemento de la decepción. Dice a los pacientes, directamente y desde el principio, que tomarán un placebo, pero también les informa de lo poderosos y efectivos que estos pueden ser. En una prueba de intestino irritable, el 59 % de quienes se sometieron al tratamiento con placebo reportó mejorías, comparado con el 35 % del grupo de control que no recibió tratamiento. Quizá los resultados parezcan modestos, pero demuestran que dar un placebo no es lo mismo que dar nada, un prejuicio que aún existe en algunos grupos médicos.

Cómo cambiar tu interpretación

Aunque la causa del efecto placebo se desconoce, no hay duda del papel crucial que desempeñan las creencias, las expectativas y la percepción. En 1949 el investigador pionero Stewart Wolf propuso que el efecto placebo estaba muy influenciado por la percepción personal, y escribió que «los mecanismos del cuerpo son capaces de reaccionar no solo frente a los estímulos físicos y químicos directos, sino también al estímulo simbólico, las palabras y los eventos que de alguna forma han adquirido significado especial para el individuo».

Generalmente no pensamos que los símbolos dan forma a nuestro sentido de la realidad y mucho menos a nuestro cuerpo. Sin embargo, cuando estabas enfermo de niño, en tu cama, al tomar una pastillita blanca con la expectativa de sentirte mejor, entraste en el mundo de los símbolos. Desconocías el contenido de la píldora, pero simbólicamente entendías que te pondrías bien, y así más símbolos empezaron a dibujarse en tu mapa mental. Haz una pausa por un momento y plantéate si estás de acuerdo o no con las siguientes afirmaciones sobre los médicos:

De acuerdo / en desacuerdo: Si quieres estar bien, mantente lejos de los médicos.

De acuerdo / en desacuerdo: Los precios del cuidado de la salud nunca mejorarán mientras los médicos estén involucrados.

De acuerdo / en desacuerdo: Los médicos nos piden que confiemos en ellos, pero no es fácil cuando un estudio médico dice una cosa y otro la contraria.

De acuerdo / en desacuerdo: Los médicos están compinchados con las grandes empresas farmacéuticas.

De acuerdo / en desacuerdo: La mayoría de los médicos quiere que las consultas terminen lo más rápido posible.

Racionalmente hablando, cada una de estas afirmaciones podría contrarrestarse con hechos, pero la mayoría de las personas estarán de acuerdo o en desacuerdo enseguida en función de su criterio: sus buenas o malas experiencias con médicos, los casos aparecidos en los medios de comunicación, los prejuicios heredados de amigos o familiares, los buenos o malos sentimientos hacia quienes ganan más dinero, y cosas por el estilo. Rara vez nos molestamos en analizar nuestras razones personales para enjuiciar de golpe, pero tampoco queremos retractarnos cuando los hechos salen a la luz. Esas afirmaciones negativas sobre los médicos se convierten en símbolos de malas características personales: avaricia, incompetencia, egoísmo, insensibilidad e incluso falta de honestidad.

Los símbolos son tan poderosos que a la mente racional le resulta difícil acallarlos. Comparados con la certeza y la simplicidad de un juicio hecho de golpe, los argumentos en contra para esas mismas afirmaciones negativas son aburridos y precavidos. Por ejemplo:

- No todos los médicos encajan en una descripción general.
- Se requeriría de un análisis estadístico para verificar cuántos médicos manifiestan estos rasgos negativos.
- Este tipo de estudios no es fiable porque los juicios son muy subjetivos.
- Por cada mala cosa de la que se acusa a un médico, este merece contar su versión.

Podríamos haber presentado un conjunto de afirmaciones positivas que convirtieran a los médicos en símbolos positivos de profesionalidad, educación, cuidado, dedicación, compasión y entrega. Un programa médico engañoso que comete fraude en una fábrica de pastillas de Florida simboliza algo muy distinto a un miembro de Médicos Sin Fronteras combatiendo un brote de ébola en el oeste de África. Dependiendo de cómo has respondido desde niño, estos símbolos se han grabado en ti como una creencia, un hábito, un condicionamiento, un temor y una noción preconcebida. Todo existe en un rango muy amplio entre lo muy positivo y lo muy negativo. Por lo tanto, el placebo/nocebo se extiende mucho más allá de su definición acostumbrada. Nadie puede decir con absoluta precisión de qué manera un símbolo, al ser algo tan abstracto e intangible, puede cambiar la fisiología. Pero nuestra discusión sobre el efecto placebo no deja duda sobre el hecho de que las experiencias personales se metabolizan al igual que la comida, el aire y el agua. En teoría, podrías seguir cada molécula de un bocado de brócoli y ver dónde termina en tu cuerpo, pero no sucede lo mismo con una experiencia, porque para empezar los enlaces del cuerpo-mente son invisibles y solo desencadenan efectos físicos en una etapa posterior de la reacción química.

Alia Crum, psicóloga de la Universidad de Stanford y líder de un estudio de 2017 que investigó los aspectos no físicos de la sanación, resume este asunto a la perfección: «Hemos mitificado el efecto placebo. Pero el efecto placebo no es una respuesta misteriosa a una pastilla de azúcar. Es un efecto sólido y mesurable que posee tres componentes: la habilidad natural del cuerpo para sanar, la disposición mental del paciente y el contexto social. Cuando empezamos a ver el efecto placebo por lo que realmente es, dejamos de subestimarlo como médicamente superfluo y podemos trabajar para comprender sus componentes y mejorar el cuidado de la salud».

Al ser tu propio placebo, obviamente sería imposible engañarte. La táctica de Ted Kaptchuk de eliminar el elemento de decepción abre la puerta a un enfoque distinto, pero incluso en ese caso cuenta el efecto simbólico que supone que un médico te diga que un placebo puede ser una medicina poderosa. Decirte a ti mismo que podrías sentir alivio de una migraña o de un dolor de espalda al tomar una píldora de azúcar no es viable; solo podrías conseguir la pastilla por ti mismo y tragarla con un vaso de agua. Pero puedes activar el efecto placebo mediante una de las cosas que lo desencadenan: la creencia positiva de que te curarás.

Las cualidades de la creencia sanadora
- Debe ser lo suficientemente convincente para inspirar confianza.
- Debe dispersar una creencia negativa.
- Debe tener significado personal para ti.
- Debe comportar resultados positivos.
- Debe ser fiable y merecer fiabilidad en sus efectos.

Cada uno de estos criterios es realista y carente de misticismo, aunque alguien podría argumentar que el efecto tan potente de un fenómeno como el de curarse a través de la fe, la sanación psíquica y los cultos indígenas como el vudú está relacionado de alguna manera con todos los puntos de la lista anterior. No adoptamos una postura con respecto a la curación a través de la fe; hablamos del poder que posee tener fe en ti mismo. De ahí procede el control de la respuesta sanadora. Pero hay muchos niveles de confianza que una creencia puede inducir. Escuchar a un amigo decir «Estoy seguro de que te pondrás mejor» surte poco efecto comparado con que te lo diga un médico reputado. Sin embargo, nada es más poderoso que construir tu propio sistema de creencias y, aún más importante, saber que el sistema de creencias de todo el mundo es dinámico y puede cambiar en un santiamén. Imagina que un amigo te invita a una fiesta y, sin saber qué esperar, mientras te diriges al lugar y preguntas quiénes acudirán, tu amigo puede responder:

—Solo gente aburrida de la oficina.

—Todo el reparto del musical de moda de Broadway.

—Un grupo de activistas por los derechos civiles.

—Algunos convictos que acaban de salir de la cárcel y están rehaciendo su vida.

Estas respuestas tendrán efectos muy distintos en la manera en que crees que disfrutarás o no la fiesta. Desencadenan todo lo que hemos mencionado con respecto al efecto placebo, incluyendo la expectativa, la percepción, los resultados y los símbolos. Los reunimos y luego interpretamos, un proceso que convierte la información de una experiencia en una experiencia como tal. La interpretación puede imaginarse como una serie de filtros. Cuando te fijas en algo, oyes palabras o confrontas situaciones cotidianas, tus filtros preguntan:

- ¿Quiero esta experiencia o debo alejarla de mí?
- ¿Cuánto de esto me parecerá bueno? ¿Cuánto me parecerá malo?
- ¿He estado aquí antes? Si es así, ¿cómo reaccioné?
- ¿Esto precisa mi atención inmediata?
- ¿Necesito decir o hacer algo?
- ¿Acaso me importa?

Una vez que seas consciente del proceso de interpretación, tendrás la posibilidad de cambiar cualquier aspecto de él. En el extremo opuesto puedes reaccionar sin que te importe, con una respuesta de cajón, como un niño que odia las espinacas sin importar que sus padres le insistan en que las coma. El punto central de este capítulo es que tus células escuchan tu interpretación y responden a ella como si fuera su propia experiencia. «Odio las espinacas» puede provocar un reflejo de asco y ganas de vomitar (o simularlo). Y por asociación se elevará la presión sanguínea de los padres.

Así que aceptemos que tus creencias, y todos los demás elementos de interpretación, activan respuestas corpóreas continuamente. Es tu decisión consciente hacer que cualquier situación sea de sanación, empezando por tu elección de las creencias. Las creencias más sanadoras pueden incluir:

- Espero estar feliz y sentirme bien.
- Tengo el control.
- Puedo afrontar lo que sea necesario.
- Me siento seguro y sin miedo.

- Mis amigos y mi familia me apoyan.
- Amo y soy amado.
- Acepto quien soy.

Observa que solo la primera creencia, «Espero estar feliz y sentirme bien», se refiere a la salud y únicamente por implicación. Las otras creencias se refieren a cómo te relacionas contigo mismo. El punto central de este libro es que todo se reduce al ser. En gran medida, tu «ser» es un sistema de creencias. Una creencia no es una capa que puedas quitarte y ponerte. Es más como una pieza invisible de código genético que ha contribuido a crearte como persona.

Entre las creencias que entorpecen la sanación, casi todas son lo contrario a las creencias sanadoras:

- Espero ser infeliz y enfermar más a menudo que la mayoría de la gente.
- No tengo el control de mi vida; en gran medida depende de la gente y las circunstancias que están más allá de mí.
- Sería difícil afrontar demasiados retos.
- Siento y me preocupa que me sucedan cosas malas.
- Básicamente estoy solo y debo cuidarme sin ayuda de nadie.
- No tengo mucho amor en mi vida.
- Me juzgo.

Nos damos cuenta de que tanto en el lado negativo como en el positivo de la ecuación, estas afirmaciones no están esquematizadas como «Yo creo X». Pero si eliminas el sentimiento que está siendo expresado, incluso algo que suene como una afirmación o un hecho («Acepto quien soy» o «Me siento ansioso») puede rastrearse hasta la creencia que se está enmascarando. «Me siento ansioso», por ejemplo, puede esconder una creencia como «El mundo no es un lugar seguro», «Solo vale la pena tener miedo», «El miedo me mantiene vigilante y alerta» o «Así soy yo», por mencionar algunas posibilidades.

El proceso de transformar tus creencias hacia la sanación no es un misterio. Analiza, si no, las creencias negativas paso a paso.

1) Cuando te descubras diciendo algo negativo, pregúntate: «¿Esto es verdad?». Exponer un reflejo automático con una pregunta racional es un paso importante para deshacerte de él.

2) Cuando empieces a examinar una creencia negativa, pregúntate: «¿Esto está ayudándome?».

3) Libérate de las creencias negativas de los demás; es frecuente infectarte de segunda mano.

4) Por cada creencia negativa que expongas, ofrécete dos creencias positivas.

5) Escribe en un diario tu camino de exploración interior. Apunta cualquier cambio en tu sistema de creencias, tanto si está sucediendo como si deseas que suceda.

6) Pasa más tiempo con gente que te apoye, que sea afectuosa, que te inspire y que, en general, sea positiva. Evita a quienes son lo opuesto.

7) Valora todo el proyecto de cuidado de ti mismo e incrementa tu bienestar.

En especial, queremos reforzar el paso 4: «Por cada creencia negativa que expongas, ofrécete dos creencias positivas». Es una forma poderosa de convertirte en el creador de tu propio sistema de creencias. Si no, aceptarás de manera pasiva todo tipo de creencias de segunda mano que no están probadas y que seguirán rigiendo tu vida. Procura generar nuevas creencias escribiéndolas y date tiempo para elegir creencias en las que confíes, no posibilidades abstractas o al azar. Por ejemplo:

Creencia negativa: Puedo prever el peor escenario posible, y es inevitable que suceda.
Creencia positiva: En realidad no puedo ver el futuro. Afligirme por el peor escenario posible no me ayuda. Si estoy abierto a otras posibilidades, es más probable que tenga mejores resultados. Muchas veces pensé que los resultados serían malos y no fue así.

Creencia negativa: No soy bueno en las crisis.
Creencia positiva: Pedir ayuda no significa que sea débil. Puedo aprender a lidiar con esta crisis si consulto con alguien que ha pasado por lo mismo. Nadie dice que debo hacer esto solo. He pasado por mucho. Una crisis es una oportunidad. Hay una solución a cada problema si buscas bien.

Aunque cada una de estas creencias, ya sean negativas o positivas, no sea lo mismo que una afirmación o un hecho, posee una propiedad mágica que la convierte en una profecía satisfactoria. La realidad va a donde la creencia la lleva. ¿Cómo? Para un grupo de investigadores médicos la respuesta a esta pregunta se reduce a la genética, que influye mucho en nuestra predisposición al efecto placebo/nocebo. Predecir quién es más propicio a beneficiarse de un placebo es muy importante para una prueba clínica de nuevos medicamentos. En busca de enlaces genéticos, un grupo de genes se ha denominado ya como «placeboma», para mantener el término «genoma» y algunos más recientes como «microbioma». La identificación y caracterización del placeboma está aún en sus etapas tempranas, pero ya han salido a la luz algunas pistas interesantes. En ello están implicados los genes relacionados con el neuroquímico cerebral dopamina, el cual está asociado a la toma de riesgos y a la recompensa, al igual que otros genes relacionados con opiáceos, alivio del dolor e incluso cannabinoides (moléculas producidas por el cerebro que son análogas a los ingredientes activos de la marihuana). Debido a la naturaleza del sistema integral del efecto placebo, es muy probable que en él esté involucrada una compleja red de procesos que alcance el nivel genético.

Nadie sabe hasta dónde nos conducirá el camino de la genética. Mientras tanto, para quien siga un estilo de vida de sanación, las creencias negativas deben sacarse a la luz antes de que el cambio sea posible. Es fascinante descubrir que las palabras que aplicamos a nuestro sentido de ser conscientes, como «alerta», «vigilante», «autoconciencia» y «despertar», también puedan aplicarse a nuestras células. Como veremos en el capítulo siguiente, el papel del sanador es mucho más fácil de adoptar una vez que te das cuenta de que solo expandes uno de los regalos más grandes de la naturaleza: la sabiduría del cuerpo.

9

El sanador sabio

Supone un gran paso darte cuenta de que el cuerpo y la mente deberían considerarse una unidad, cuerpo-mente, y reparar la separación. Pero es posible ir más allá y alcanzar un estado más profundo de sanación. Y no solo más profundo, sino más fácil y natural también. Este paso tiene que ver con la sabiduría del cuerpo, la cual mucha gente ignora o no cree en ella. Si tu cuerpo y tu mente fueran socios en un despacho, en la puerta se leería MENTE Y ASOCIADOS, en ese orden, porque según el consenso general la mente merece ser el socio mayoritario.

En contraste, se supone que el cuerpo no entiende nada. La imagen del libro del Génesis cuando Dios crea a Adán a partir del barro ha tenido un impacto de gran alcance, incluso cuando ese amasijo de tierra se convirtió en un conglomerado de células. Haz una pausa y responde a las siguientes cuestiones:

- ¿Cuál es más inteligente, el cuerpo o la mente?
- ¿Cuál es más creativo?
- ¿Cuál es más sabio?
- ¿De cuál de los dos te sientes más orgulloso en este momento?

Si en este preciso instante consideras que tu mente es mejor que tu cuerpo (cualquiera con más de cincuenta años de edad estará de acuerdo con esto), entonces has adoptado algunas viejas creencias que necesitas revisar. La inteligencia del cuerpo es millones de años más antigua y profunda que la inteligencia de la mente racional. El cuerpo merece una sociedad igualitaria con la mente. Al considerarlo así, el resultado práctico es convertirse en un sanador sabio.

CONTROL DEL ANFITRIÓN

La sabiduría del cuerpo existe en todas partes. Los científicos y la gente en general se han habituado a exaltar el cerebro como el único lugar donde reside la inteligencia. Después de conocer cómo funcionan las supercarreteras de la información, sabes que el envío de mensajes es un proceso constante que involucra a cincuenta cuatrillones de células. Pero esto no contrarresta la veneración que se le ha dado al cerebro. Después de todo, ¿puede el hígado componer la *Quinta sinfonía* de Beethoven? ¿Puede el riñón comprender el significado de $E=mc^2$? De hecho, el cuerpo tiene proezas de inteligencia que reducen a polvo ese par de ejemplos.

Dado que nuestro tema es la sanación, veamos al protagonista de la protección del cuerpo: el sistema inmune. En medicina, hablamos sobre el «control del anfitrión», que significa que después de que un organismo infeccioso (patógeno) entre en el cuerpo únicamente un porcentaje de personas enfermará y otro porcentaje mostrará síntomas. La razón de que no todas enfermen es que el cuerpo genera una defensa de varias capas para controlar cuanto sucede dentro de nosotros.

El control del anfitrión es un fenómeno natural que se inicia con una serie de defensas físicas y que data de decenas de millones de años. Una herida expuesta al aire es un gran riesgo para que los patógenos la invadan, pero si lo piensas bien, tus pulmones están tan expuestos como una herida abierta. La diferencia es que el sistema respiratorio está recubierto con mucosa, la cual atrapa el polvo y los gérmenes como si fuera una trampa para moscas. Además, cada bocanada de aire que das debe seguir un camino largo y sinuoso antes de alcanzar las delicadas membranas donde el oxígeno es intercambiado por dióxido de carbono, y en todo ese proceso se bloquean o atrapan más invasores.

El cráneo y la columna vertebral son barreras de defensa formidables, pues pocos patógenos pueden traspasar el hueso. Tu piel es una barrera mucho más delicada, pero es más defensiva de lo que crees: la sequedad de la superficie de la piel y la sal que deja el sudor promueven un entorno muy inhóspito para los patógenos y evita que se multipliquen. Donde la piel tiene aperturas naturales, hay otras medidas defensivas como el flujo de lágrimas, las cuales lavan cualquier elemento extraño de los ojos, o la acidez de las secreciones vaginales. Las lágrimas, la saliva y las secreciones nasales contienen lisozima, una enzima que descompone la pared celular de las bacterias.

Inevitablemente, esta primera línea de defensa es inadecuada, pues el mismo proceso de evolución que crea los mecanismos de defensa también crea invasores mejor equipados para sortearlos. Cuando un patógeno, por lo general una bacteria o un virus, logra penetrar en el cuerpo resulta necesario un combate mano a mano. Las células blancas rodean al invasor, lo acorralan y lo engullen. Las células inmunes responsables de esto son macrófagos (literalmente, «grandes comedores»). Detrás de un proceso que se ve tan crudo como cuando una boa constrictor devora a su presa entera, subyace un intercambio muy complejo de mensajes químicos. Analizaremos solo un aspecto que nos permita mostrar que no es una exageración afirmar que el sistema inmune es inteligente.

Consideremos el más simple de los ejemplos: un resfriado. Todos asumimos que pillar un resfriado es un proceso físico. La persona se ve expuesta al virus del resfriado, el cual entra en el torrente sanguíneo, usualmente inhalado, y a medida que el virus se multiplica se inicia una lucha entre el virus y el sistema inmune. En una persona saludable, el sistema inmune gana. Durante un par de días el torrente sanguíneo permanece cargado de las toxinas que dejó el virus, así como con los virus muertos residuales y las células blancas muertas que los engulleron. En una semana, el cuerpo está limpio de invasores, nuevos anticuerpos se forman para protegerlo del mismo virus que intenta volver a entrar, y tú estás otra vez bien.

Todo el asunto parece físico en lo absoluto, pero se reduce a que un solo virus del resfriado, que inhaló tu hijo que está en tercero de primaria un día frío de regreso de la escuela, se encuentra cara a cara con un único macrófago, el soldado raso del sistema inmune del cuerpo. La lucha va a comenzar, pero previamente dos paquetes de conocimiento se enfrentan. Uno de los paquetes está dentro del ADN del virus del resfriado; el otro está dentro del ADN de tu hijo. Cuando se encuentran, se produce un intercambio de información entre ambos. Si el virus del resfriado, que es el organismo que muta con más rapidez en todo el planeta, pone algo nuevo sobre la mesa, el macrófago no sabrá qué hacer.

Por lo tanto, por el momento el conocimiento superior del virus triunfa haciendo lo que quiere, que es generar más virus como él, en grandes cantidades y en todo el torrente sanguíneo. Pero el sistema de sanación del cuerpo es millones de veces más listo que un virus del resfriado, y puede adaptarse al cambio incluso más rápidamente que lo que un virus puede mutar. En el cuartel general del sistema inmune —el sistema linfático que tiene sus propias vías, separadas de las de la sangre— se recibe un mensaje urgente. El macrófago informa al sistema inmune de cuál es exactamente el nuevo químico que no puede bloquear, por lo general una proteína.

Ahora un tipo específico de célula blanca, conocida como «linfocito B», se revoluciona y se transforma en una «hipermutación», y produce un único anticuerpo codificado para bloquear esa proteína escurridiza que permitió que el virus atravesara las barreras de defensa. Ha requerido décadas de investigación médica descubrir y describir estos minúsculos procesos (que también involucran linfocitos T citotóxicos, linfocitos T cooperativos, y otros), pero el punto clave es que todo en el cuerpo tiene que ver con el conocimiento y cómo utilizarlo. La sabiduría del cuerpo es real pero invisible. No hay razón para separarla de la sabiduría de un filósofo, un sabio o un científico. Si la inteligencia se emplea para resolver un problema, es una señal de conciencia. Después de todo, estas células inmunes reconocen a los extraños, actúan con un propósito, inventan nuevas defensas, descifran y reciben mensajes, y los interpretan de manera acertada. Incluso en los cerebros de pacientes con alzhéimer, Rudy y sus colegas descubrieron que las placas seniles patológicas no son solo basura química mortal, sino que protegen el cerebro de infecciones víricas. (Consulta la página 387 para saber más acerca de este importante descubrimiento.) ¿Qué más hay que decir además de que todo esto es consciente?

La investigación médica ha ofrecido un gran servicio al investigar el cuerpo a nivel microscópico, porque en la vida cotidiana lo que más notamos son las respuestas a nivel macro, como lo que experimentarías si vas a hacer ejercicio a un gimnasio: sudoración, respiración agitada y ritmo cardíaco acelerado. Algunas adaptaciones se producen a nivel micro, como el proceso acentuado de llevar oxígeno a tus músculos y retirar los productos de desecho, lo cual ocurre también con el ejercicio. La ciencia médica ha dedicado miles de horas de investigación detallada para cada adaptación. Pero todo el enfoque de sistema integral contiene un misterio mucho más grande: ¿cómo es que el cuerpo sabe qué hacer?

Tu cuerpo hace uso de su inteligencia en múltiples frentes al mismo tiempo para mantenerse equilibrado, fuerte, bien defendido, eficiente, coordinado y alerta de todo lo que sucede en cuatrillones de células. El control del anfitrión incluye todo en esta agenda. Más aún, cada elemento se maneja en sincronía con cada uno de los demás elementos, las veinticuatro horas del día. Considera lo que es necesario, como mínimo, simplemente para no entorpecer a tu cuerpo y dejar de menospreciarlo:

En un espíritu de cooperación

ELECCIONES QUE APOYAN LA SABIDURÍA DEL CUERPO:
- Reducir el estrés.
- Luchar contra la inflamación crónica de bajo nivel.
- Actividad física diaria.
- Evitar aire, alimento y agua tóxicos.
- Llevar una dieta natural de alimentos enteros.

- Dormir bien todas las noches.
- Estar de buen humor.
- Darte un tiempo de tranquilidad y soledad todos los días.
- Centrarte en ti mismo, sin distracciones.
- Evitar la hiperactividad simpática, tal como se mencionó en el capítulo 5.
- Enfrentarte a los retos cotidianos en un estado de alerta relajada.

En la lista no hay sorpresas, pero queremos subrayar dos puntos importantes. Primero, los mecanismos adaptativos de tu cuerpo están, de origen, presentes en cada acción. Tu cooperación aumenta el estatus del cuerpo-mente en todos los frentes; tu inacción disminuye el estatus del cuerpo-mente en todos los frentes. Parecería que una buena noche de sueño no tiene nada que ver con la inmunidad frente a un resfriado, la rapidez de la respuesta muscular, el ritmo del hambre y la saciedad y el no aumentar de peso. Pero de una manera holística, dormir bien afecta a todas estas cosas.

El segundo punto, que se deriva del primero, es que no puedes elegir hacer una sola cosa durante un tiempo y luego otra. Tu cuerpo opera en todos los frentes a la vez. Mientras estás centrado en si compras espinacas orgánicas en el mercado o si encuentras un rato para ir al gimnasio, todo lo que no hagas se hará a nivel celular, de todos modos.

Una respuesta natural a todo esto suele ser: «No puedo hacer todo al mismo tiempo». Es cierto, y ese ha sido uno de los grandes fallos de la salud holística —nadie puede acompasar totalmente el cuerpo-mente—. Haces una cosa y dejas otra sin hacer. Sortear este obstáculo es donde la sabiduría desempeña un papel, no con una lista de buenas intenciones, sino de una manera en verdad holística de aumentar la sabiduría del cuerpo.

LA HISTORIA DE BRITT: EL INICIO DE LA SABIDURÍA

Britt es una bella mujer suiza con un precioso cabello rubio y que no aparenta los cuarenta y ocho años que tiene. Hasta hace pocos años, cualquiera que considerara su vida concluiría que Britt era increíblemente afortunada. Aparte de su atractivo físico, tenía una vida familiar satisfactoria. Estaba casada con Poul, un inversionista privado que había emigrado a Estados Unidos cuando tenía veinte años, y que, después de enamorarse de ella, se había divorciado de su primera esposa. Britt y Poul habían tenido tres hijos, ahora ya adultos independizados, que trabajan muy duro para ser productivos y tener una buena educación. Poul había sido un padre abnegado, y sus hijos eran felices y buenos estudiantes.

Sin embargo, hace cinco años, sin previo aviso, mientras toda la familia estaba reunida en la cena del día de Acción de Gracias, Poul anunció que se mudaría. «Ya no quiero a vuestra madre —dijo llanamente—. Será mejor para toda la familia si ella y yo nos separamos.»

No fueron solo las noticias inesperadas las que devastaron a Britt. «Lo anunció delante de nuestros hijos, no en privado, conmigo. Y actuó con mucha calma y convencimiento.»

Siguieron lágrimas y peleas. Los hijos tomaron partido; las dos chicas culparon a Britt por no mantener a su padre contento, el chico se puso del lado de su madre. Pero Poul se mantuvo inflexible. Ya había alquilado un apartamento cercano y, para sorpresa de su esposa, sugirió que todos continuaran como si nada, siendo la misma familia y haciendo todo lo que hacían juntos, como antes, con el único cambio de que él viviría en otra parte.

Durante los primeros dos meses Britt accedió. Tenía éxito en su trabajo en un despacho de relaciones públicas. «No podía lidiar con todo y desmoronarme», dijo. Así que Poul se salió con la suya. Se mudó de la casa, pero iba a cenar o a ver a sus hijos cada vez que quería. Cuando Britt le exigió una explicación por el cambio de actitud, él le reveló que había empezado a desconfiar de ella. En un viaje de negocios hacía varios años, Britt no contestó una llamada al teléfono de la habitación del hotel, avanzada la noche. Poul no tenía duda de que ella estaba con otro hombre.

A pesar de su resolución por no desmoronarse, Britt empezó a sentirse cada vez más ansiosa, y lo que más desató esa ansiedad fue algo muy básico: estar sola. Al principio no podía dormir y tenía miedo por las noches. No sabía a quién acudir y consultó a un psicoterapeuta, quien le recetó tranquilizantes y le preguntó si tenía idea de qué la ponía tan ansiosa. Ella no supo qué responderle, y acordó regresar para sesiones posteriores, pues sabía que tomar una pastilla no era la solución.

A lo largo de los siguientes meses emergieron algunos patrones. Britt se había sacrificado durante veinte años para ser la madre, la esposa y la profesional perfecta. El peso de ser una supermujer no le había molestado; de hecho, estaba orgullosa de su éxito. Pero el terapeuta señaló algo que la sorprendió.

—Das demasiado de ti —le dijo.

—¿Qué significa eso? —preguntó ella.

—Das demasiado de ti al poner las necesidades de los demás por encima de las tuyas.

Britt estuvo a punto de decir: «Eso es lo que hacemos las mujeres», pero reflexionó un momento. «Todo lo que hice fue construir una familia amorosa. En Navidad o en mi cumpleaños todos me decían que yo era el centro alrededor del cual giraban, una estrella guía.»

Britt empezó a llorar, no había ningún misterio en la situación. Al ocupar el lugar del centro de la vida familiar, Poul socavó su seguridad cuando le dijo que ya no la amaba. Le hizo sentir que su papel era irrelevante.

«Te adaptaste a otra persona —le dijo el terapeuta—, lo cual sucede en todos los matrimonios, y debe ser así. Pero en tu caso fue unilateral. Tu esposo dictaba la manera en que las cosas se hacían. Tenía todo el poder. Tomaba las decisiones importantes. Y al sentir que tenía el control absoluto, se mudó sabiendo que tú cederías.»

Hablaron mucho más sobre lo que Britt había dado a lo largo de los años, incluyendo su autoestima, su dignidad y el derecho a tomar sus propias decisiones. Su historia podría ser la de una mujer que se recupera después de una ruptura devastadora —lo cual era así en gran medida—, pero un día formuló a su terapeuta una pregunta crítica: «¿Cómo recuperas la parte de tu ser que diste?».

El terapeuta estaba sorprendido. «¿De verdad estás interesada en eso?», preguntó. En las terapias para parejas que atraviesan un divorcio, la atención está puesta en la venganza, en sobreponerse a los sentimientos de traición y amargura, y en la recuperación emocional. Eso requiere años, y no todo el mundo logra atravesarlos en una buena condición emocional.

«Dijiste que me di a mí misma —Britt insistió—. Quiero recuperar lo que es mío.»

Britt quería completarse, exigir la vida interior que no dependía de ceder su poder, su autoestima, y la libertad de tener sus propias opiniones y creencias. Estaba enfocando el proceso de sanación al nivel de su ser. Pero ¿qué ser? Hay varias posibles versiones del ser con las que puedes identificarte, y la manera en que la vida va resultando depende de con cuál de esas versiones decidas identificarte. El «yo» es más elusivo de lo que la gente cree. Veamos algunas posibles opciones.

El ser extrovertido: es un ser social con el que te identificas si te centras en las cuestiones socialmente aprobadas, como el dinero, la profesión, el vecindario correcto, una casa impresionante y cosas por el estilo. El yo está ligado a etiquetas que se relacionan con esas cosas, así que un «cirujano blanco, anglosajón, protestante que tiene su consultorio en Park Avenue, con una esposa de buena posición social y una carrera notable» se define de una forma muy diferente a una «mamá soltera, latina, trabajadora, que sobrevive gracias a la asistencia social».

El ser privado: eres tú a puerta cerrada. El ser privado se identifica con sentimientos y relaciones. Los valores que más importan son un matrimonio feliz, una vida sexual satisfactoria, hijos a quienes amar y por los cuales sentirse orgulloso, y ese tipo de cosas. La desventaja son las dificultades y miserias privadas que hay en todas las vidas. El yo está ligado a las esperanzas y los miedos de la existencia cotidiana, lo cual para algunas personas significa una existencia de inseguridad, ansiedad, depresión y esperanzas frustradas que parece inevitable.

El ser inconsciente: es el ser que no conocemos en la vida en vigilia. Está gobernado por instintos e impulsos que la mayoría de nosotros no queremos sacar a la luz. Su aspecto más amenazante es «la sombra», donde residen las peores cualidades del ser humano: la ira, la violencia, la envidia, la venganza y un profundo miedo existencial. Uno querría mantener escondido o traer hacia la luz a ese ser de sombra. Los artistas, los músicos y los poetas hacen lo segundo. Se acercan a su ser inconsciente no como a los dominios del miedo, sino como a una fuente de creatividad que aguarda su nacimiento.

El ser elevado: es el ser que aspira a pasar por encima de los conflictos cotidianos y la confusión. La experiencia nos dice que las otras versiones del ser —el extrovertido, el privado y el inconsciente— están en conflicto permanente. Por eso la civilización está tan desconectada, para usar palabras de Freud. Las erupciones del inconsciente traen consigo la guerra, el crimen y la violencia. La miseria privada empaña el éxito público. Las artes tienen inmensas posibilidades para la creatividad, pero muy pocas personas son capaces de aprovecharlas. En la sabiduría tradicional universal, tantos conflictos no pueden ganarse con simples luchas. El yo debe acceder a cada petición del ego, ya sea pública o privada, para buscar un estado de conciencia más elevado.

No era inusual para Britt estar inmersa en una lucha. Una crisis como la que causó su esposo crea una confusión exaltada y mucha inquietud, pero la vida cotidiana enmascara esta situación conflictiva. Además, Britt decidió cosas más bien comunes. Intercambió un ser extrovertido que se veía perfecto hacia el exterior, por el poder sobre su ser privado, inconsciente y elevado. Lo que es inusual es la rapidez con la que ella se dio cuenta de esto una vez que su esposo se fue de casa.

Su terapeuta la apoyó e impulsó mucho. «Lo que sea que diste puedes recuperarlo —le dijo—. Es un viaje de regreso para recoger los pedazos que fuiste dejando caer durante el camino.»

La sabiduría tradicional universal que definimos simplemente como las tradiciones de la conciencia superior está de acuerdo con eso. La sabiduría empieza por reconocer que el cuerpo-mente no solo tiene que ver con las células y los órganos, ni únicamente con los pensamientos, los sentimientos y las sensaciones. En cambio, el cuerpo-mente tiene que ver con la unidad del cuerpo, la mente y el espíritu. Si te enamoras, hay una biología del amor correspondiente que se crea en tu cuerpo. Del mismo modo, hay una biología de la ansiedad, una biología de la depresión, una biología de la felicidad. El enfoque del sistema integral reside en este hecho, pero es difícil comprender toda la verdad: hay una biología cambiante que satisface las necesidades de cada momento. Tus células saben qué hacer en cada situación, lo cual supone el nivel más sorprendente de inteligencia en la naturaleza.

El yo con el que te identificas es como una lupa que concentra los rayos del sol en un punto. Tu yo interpreta cada experiencia y la hace personal. El yo es un manojo de esperanzas, miedos, deseos y sueños. Guarda memorias que nadie más posee, y en los compartimentos de los recuerdos están archivados hábitos, creencias, viejos traumas y condicionantes pasados. Esta multiplicidad es desconcertante y tiene que ver con que la explicación de la enseñanza de «Conócete a ti mismo» es la propia razón de estar vivo; hasta que entiendes de dónde proviene el «yo», no puedes descubrir quién eres realmente.

Britt asumió el «camino del regreso» seriamente. A pesar de todas las ventajas de su vida externa, no podía hacer lo más básico, que era estar sola. Sin una vida ocupada cuidando de todos, el yo era un asunto aterrador para ella. Esto implica una enorme labor de sanación en el inconsciente, donde los demonios acechan, pero también anda por ahí un niño herido. El viaje de Britt durante los siguientes cinco años pasó, más o menos, por las siguientes cinco etapas:

Sobreponerse a su ansiedad: Britt dependía de los tranquilizantes al principio, pero los dejó con ayuda de la terapia y, más importante aún, meditando y haciendo yoga.

Aprender a confiar en sí misma: Britt dijo a Poul que no podía llegar y pretender que la vida familiar era normal. (Muy pronto se reveló que él había tenido una amante durante su matrimonio.) Britt avanzó con los trámites del divorcio en sus propios términos y velocidad, y se tomó dos años completos antes de sentir que estaba lista para sostenerse sola.

Retomar las relaciones: Britt empezó a salir, lo cual era una extraña experiencia para una mujer que, aparte de Poul, no ha salido con ningún hombre en veinticinco años. Descubrió que quería ser feliz de nuevo, y empezó a bailar, una actividad que la apasionaba desde su adolescencia, y poco a poco fue haciendo amigos fuera de las parejas que Poul y ella habían conocido juntos.

Encontrar un camino espiritual: Britt se tomó la meditación con creciente seriedad, buscando más allá de las cuestiones del estrés, la relajación y la salud. Asimiló las lecciones de lo que sucede cuando te entregas por completo: te vuelves inconsciente. Detrás de su ansiedad por estar sola, había una especie de adormecimiento. Su vida activa, ocupada y exitosa le había chupado toda la energía. Muy en el fondo, nada se movía. La mujer interior estaba estancada, y había sido así durante años.

Todos nos parecemos a Britt, no en su historia particular, pero sí en el viaje de regreso que debemos hacer para sanar. El yo debe volver a despertar, una vez más, a la posibilidad de una existencia vibrante, donde la luz de la conciencia es algo que nos sanará de verdad. Cuando llevas una vida consciente, las experiencias que siguen son posibilidades reales y pueden presentarse en cualquier momento:

La riqueza de una vida consciente
TODAS LAS POSIBILIDADES QUE PUEDES TENER EL DÍA DE HOY:
- Ayudas a alguien.
- Te percatas de algo hermoso.
- Dices o haces algo amable.
- Ofreces tu servicio a alguien que lo necesita.
- Sonríes con aprecio.
- Perdonas algo sin importancia.
- Haces que alguien más ría.
- Tienes una idea original.

- Encuentras la solución a un problema.
- Sientes cercanía con alguien.
- Meditas.
- Te tomas tiempo para estar solo y valoras tus momentos en privado.
- Ayudas a que alguien levante su ánimo.
- Eres juguetón y te tomas un tiempo para jugar.
- Caminas al aire libre, en la naturaleza, y te sientes revitalizado.
- Te involucras en alguna actividad física vigorizante.
- Respetas los límites de los otros sin que te lo pidan.
- Te sientes ligero y alegre.
- Te sientes elevado espiritualmente.
- Experimentas un momento de alegría pura.
- Amas a alguien.

No tenemos que explicar por qué estas experiencias son deseables; es obvio que cada una de ellas crea un momento de felicidad. La pregunta real es: ¿cómo crearlas? Cada versión del ser tiene un punto de vista diferente, cada uno con sus propias metas.

El ser extrovertido no quiere mirar hacia dentro, porque su meta es alcanzar la felicidad con éxitos externos y la acumulación de dinero, posesiones, estatus y cosas por el estilo. El ser privado sí va hacia dentro, sintiendo los altibajos de las emociones. Quiere lograr la felicidad experimentando más placer que dolor. La felicidad perfecta sería un estado de placidez permanente. Todos sabemos que esto no es realista y no puede obtenerse. Sin embargo, la mayoría gasta mucho tiempo y energía haciendo lo que puede para tener más positividad que negatividad en su vida, como sea que prefieras definir esos términos.

El ser privado puede experimentar algunas de las riquezas de la vida consciente, ya que nuestros esfuerzos por ser amables, por ejemplo, a menudo están enraizados en nuestra vida emocional. Uno se siente bien siendo amable; por lo tanto, la mayoría de nosotros disfruta esa experiencia. Pero hay límites. El ser privado es egoísta e inseguro. Si le das la opción entre su propia felicidad y la de alguien más, elegirá la suya. Si alguien retira su amor, como Poul lo retiró de Britt, el ser privado experimenta dolor y pérdida. Las recomendaciones para tener una existencia plácida se van volando por la ventana, al menos durante un tiempo.

El ser inconsciente es una parte misteriosa de la psique, una región oculta que la mayoría de la gente teme. ¿Quién sabe cuál es su propósito o lo que necesita para estar contento? El mayor conflicto de la psicología actual tiene que ver con esta cuestión. Sigmund Freud llegó a creer que el inconsciente era el dominio del «ello», una fuerza primitiva y no domesticada. El ello no se detiene por culpa o vergüenza; las reglas sociales no lo afectan. Un niño de dos años que tiene una rabieta en una tienda puede ser un buen ejemplo del ello puro, estallando. El niño no se siente cohibido para demostrar su ira y no le importa a quién dañe o avergüence. La rabieta, como el ello en general, no es inmoral o egoísta. El ello simplemente no está gobernado y a menudo es ingobernable, tal como Freud rastreó cada fuerza oscura —odio, agresión, apetito sexual, la tentación de la muerte y la violencia— hasta el inconsciente.

Pero su discípulo más famoso, el psicólogo suizo Carl Jung, estuvo abiertamente en desacuerdo y más tarde se distanció de Freud por completo. Sus desacuerdos eran complicados, pero una de las cuestiones fundamentales era la insistencia de Jung en que el inconsciente no se reducía tan solo a las fuerzas oscuras. Contenía docenas de patrones de comportamiento que Jung etiquetó como «arquetipos». La raza humana compartía esos patrones en un «inconsciente colectivo». Como prueba de esto, Jung señaló que cada sociedad tiene héroes, mitos, dioses, renacimientos, retos, modelos fijos de masculinidad y feminidad, y mucho más. Concedía que el inconsciente podía hacer erupción en la guerra y la violencia, pero para él esa era la expresión de un arquetipo (como Marte, el dios romano de la guerra). Sin embargo, en este esquema de arquetipos, también está Venus, la diosa romana del amor.

Jung trabajó de cerca con Freud de 1907 a 1913, pero con el tiempo su relación se volvió cada vez más tensa. Tras su separación de Freud, Jung empezó a trabajar en lo que muchos consideran su obra maestra, *El libro rojo*, que él llamó *Liber Novus* (el *Libro nuevo*). Este se basó en gran parte en los sueños nocturnos, muy vívidos y a menudo inquietantes de Jung, del período cuando sirvió como oficial en el ejército suizo. Para muchos, Jung practicaba el sueño lúcido, o el despertar en sueños, que narraba en su diario con una hermosa caligrafía y dibujos detallados de gran calidad. Él creía que sus sueños eran la ventana a la actividad de su inconsciente, del cual hizo crónicas durante dieciséis años.

Antes de morir en 1961, Jung dijo en una entrevista:

Buscar las imágenes interiores fue el momento más importante de mi vida. Todo lo demás se deriva de esto. Mi vida entera consistía en elaborar lo que surgía de mi inconsciente y me inundaba como un arroyo enigmático que amenazaba con desbordarme. Todo lo posterior fue tan solo la clasificación, la elaboración científica y la integración en la vida. Pero el inicio espiritual, el que contenía todo, fue entonces.

El libro rojo está escrito a mano y encuadernado en piel, y data de 1915 a 1930, pero se publicó en el año 2009. (Puedes encontrar un facsímil en internet, en formato PDF, que incluye las elaboradas ilustraciones de Jung.) Varios comentaristas, como su traductor, Sonu Shamdasani, consideran el libro como la tortuosa cruzada de Jung por salvar su alma a través del diálogo interno con su inconsciente, o lo que él llamaba el «espíritu de la profundidad». Se ha dicho a veces que *El libro rojo* fue el resultado de un brote psicótico tras su ruptura con Freud. Los seguidores de Jung sostienen que él hizo frente a su propia psicosis, afrontando lo que encontró en su psique más profunda a través de sus sueños, y, tras hacerlo, emergió fortalecido.

Este conflicto esencial entre el ello de Freud y los arquetipos de Jung tuvo una influencia poderosa en el campo de la psicología durante muchas décadas, e incluso hoy, una polémica que no se ha zanjado. Quizá nunca lo será, y aun así cada persona, cada día de su vida, experimenta deseo, hambre, ira y tentación por la violencia que provoca inquietudes que nadie querría sentir. El ser extrovertido adquiere mucho poder al aplastar al ser consciente. Cada vez que vas a trabajar, te emparejas con tu ser extrovertido, al igual que todos los que te rodean. Las alternativas inaceptables, como el acoso sexual y la hostilidad evidente, son mantenidas a raya tanto como es posible. La conclusión de esta larga descripción es que el ser inconsciente no se abre en la vida normal. Si, como dice Jung, podemos encontrar algo hermoso y gratificante al explorar nuestro inconsciente, pocos se atreven a abrir la puerta.

¿Qué nos queda entonces? Solo el ser elevado tiene acceso a las experiencias ricas que llamamos «vida consciente». Su meta es vivir en la luz del entendimiento, que no es lo mismo que la placidez permanente. La conciencia no tiene filtro y es libre. Su apertura a todas las experiencias representa un acto de fe. Pero aquellos que han dado ese paso, incluyendo los sabios, los santos y los maestros espirituales de cada cultura, declaran que este ser elevado es real: de hecho, es el único ser real. No se puede confiar en las otras versiones del ser. Hacen falsas promesas, sufren de inseguridad, temen perder el control, resguardan demonios ocultos y, en última instancia, no pueden alcanzar un estado permanente de felicidad.

Britt lo descubrió cuando atravesó su crisis personal. Ella es una entre un sinnúmero de personas que han decidido caminar por un sendero diferente, para descubrir por sí mismas si es posible encontrar al ser elevado. Britt atraviesa un viaje de sanación porque ahí se encontraba cuando la crisis se desató. Pero es necesario que exista una crisis para iniciar este viaje. En cualquier momento, aquello de lo que no podemos prescindir —un ser— es cambiante y poco fiable. Quizá no nos demos cuenta, pero nuestras lealtades mudan de manera constante. El ser extrovertido nos exige trabajar o disfrutar de una fiesta o comprar una casa. El ser privado nos llama en cuestiones del corazón, en momentos de depresión o ansiedad. El ser inconsciente hace lo que se le antoja, y por más que intentemos mantenerlo a raya todos conocemos la experiencia del apetito sexual, de la ira incontenible, de las pesadillas; tal vez las pesadillas sean nuestros encuentros más puros con el lado oscuro del subconsciente.

La inestabilidad y la imprevisibilidad del ser, el yo que damos por descontado, plantea un reto final para la sanación.

Aquello que se ve tan sencillo —apartarse del camino para que el cuerpo-mente se sane a sí mismo— es algo complicado. La sabiduría del cuerpo es increíble, pero la minamos con el estrés y la imprevisibilidad de la existencia de cada día. En lugar de tener una relación saludable con el ser, cuestionamos sin parar quiénes somos. Nos sumergimos en situaciones que no podemos manejar y relaciones plagadas de conflictos ocultos. Nuestros esfuerzos por tener autocontrol son temporales y efectivos solo en parte. Si tenemos éxito en mantener el control, el coste son las emociones negativas que escondemos para que no estén a la vista.

En conclusión, la situación es un desastre. Para ser un sanador sabio debes resolver los problemas creados por el yo y sus muchas consecuencias. Pero ¿cómo puede ser el yo parte de la solución al mismo tiempo que es la fuente de tanto daño? Pedir al ser que se sane a sí mismo es lo mismo que pedir a un cirujano que use el bisturí para quitarse su propio apéndice. No es necesario decir que casi todos resuelven esta paradoja: viven año tras año con un yo que va pasándolo lo mejor que puede. Las experiencias van y vienen. Suceden cosas buenas un día y cosas malas al siguiente. Al final, las personas llegan a un estado de salud y bienestar que no tiene pies ni cabeza. Están atrapadas en lo que tienen.

En el capítulo siguiente veremos si este resultado azaroso puede modificarse. Tiene que haber una mejor manera. Y, de hecho, la hay.

10

El fin del sufrimiento

Si el ser sanador pudiera terminar con el sufrimiento, parecería un milagro. Toda vida conlleva cierta dosis de dolor, y el lado mental de ese dolor, el sufrimiento, lo acompaña. Nadie escapa al drama interno de la psique, sin importar lo feliz que sea su vida en apariencia. (En el capítulo anterior abordamos cómo Jung asumía abiertamente su propio drama interno.) Hemos basado todo nuestro acercamiento al sistema integral en trabajar con un estilo de vida de sanación, lo cual implica que la conciencia sea la prioridad. En esencia, no puedes sanar aquello de lo que no eres consciente. Los jueces a menudo otorgan cuantiosas compensaciones por el dolor y el sufrimiento, pero no son lo mismo. Puedes tener un agudo dolor físico y adaptarte a él psicológicamente, lo cual reduce el sufrimiento en mayor medida que en alguien que no es capaz de adaptarse.

Al anticipar malos eventos del futuro puedes crear un nivel de estrés en el cuerpo-mente que genere, en consecuencia, dolor físico (por ejemplo, una reunión con un jefe para valorar tu trabajo puede provocar dolor en el pecho, en la cabeza, en la espalda o alterar la digestión). Cuando estos síntomas aparecen, algunas personas sentirán también sufrimiento mental, como temor, ansiedad y depresión. Pero otras no. Dicho de otro modo, el sufrimiento es más personal y elusivo que el dolor físico, el cual todos notamos. Sería de muy poca ayuda si saber que estás sufriendo te dañara en comparación con alguien más que lo niega. Por desgracia, es una creencia muy común.

Pensar que «lo que no conoces no te hace daño» provoca su propio daño a la larga. El miedo a menudo lo generan recuerdos subconscientes de dolor y sufrimientos pasados, lo cual puede crear aún más sufrimiento futuro.

El sufrimiento no es un tema del que sea fácil hablar para la mayoría de las personas, pero hay muy buena información sobre la felicidad en todo el mundo, lo cual se correlacionaría con los niveles de sufrimiento. Gallup, organización conocida por sus encuestas políticas, también reúne información en todo el mundo sobre el grado de felicidad de la gente. Esto se hace de dos maneras, ya sea pidiendo a los encuestados que califiquen cómo de felices son o planteando una sencilla pregunta: «Un día antes de esta entrevista, ¿reíste y sonreíste mucho?». El nivel más alto de felicidad según Gallup es «exultante», y en Estados Unidos, según lo estimado, solo el 51 % de las personas dice sentirse así de feliz, lo que sitúa ese país en el puesto 14 de los 142 países que Gallup encuestó. Únicamente el 4 % de los estadounidenses respondió que sufre, mientras que el 45 % informó que tiene problemas. (En contraste, en la India, que ocupa el puesto 127 en cuanto a felicidad, el estudio concluyó que solo el 8 % de los encuestados se sentía exultante y el 28 % sufría, dejando a la mayoría con la sensación de tener una vida difícil.)

Puede ser, como creen algunos expertos, que las personas sobrestiman su felicidad si consideras las causas ocultas o no mencionadas de la misma. Alrededor de uno entre cada cinco estadounidenses sufrirá una severa depresión a lo largo de su vida. El abuso doméstico no se tiene en cuenta la mayoría de las veces y es uno de los factores a los que la medicina general no presta atención. Incluso en los dos países más felices, Dinamarca y Noruega, donde el 68 % de las personas afirmó vivir sintiéndose exultante, el 30 % manifestó sentir que luchaba para lograr la felicidad. Esto implica que hay millones de personas en Estados Unidos que necesitan salir urgentemente del sufrimiento, ya sea poniendo fin a una relación abusiva o renunciando a un trabajo que genera malestar y causa enfermedad.

Al final del capítulo anterior planteamos una nueva posibilidad, el ser elevado, que expande el potencial de la conciencia. La palabra «elevado» tiene la connotación de espiritual, lo cual requiere una explicación antes de continuar. La separación entre el cuerpo y la mente es artificial, y la ciencia médica apoya de forma contundente integrarlas en cuerpomente. Esta cuestión parece estar zanjada. Parecería que la conciencia elevada cruza hacia el dominio de Dios, el espíritu y el alma, en el cual la ciencia médica no tiene nada que hacer. Cada hospital tiene un capellán, pero este no está al lado del cirujano durante una operación.

Si el ser sanador traerá el fin del sufrimiento, otra muralla deberá caer, porque la investigación sobre la meditación, ahora un campo del todo aceptado, emplea una práctica espiritual. Podría parecer extraño que el doctor Oz o el doctor Phil, personalidades populares de la televisión estadounidense, aparecieran junto al doctor Buda, pero es posible. Buda ofrece un camino para terminar con el sufrimiento basado en la conciencia, no en pedir nada a Dios, al espíritu o al alma. La meditación es una medicina basada en la conciencia. Lo que sea que suceda mientras meditas (rezas, haces yoga, practicas la conciencia plena, etcétera) se registra en actividad celular, primero en el cerebro y después en el resto del cuerpo.

Esto deriva en una conclusión sencilla pero poderosa: el fin del sufrimiento es una solución consciente a un problema consciente. Nadie sufre porque siente dolor. El sufrimiento es una interpretación basada en todas las cosas que hemos planteado anteriormente: creencias, hábitos, viejos condicionantes y la lucha entre actuar con o sin entendimiento. Si modificas tu interpretación, tu grado de sufrimiento variará. El ser elevado representa un cambio mayúsculo al nivel de «¿Quién soy?». Cuando te identificas con el ser elevado, descubres el camino que te conducirá lejos del sufrimiento, porque descubres dentro de ti que las afirmaciones siguientes son verdaderas:

- Hay un nivel de conciencia que no experimenta sufrimiento alguno. Las experiencias dolorosas se registran, pero no permanecen como sufrimiento.
- El dolor físico existe como una sensación, pero es una señal de sanación, no una maldición.

La fuente del sufrimiento es la misma que la fuente de la sanación: tu estado de conciencia. No negamos los beneficios de las investigaciones sobre el dolor y la necesidad de aliviar el dolor físico. La primera pregunta que el médico hace a un paciente es: «¿Dónde le duele?». El objetivo de ambas partes es librarse del dolor. Nuestro objetivo en este capítulo es liberarnos del sufrimiento, lo cual solo puede ocurrir en un nivel de conciencia (el doctor Buda diría lo mismo).

Muy pocos médicos se especializan en el dolor. Para el típico médico, el dolor es algo de lo que hay que deshacerse, no algo que comprender. Pero si intentas entender los mecanismos del dolor físico, el panorama no es tan simple. A veces el dolor físico es como una piedra en el zapato, la cual te quitas de inmediato para aliviar la incomodidad, o un dolor de muelas que te hace ir corriendo al dentista. Pero a veces el dolor físico no es inmediato ni fácilmente controlable. De hecho, el dolor que indica daño de mucho tiempo en tu cuerpo es a menudo el último síntoma en aparecer. Muchas de las enfermedades más comunes y de las que aún se busca una cura, como cardiopatías y cáncer, pueden no enviar ni una señal de dolor en años, tiempo que sería valioso para la prevención.

Piensa en el envejecimiento, que suele comportar ciertos dolores y achaques. No tiene que convertirse en sufrimiento; sin embargo, cuando sucede, pasa a ser el eje de las creencias de la persona. En una sociedad en la que se gastan trillones de dólares en medicamentos para paliar el dolor mientras que el sufrimiento es un tema complicado que casi todos se niegan a afrontar, las creencias ejercen un poder oculto. Una cadena típica de razonamiento es la siguiente:

El dolor genera sufrimiento.
Cuanto más intenso es el dolor, mayor es el sufrimiento.
Al envejecer, lo habitual es que el dolor aumente.
Por lo tanto, envejecer conlleva un sufrimiento creciente.

Estas son creencias que tienen una débil relación con la realidad, pero si te aferras a ellas con fuerza el cuerpo-mente las convierte en tu realidad. Para empezar, las personas necesitan revisar la idea de que el dolor es lo mismo que el sufrimiento. El dolor por sí mismo es a menudo algo en lo que se puede trabajar e incluso ignorar. La frase «sin dolor no hay recompensa», común en los deportes, es un ejemplo excelente. Los maratonistas se someten voluntariamente a un dolor considerable para alcanzar un objetivo mayor: la victoria. El deseo de ganar puede volverse tan importante que se tolera una condición severa, que pone en riesgo la propia vida, por ejemplo, golpes repetidos en la cabeza en el boxeo, el fútbol y el rugby, incluyendo las ligas juveniles, donde la salud futura de los chicos se ve comprometida.

En el pánico colectivo de considerar el dolor como enemigo, escuchar tu dolor e incomodidad, que es la razón principal del cuerpo para mandar esas señales, carece de importancia. Esto indica que nuestras prioridades están revueltas. Una vida que careciera de las señales de dolor del cuerpo sería desafortunada. Hay una condición genética que evita que el cuerpo de ciertas personas tenga sensaciones dolorosas, y quienes viven esta condición experimentan la vida de manera muy amenazante.

Jason Breck es un paciente que nació con insensibilidad congénita al dolor (ICP, por sus siglas en inglés). Es una condición genética extremadamente rara, y existen apenas veinte casos documentados en la literatura médica. Los padres de Jason descubrieron que la padecía cuando era un niño muy pequeño: se mordió la lengua y se arrancó un pedazo. Al ser entrevistado de adulto, Breck cuenta: «Un incidente que recuerdo es cuando me rompí el pie en mi cumpleaños. Lo tenía hinchado y lleno de moretones, así que me lo forré con cinta adhesiva, me puse mi bota y continué con mi día». Durante algún tiempo se dudó de la existencia de la ICP, pero ahora se sabe que es resultado de una mutación de un único gen (SCN9A) y, más sorprendente aún, que solo una molécula es la responsable de controlar el dolor. El mecanismo está relacionado con el hecho de que el SCN9A pertenece a las neuronas que provocan la sensación de dolor.

Como también se da una insensibilidad a la temperatura, las personas con ICP están rodeadas de peligros que el resto de nosotros no experimentamos. «Tienes que estar muy alerta todo el tiempo —dice Breck— para evitarte daños graves.» Sin la señal de dolor, debes desarrollar otras estrategias que te avisen de que te has herido. Por lo general, el tacto no está dañado, así que sentir presión o un golpe repentino sirve como señal. Pero esto también implica un peligro. De niño, a Breck le gustaba golpearse la cabeza contra el muro pues disfrutaba sintiendo la vibración. Los niños con ICP, por lo tanto, necesitan usar cascos para evitar esos comportamientos peligrosos. (En el caso de Jason, él es capaz de percibir la temperatura pero no tiene sentido del olfato, lo cual es otra amenaza porque, por ejemplo, no percibiría el humo de una casa que está incendiándose.)

La condición de Breck tiene su origen en la herencia del gen SCN9A tanto de su madre como de su padre. Así que las probabilidades de esta condición son muy bajas. Esta pista genética puede convertirse también en una poderosa herramienta para aliviar el dolor. Si las señales del gen SCN9A normal pudieran bloquearse temporalmente después de una intervención quirúrgica o tras sufrir una lesión severa, el alivio al dolor sería total y, en el mejor de los casos, sin efectos secundarios de ningún tipo. Incluso para un considerable porcentaje de pacientes terminales que quieren tener un suicidio asistido y que experimentan un dolor intolerable que los narcóticos más potentes no pueden aliviar, el tratamiento genético podría ser su única esperanza.

Sin embargo, si miras el panorama en general este ejemplo tiene que ver con la paradoja del dolor. Debido a que evolucionó como una sensación para servirnos y preservarnos, pero que puede hacernos daño al mismo tiempo, el dolor es una de las cosas más elusivas en nuestra vida. No hay manera de negar que el dolor en sí mismo no es la causa del sufrimiento. No solo las creencias intervienen en esto. En un estudio de 2013, Antoine Lutz y sus colegas querían poner a prueba si estar abierto a la experiencia del dolor —es decir, conscientemente— funcionaba mejor que la táctica común de evitar el dolor y sentirse angustiado antes de que este se produjera.

Tal como los investigadores advirtieron, se sabe muy poco acerca de cómo afecta la conciencia a la actividad cerebral asociada al dolor. Eligieron como sujetos para el experimento a un grupo de «meditadores expertos» que tenían acumuladas más de diez mil horas de práctica y usaron un escáner de resonancia magnética para observar la actividad cerebral relacionada con la anticipación del dolor, la experiencia del dolor y el acostumbrarse al dolor. Cuando se los sometía a un estímulo doloroso, los meditadores expertos sintieron la misma intensidad de dolor que los novatos, pero manifestaron que era menos incómodo —o sea, que sufrieron menos—. En términos de lo que sucedía en el cerebro de los meditadores expertos, los investigadores comentaron que «esta diferencia estaba relacionada con la actividad acentuada de la ínsula anterior dorsal (IAD) y al córtex del cíngulo anterior (CCA), el llamado "sistema atencional"». En neurociencia, «atencional» se refiere a cuánto sobresalen las cosas con respecto a otras, comparadas con las cosas vecinas.

Pero ¿por qué los meditadores experimentados notaron el dolor más rápido y, aun así, sufrieron menos? La clave está en que su punto de partida para el dolor era menor que la del grupo de control; no experimentaron tanta anticipación por recibir el daño ni la ansiedad que le es inherente. Cuando el dolor se produjo, lo registraron de inmediato y se acostumbraron a él más rápidamente. Esta es la historia más bien técnica que «relataron» los aparatos de resonancia magnética. Pero están de acuerdo con los comentarios de los meditadores, quienes se sintieron en calma, centrados y en paz.

Nuestro punto de vista al respecto de estos resultados es sencillo: la conciencia puede intervenir en reducir el sufrimiento, incluso cuando el nivel de dolor físico no cambia. ¿Qué aprendemos de esto? Que sanar es estar libre de sufrimiento, y si no es posible alcanzar de inmediato este ideal, cada uno de nosotros debería procurar aproximarse a él tanto como pueda. Conozcamos a alguien que ha alcanzado esta meta.

LA HISTORIA DE DARREN: CAMBIO Y RENOVACIÓN

Darren tiene cuarenta y cinco años, está casado y vive en Colorado. No sabía cómo renovar su identidad. Sin embargo, sucedió, y los resultados han sido drásticos: sus compañeros de la universidad se asombraron con los cambios.

«No provengo de un ambiente complicado ni de una familia difícil —explica Darren—. Me sentía completamente normal: un chico desenvuelto, competitivo y en busca de una carrera como abogado o médico. Algo que me reportara un buen dinero.»

Con ese vago objetivo en mente, Darren se sentía bien equipado para triunfar, aunque a sus espaldas los demás lo consideraban demasiado agresivo e incluso arrogante. Sus compañeros le seguían la corriente, no porque les cayera bien, sino porque Darren se molestaba, y llegaba a ser vengativo si alguien se enfrentaba a él.

Sonríe con arrepentimiento. «Sé que fui un mal tipo, y todos podrían haber apostado a que no cambiaría.»

Pero sucedió una tragedia familiar. Su hermano menor se alistó en el ejército, fue a la guerra y no regresó.

«Volví corriendo a casa de mis padres —dice Darren—, y estaban destrozados, pero yo me sentía atontado. No podía siquiera llorar. Un día, dos soldados llamaron a nuestra puerta para entregarnos las medallas póstumas al valor de mi hermano. Mi padre apenas les dirigió la palabra, pero cuando se fueron abrió la caja y dijo: "Mira por lo que ha muerto tu hermano pequeño".»

Quizá fue significativo que esa gran perturbación en la vida de Darren sucediera cuando él era un veinteañero, todavía maleable. En la época en que la identidad entra en crisis para la mayoría de los jóvenes, él pasó por una experiencia terrible.

«Empecé a odiarme a mí mismo, y esa palabra, "odio" ni siquiera expresa lo que sentía. Empecé a beber mucho y a jugar a los videojuegos hasta las tres de la madrugada, pero nada conseguía hacerme olvidar la culpa durante más de un par de horas. Se supone que yo debía proteger a mi hermanito, pero ni siquiera le había prestado atención. Permanecía despierto todas las noches pensando en cómo podría haber evitado que se alistara, hasta que caí en la cuenta de que él tampoco tuvo claras sus motivaciones. ¿Creyó que no tenía más opción? ¿Sentía un patriotismo profundo?»

Darren se adentró en un período de introspección. En lugar de comenzar directamente sus estudios de Derecho o de Medicina, se tomó un tiempo, durante el cual se mantuvo con trabajos ocasionales como pintar casas. No tenía relaciones estables, y después de uno o dos años dejó de salir con chicas.

«Me di cuenta de algo —afirma—. Me dije: "Si no trabajo en mí mismo me quedan dos opciones: o cargo para siempre con este peso insoportable y no avanzo, o puedo fingir que estoy bien. ¿Y luego qué?".»

Durante cinco años Darren dio un paso excepcional hacia su interior para averiguar quién era. «No estaba cualificado para psicoanalizarme, aunque en realidad no se trataba de eso. Únicamente quería ser capaz de sentirme bien conmigo mismo, y para lograrlo tenía que lidiar con el hecho de que me había convertido en el tipo de persona que nunca quise ser: no solo un mal tipo sino un hombre sin vida interior.»

La decisión de Darren no es única: un sinnúmero de personas ha decidido, por infinidad de razones distintas, alejarse de la sociedad y viajar hacia su interior. Con independencia de que consideren este camino espiritual o sanador, caminar por un sendero interior requiere un nuevo tipo de conciencia, una para la que pocos están preparados. ¿Cómo reacomodas tu vida interior, con todo el desorden de viejos recuerdos, hábitos, heridas y condicionantes? Todo «ahí dentro» es invisible. Las emociones no deseadas como el miedo y la depresión se pasean a su antojo en tiempos de crisis.

A pesar de esas dificultades, Darren continuó motivado debido a una cosa: la renovación personal. «Me negaba a conformarme con la idea de que yo era un producto terminado, que me presentaría en la reunión de exalumnos veinte años después y todos dirían: "No has cambiado nada". Para mí, eso habría sido terrible.»

Buscar la renovación personal es una decisión consciente, y nunca es de una vez y para siempre. La renovación a nivel celular es un proceso constante y virtualmente automático, al igual que la autorrenovación. El destacado maestro espiritual Jiddu Krishnamurti en cierta ocasión hizo una observación provocativa con respecto a la meditación: «La gente asigna un momento al día a la meditación, y no se da cuenta de que la meditación real ocupa veinticuatro horas al día». Esto mismo ha de aplicarse a la sanación. Las células no consideran que su tarea de día completo sea un obstáculo.

A nivel personal, sin embargo, la sanación durante las veinticuatro horas parecería una tarea imposible. Pero si miras con más detenimiento, no es como elegir un programa de televisión o botar una pelota de baloncesto durante todo el día. La sanación es más como respirar, un proceso de vida que funciona de manera automática y puede crecer (por medio de ejercicios de respiración yóguica, por ejemplo). Debido a que la sanación es un proceso automático, ya estás totalmente inmerso en él. Entonces ¿qué eligió hacer Darren? Para empezar, ¿cómo podía saber si su proyecto de cambiarse a sí mismo daría resultado?

Comenzó por adoptar una creencia que todos deberíamos seguir: no hay un yo o un ser fijo. A partir de ese momento, nunca volverás a ser la misma persona. Por lo tanto, es inútil intentar aferrarse al yo como a una tabla de salvación en medio de una tempestad en el mar. El yo es la tempestad. Todos somos empujados por todo tipo de fuerzas internas y externas, y mientras todo este movimiento agita todo a nuestro alrededor, el cuerpo-mente fluye con las corrientes. Tu mente consciente no puede mantener el ritmo de esa agitación. Somos increíblemente afortunados de que la evolución haya desarrollado un sistema de respuesta tan perfecto que posibilita dejar encendido el piloto automático que nos salva de resultar dañados debido los cambios que nos asaltan.

Lo que Darren y millones más han descubierto es que la evolución puede redireccionarse, cobrar conciencia. Esto coloca la sanación bajo una nueva luz. En lugar de dar prioridad a los cambios positivos en tu estilo de vida (aunque sean muy benéficos), te sumerges en el proceso de sanación, convirtiéndote en el proceso en sí. Tu objetivo es evolucionar hasta ser un «sanador elevado», si es que podemos llamarlo así. Esto es lo que implica:

Cómo funciona la sanación elevada

- Concedes un alto valor a la felicidad.
- Vives desde un centro estable.
- Dejas de luchar y resistirte.
- Buscas la armonía al servir de ejemplo a los demás, sin tratar de controlarlos.
- Eliges armonizar con los demás en lugar de ser el contrapunto.
- Permaneces abierto a lo que sucede aquí y ahora.
- Tienes una visión de la mejor vida que puedes llevar, basándote en valores que son más grandes que tú.
- Prestas atención a las señales sutiles de aflicción e incomodidad.
- Corriges los daños del pasado.
- Te diriges hacia el futuro con optimismo.
- Disfrutas de estar en un proceso constante.

Estas son las características de la evolución consciente. Al plantearte como meta el deseo de crecer y evolucionar cada día, entras en una sociedad iluminada con todo lo que te sucede, sin juzgarte o juzgar lo que la vida te da. Ya que cada proceso en el cuerpo-mente se organiza y renueva a sí mismo, la manera más evolucionada de vivir es desarrollándote de manera natural. Palabras como «fluir» y «rendirse» acuden a mi mente, aunque apenas afectan a mi dedicación a la renovación constante. Lao-Tse, el padre del taoísmo, enseña que debes soportar lo que la vida te presenta como si fueras un junco mecido por el viento. Si nos doblamos y cedemos ante las presiones de la vida, permitiendo que el curso natural de los acontecimientos nos esculpa, sobreviviremos. Si insistimos en permanecer firmes y rígidos, nos quebraremos.

«Cuando echo la vista atrás, veo mi camino como una sola cosa —dice Darren—. ¿Puedo confiar en la vida? ¿Puede cuidarse a sí misma? Lo planteo así porque la muerte de mi hermano trajo consigo una racha profunda de desconfianza. La vida me dio un puñetazo en la cara: "¿Y ahora qué?". La mayoría de las personas aguanta el golpe, trata de sobrevivir, y luego reúne las piezas de su versión de una vida normal. Pero la gente nunca resuelve la cuestión subyacente. ¿Realmente puedes confiar en lo que la vida te trae? Si no es así, mejor construye un muro a tu alrededor y atrinchérate, preparándote para lo peor.» Puedes llamar a esto la filosofía de vida de un solo hombre, pero la cuestión ahonda más.

Tal como señalamos, ninguno de nosotros tiene un ser fijo. Estamos en cambio constante. A menudo observamos esto cuando tratamos de consolar a un niño al que le están saliendo los dientes o necesitamos comprar a un hijo o hija adolescentes ropa nueva porque la que le quedaba bien hace una semana les va pequeña. En realidad, nada de ti es igual a como era ayer. Entonces ¿quién eres? La frase «Soy un proceso» suena extraña a la mayoría de las personas, pero examinemos la ciencia que apoya esta respuesta.

En una conferencia de TED dictada en 2016, Moshe Szyf, un prominente genetista de la Universidad McGill, en Canadá, señaló un estudio fascinante centrado en la manera en que las ratas cuidaban a sus crías. Una «buena madre» lo demostraba lamiendo a sus recién nacidos mucho más que una «mala madre», la cual descuidaba sus tareas o las hacía sin poner mucho empeño. Cuando crecían, las crías llevaban vidas muy diferentes: las que habían tenido buenas mamás eran más relajadas, menos estresadas y exhibían distinto comportamiento sexual que las crías de las malas madres. Por lo general, un genetista habría dicho que un gen específico heredado determinaba qué tipo de madre sería una rata.

Pero Szyf es un especialista en epigenética y estudia la manera en que los genes con los que nacemos resultan afectados por nuestras experiencias vitales. El epigenoma consiste en todos los factores que controlan la actividad (expresión) de nuestros genes. Incluye las modificaciones químicas de nuestro ADN y las proteínas, conocidas como histonas, que los recubren. El ADN y su funda proteínica quedan químicamente impresos por las experiencias y desempeñan un papel importante en el encendido y apagado de los genes. (Este proceso fue un tema destacado en nuestro libro anterior, *Supergenes*.) A lo largo de los años Szyf y sus colegas exploraron lo que podría suceder si se colocaba las crías de una mala madre con una buena madre para que las cuidara, y a la inversa con las ratas hijas de las buenas madres. Lo que los investigadores descubrieron es que un número significativo de procesos químicos cambiaba, y esto apoyaba lo que ellos observaron: una rata buena madre puede cambiar a su bebé adoptivo y convertirlo en un adulto relajado y sin estrés. En otras palabras, la experiencia de ser bien criado se sobreponía a la herencia de una mala madre. Lo contrario también era cierto. Aunque una cría de rata descendiera de un linaje de buenas madres, esa buena herencia se revertía si la ratita era adoptada por una mala madre.

Szyf especuló más allá de la naturaleza respecto de la crianza en el caso de las ratas. ¿Qué ocurre en el caso de la crianza de un bebé humano, que establece sus ideas sobre cómo funciona la vida? Szyf compara a un bebé criado en Estocolmo, donde los días de invierno son fríos, brillantes y muy cortos, con un bebé criado en una tribu en Brasil, donde todos los días siempre son cálidos y duran lo mismo sea cual sea la estación. Él especula que un bebé cuyo sistema recibió esos diferentes estímulos esperaría que la vida fuera distinta en función de su experiencia infantil. Habría expectativas sobre otras cosas importantes, como la abundancia o escasez del alimento, la sensación de seguridad o peligro, o la dificultad o facilidad para sobrevivir en general. Szyf declara que la evolución le ha enseñado a nuestro viejo y fijo ADN a adaptarse de manera dinámica a todo tipo de entornos, una pista importante para algo que hemos estado afirmando: pertenecemos a la especie que tiene la mayor capacidad adaptativa del planeta.

Ahora nos encontramos ante una encrucijada. ¿Son estas huellas tempranas la clave para la salud y la enfermedad? Es una espada de doble filo. La misma huella podría ayudarte o perjudicarte en la vida, y no hay manera de predecir qué sucederá. Digamos que al niño A lo educan para sentirse seguro y protegido, y crece con este convencimiento, mientras que al niño B lo crían con la idea de que la vida es peligrosa e impredecible. Podrías decir que el niño A avanzará por la vida más feliz que el niño B. Pero ¿qué sucede si el peligro acecha en el horizonte, como ocurrió con los primeros casos de sida o el surgimiento de un Hitler o un Stalin? El niño que asume como un hecho que todo resultará bien en un mundo benigno y seguro podría estar trágicamente poco preparado en la edad adulta para afrontar una inminente amenaza, mientras que el niño al que criaron para asumir los peores escenarios podría ser el único de los dos que sobreviviera.

Szyf llega a una conclusión revolucionaria. Gracias a los avances genéticos, ahora puede apreciarse el lugar exacto en el que el genoma fue marcado por la madre buena o la madre mala. Menciona un estudio realizado en monos sobre la maternidad en el cual una cría tenía una madre real y otra tenía un muñeco como sustituto. Muchos genes se diferenciaron entre ambos casos, apenas a los catorce días después del nacimiento. «Esto es una señal de cómo será la vida cuando te conviertas en adulto», afirma Szyf. El estrés reorganiza todo el genoma. ¿Cómo de temprano se muestran todas estas diferencias? La pregunta tiene relación con las experiencias de la primera infancia. Por ejemplo, cuando unos padres cuidan a su bebé pueden dejarlo llorar con el propósito de entrenarlo para que duerma durante toda la noche, siguiendo un conocido método o pueden hacer como Rudy y su esposa, Dora, con su hija Lyla, que acuden a atenderla cada vez que llora.

Este último caso es más pesado para los padres, pero las redes neuronales más tempranas y las huellas genéticas del bebé programarán un mensaje que puede perdurar toda la vida al respecto de que el mundo es un lugar seguro y bueno. Por supuesto, el mundo resultará ser un lugar lleno de peligros, retos y frustraciones, pero esta huella positiva temprana logrará mucho en cuanto a la promoción de la sanación por encima del sufrimiento a lo largo de toda la vida.

Quizá ya conozcamos —y estemos programados para aceptar— nuestro lugar en el mundo desde el momento de nacer. Los animales obedecen a dicha programación de manera instintiva. Por ejemplo, los monos siempre se organizan en una jerarquía social, con el mono dominante en la cúspide y el mono de menor jerarquía en la base. Las diferencias en sus genomas están ya presentes cuando nacen, lo que en términos humanos significa que pertenecer a un entorno desfavorable imprimiría una huella en un bebé desde el primer día. Lo que hace que esta posibilidad sea más inquietante proviene de un estudio que surgió en una tormenta de nieve en 1998 y que en el peor momento del invierno dejó sin energía eléctrica todo Quebec. Este hecho fue más estresante para unos que para otros, y entre la población había mamás embarazadas.

Al seguir a sus hijos a lo largo de quince años, la psicóloga del desarrollo Suzanne King descubrió que los hijos de las madres que sufrieron mucho estrés durante y después de la tormenta de nieve padecían índices más altos de autismo, desórdenes metabólicos y enfermedades autoinmunes. Por supuesto, en este caso no podemos asumir una relación de causa-efecto. Sin embargo, hay muchos estudios similares que indican que eventos únicos durante el embarazo pueden afectar el desarrollo del feto. Pero una visión general tiene que ver con cuán inestable es realmente el ser, incluso cuando pensamos que el yo permanece igual año tras año.

El estudio más largo sobre la inestabilidad del ser se realizó en Escocia en 1947, donde se pidió a maestros de escuela que dividieran a sus estudiantes de catorce años en seis grupos, cada uno con una personalidad específica: seguro de sí mismo, perseverante, de humor estable, consciente, original y con deseo de aprender. Un total de 1.208 estudiantes estuvieron involucrados, y en 2012 se hizo un seguimiento de los supervivientes, un total de 174, y se les pidió que se clasificaran a sí mismos según las categorías anteriores. Para tener mejor perspectiva, los sujetos debían encontrar a alguien que los conociera bien, a fin de que también diera su clasificación. En psicología se asume que la personalidad es estable, y se tiene la idea común de que la «gente nunca cambia». Pero el estudio escocés llegó a la conclusión opuesta. Aunque había similitudes entre los grupos de menor y mayor edad, las «correlaciones sugirieron que no había estabilidad significativa en ninguna de las seis características».

Nadie sabe muy bien por qué los estudios previos indicaron que la personalidad permanece estable a lo largo del tiempo. Las madres siempre dicen que ya vieron en sus hijos cuando eran bebés el tipo de personalidad que tendrían al crecer. Los típicos comentarios son: «Eras un bebé tranquilo y eres tranquilo ahora» o «Siempre quisiste salirte con la tuya, incluso desde que tenías dos años». Pero parece que el tiempo explica mucho. El estudio escocés es el más largo que se conoce, y al cumplir sesenta años esas personas «difícilmente guardaban relación alguna» con sus seres adolescentes.

La oportunidad de transformarte siempre ha estado ahí. Las experiencias de la vida te transformarán, de todos modos, y cuanto más tiempo esperes, más de ti se transformará sin que te enteres o sin tu consentimiento. Queremos señalar algunas conclusiones básicas:

- Las experiencias tempranas dejan en los niños una huella mucho más profunda que cualquier otra en términos de genes, biología y comportamiento.
- En la mezcla de todas estas influencias, cada uno de nosotros carga con un mapa de vida que no es una elección, sino una huella.
- Podemos cambiar esta huella eligiendo nuestros comportamientos, creencias e interpretaciones. En otras palabras, las huellas inconscientes pueden deshacerse si te lo propones; hasta donde sabemos, no hay ninguna otra criatura viviente que esté bendecida con esta posibilidad.

Hay anécdotas médicas sobre cambios totales de identidad. En 1960, un brillante pero excéntrico psiquiatra escocés llamado R. D. Laing refirió el caso de una joven que había entrado en coma y más tarde despertó de repente. Se reconoció a sí misma por su nombre, pero tuvo lugar un extraño proceso de transformación. La chica había sido tímida e introvertida antes, y ahora las enfermeras la trataban como a una celebridad, el alma de la fiesta, y la halagaban por lo lista y encantadora que era. En pocas palabras, al creer lo que le decían, la paciente cambió de personalidad y se convirtió en la mujer que los demás le reflejaban.

Si el yo puede desmontarse pieza a pieza, ya sea por una lesión cerebral o por razones psicológicas, entonces el ser es mucho menos estable y fiable que lo que nadie pensó jamás. Lo cual nos trae de regreso a Darren. Si es cierto que un chico de catorce años no se reconocería a sí mismo cuando tuviera sesenta o setenta años, Darren tampoco lo deseaba. Cambió drásticamente su antiguo ser porque no podía continuar viviendo con el viejo yo. Ahora que tiene cuarenta años, ¿adónde lo llevó la vida cuando le dio la espalda a un yo inaceptable?

—De vez en cuando me reúno con viejos amigos del colegio y la universidad, que me dicen: «No has cambiado nada». Pero me río de eso —explica Darren—. Sé que solo intentan halagarme. Si realmente me conocieran se sorprenderían, porque la manera en la que me percibo no es ni remotamente cercana a como era antes. Solía huir de mí mismo. Una voz en mi cabeza me recordaba todos los días que no era lo bastante bueno. Todo eso ya no existe.

Esa voz me enjuiciaba constantemente, y me llevó mucho tiempo deshacerme de ella. Mil veces le decía: «Ya no te necesito». Solía sentirme orgulloso de lo rudo y fuerte que era, y eso también me costó mucho cambiarlo. Pero no puedes estar vivo con esos sentimientos, y no puedes sentir a menos que expongas tu vulnerabilidad. Dudo que uno entre cien hombres haga frente a esta verdad. Yo tenía que hacerlo por lo que me sucedió; la culpa terrible por la muerte de mi hermano era demasiado real para negarla.

Con respecto a esto, la mayor lección que aprendí fue que las emociones pueden ser algo positivo en tu vida. Y muchas otras cosas empezaron a cambiar. Toda la confusión sobre si podía ser amado o amar a alguien más… Podría escribirse un libro al respecto. Pero si pusieras todo sobre la mesa de golpe te paralizarías. Creo con firmeza que las cosas deben desenvolverse de la manera en que lo necesiten. Ya no lucho ni me resisto a nada. Cuando ya no te temes a ti mismo, tampoco estás asustado de tus sentimientos o de lo que la gente dice. No te preocupas del futuro ni revives el pasado.

No estaba logrando escapar de mi dolor. Cambié de canal y me interesé en lo que me sucedía. Era un proyecto, casi como observar a alguien más a través de un microscopio. Cuando el miedo y el juicio desaparecieron, empecé a disfrutar del proyecto.

¿Cuál era exactamente ese proyecto? Según el propio Darren:

—El descubrimiento de mí mismo. Ningún término lo abarca. Pero es suficiente. Cuando preguntas: «¿Quién soy?», la respuesta tiene que ver con etapas.

Y a la pregunta de en qué etapa está ahora, Darren finalmente responde: «De alguna forma, siempre he estado en la misma etapa: proyecto en construcción».

Todos somos un proyecto inacabado, y cuando todo esté dicho esa es la mejor manera de existir. Al saber lo que la genética tiene que decir sobre la forma en que cada experiencia deja una profunda huella en cientos de genes, el proceso nunca se detendrá, porque no está diseñado para ello. Estar vivo es unirte al río de la evolución: un río verdadero en el que no puedes nadar en la misma agua dos veces. La sanación elevada implica aceptar cada experiencia con la actitud de expandirse, crecer y evolucionar. ¿Qué hace que la vida siga? La vida misma. Cuando depositamos nuestra confianza en eso, el viaje de sanación llega hasta donde tiene que llegar; es un proyecto exigente que expresa el gozo de estar vivo, aquí y ahora.

SEGUNDA PARTE

Sana ahora
Plan de acción de siete días

Empezamos este libro afirmando que ampliar la definición de la inmunidad era una necesidad urgente, porque la salud de cada persona está siendo sometida a más desafíos que nunca. Debes asegurarte de que tu inmunidad no alcance ese punto crítico en que el estrés, el desorden de tu estilo de vida y la edad lleven la batuta. Ahora tienes el conocimiento necesario para seguir un nuevo modelo —el yo sanador— que impulsará tu inmunidad y protegerá tu salud de por vida.

Aun así, el conocimiento es inútil hasta que se pone en acción. Es tan obvio que sobra decirlo. Motivar a las personas a actuar tiende a afrontarse con un enorme obstáculo. Las buenas intenciones se diluyen y los mejores planes desaparecen. Así que debemos preguntarnos cómo podemos hacer que un plan de acción dure toda la vida. Nada menos que esto producirá los beneficios que hemos estado planteando como una posibilidad real.

La respuesta resulta evidente cuando observamos a nuestros hijos. El desarrollo durante la infancia, como todo padre sabe, es algo fascinante de mirar. Un niño de cuatro años está jugando con muñecos de papel y cubos con el alfabeto, y cuando te das la vuelta un instante el niño ya está jugando con un avión en el jardín. Se producen cambios de gran alcance en el desarrollo del cerebro para que se coordine todo lo necesario para aprender a leer, e incluso para algo tan sencillo como saltar con un solo pie manteniéndose en equilibrio.

La naturaleza ha diseñado cada paso del desarrollo de la infancia para que no haya esfuerzo y que el niño ni siquiera se entere de que su ser anterior ha sido sustituido por el nuevo. Esto nos da una pista. Adoptar el yo sanador necesita ser tan sencillo que en una semana, en un mes o en un año se produzcan cambios importantes que se sientan tan naturales que no puedas recordar cómo era vivir de otra manera.

Esta es la filosofía que hay detrás del plan de siete días que te presentamos a continuación en esta segunda parte. Cada día se centra en un tema que requiere toda tu atención para ese día. El lunes, por ejemplo, contiene recomendaciones para cambiar tu dieta por una antiinflamatoria. Hay varias recomendaciones en la categoría «Qué hacer» y otras en la categoría «Qué deshacer». Preferimos «deshacer» en lugar de «no hacer» porque cambiar tu estilo de vida generalmente implica abandonar viejas decisiones. Ninguna recomendación es mejor que las otras, así que elige la que te guste más.

El martes continuarás con un nuevo tema, la reducción del estrés, y centrarás tu atención en eso. Si no quieres continuar con los cambios que hiciste el lunes, está bien.

Después de terminar la semana y empezar con la siguiente, los mismos temas se repiten. Una vez más, elige a tu gusto los cambios que quieres hacer. Creemos que al hacerlo así no te presionarás, tu cuerpo-mente disfrutará cada cambio y conservará los que hagan que se sienta bien. Para combatir la inflamación, por ejemplo, una persona querrá añadir nueces en su dieta mientras que otra preferirá incrementar la fibra. No podemos predecir qué cambio permanecerá, pero si estas dos personas persisten es inevitable que algunas decisiones se convertirán en parte de su estilo de vida. Es solo cuestión de tiempo.

Te presentamos aquí el calendario semanal que cubre los temas que aprendiste en la primera parte:

Lunes: Dieta antiinflamatoria
Martes: Reducción del estrés
Miércoles: Antienvejecimiento
Jueves: Levántate, camina, descansa, duerme
Viernes: Creencias centrales
Sábado: No luchar
Domingo: Evolución

Tu única obligación es seguir tus deseos, seleccionando qué hacer y qué deshacer de las listas de opciones. Te recomendamos que leas la sección completa de ese día al menos una vez y la consultes tantas otras como te sea posible para reforzar lo aprendido.

¿Qué resultado tendrán tus elecciones? Mantén la mente abierta. ¡Este es un experimento en el que desempeñas los dos papeles del laboratorio: el del científico y el del ratón!

Para algunos temas, como el de la dieta antiinflamatoria, te resultará sencillo hacer cambios pequeños y mantenerlos de manera permanente. En otros casos, como caminar media hora todas las tardes y concederte el espacio para hacerlo a lo largo de mucho tiempo, puede llegar a ser un reto. Avanza a tu ritmo y recuerda siempre que tus decisiones deben resultarte placenteras.

Lunes

Dieta antiinflamatoria

He aquí las recomendaciones de hoy;
elige solo una

Qué hacer

Incorpora algunos alimentos antiinflamatorios a tu dieta.
Incluye más comida orgánica en tu lista de la compra.
Incrementa la fibra en tu dieta.
Toma un suplemento probiótico (consulta la página 261).
Pásate al aceite de oliva o el de cártamo.
Bebe café de una a cinco veces al día, a poder ser cargado.

Qué deshacer

Reduce significativamente tu ingesta de azúcar.
Elimina la comida rápida y la comida basura.
Deshazte de la comida en mal estado, incluyendo aceites para cocinar o sobras de más de un día.
Reduce de manera general la ingesta de grasas.
Reduce la ingesta de sal.
No consumas alcohol.

El plan de acción del lunes es para reducir la inflamación. Nos enfocamos en la dieta por dos razones: la primera, los cambios que haces pueden ir aumentando, lo cual facilita que adoptes un régimen antiinflamatorio al que te apegarás a medida que pasen los días; la segunda, el apetito de los estadounidenses por el exceso de azúcar, sal, grasas y comida procesada se considera un factor determinante de la inflamación. Así que en «Qué hacer» queremos que incorpores a tu dieta más alimentos que contribuirán a la respuesta sanadora, mientras que en «Qué deshacer» te pedimos que reduzcas todo aquello de tu dieta que no contribuye a que sanes.

La dieta por sí misma no es suficiente para mantener bajos los niveles de inflamación crónica. A medida que la ciencia médica continúa descubriendo más y más formas en las que la inflamación afecta a una gama de procesos físicos, nos percatamos de que este es todo un sistema enemigo que puede estar acechando en cada esquina. La explicación más común acerca de lo que produce inflamación crónica tiene dos variantes. En el primer caso, las células blancas y otras células inmunes se unen para luchar contra una amenaza que, de hecho, no necesita una respuesta inflamatoria. En este caso las células, al no tener una misión real, pueden atacar las células del propio cuerpo. En el segundo escenario, existe una amenaza de bajo perfil que es real, pero que no ha sido detectada por la persona o su médico. Entonces se sitúa en el centro del enfoque el sistema inmune sin que el problema real de fondo se resuelva.

Básicamente puedes cambiar el segundo caso si modificas tu dieta, lo que a su vez puede afectar a tu tracto intestinal y proceso digestivo. Para digerir de forma adecuada un alimento se requiere una variedad de microorganismos, bacterias que procesan nutrientes específicos. Con el tiempo, esta colonia de bacterias ha evolucionado en su propio ecosistema dentro del cuerpo llamado microbioma. Dedicamos buena parte de nuestro libro *Supergenes* al microbioma, y cuando incorporas el factor del ADN bacteriano se acumula un valor estimado de dos millones de genes. Si comparas esto con los veinte mil genes con los que naciste, es acertado afirmar que somos un organismo bacteriano.

La importancia del microbioma, que existe principalmente en los intestinos, pero también en otros lugares como la piel, la vagina y las axilas, es inmensa y se ve afectada de manera directa por lo que ingieres. Estas bacterias no son invasoras. El microbioma es tu ADN tanto como el ADN que está dentro de una célula del corazón o del cerebro; de hecho, se sabe que el ADN humano contiene grandes contribuciones de ADN microbiano que se ha asimilado a lo largo de eones de vida en nuestro planeta.

Siéntete libre de saltarte la lista «Qué hacer» y la lista «Qué deshacer» por hoy, si lo deseas, pero hay información fascinante sobre el microbioma que nos gustaría compartir contigo. El cuerpo está abierto al medio ambiente exterior con cada bocanada, y el modelo médico estandarizado ha sostenido durante muchos años que la nariz y las cavidades paranasales, al ser el primer lugar al que los microbios llegan cuando son inhalados, son espacios vulnerables. Es verdad que el polvo, los alérgenos y los microorganismos se filtran a través de la nariz y los senos nasales, pero nadie sospechaba que estos ambientes tibios y húmedos están vivos y repletos de su propio microbioma.

Dado que es así, ahora nos damos cuenta de que los seres humanos nos hemos relacionado de maneras muy complejas con el ADN de los microbios que viven en nuestras cavidades nasales. De hecho, existen dos tipos de relaciones que cambian, de una a otra, constantemente. Una consiste en colonias de microbios que interactúan unos con otros; la otra es la interacción humana, que se prolonga en el tiempo un día o tanto como ha existido nuestra especie. La gente que continuamente tiene la nariz tapada y los senos congestionados (rinitis crónica) puede estar reaccionando a algo más que un alérgeno o patógeno del aire; es posible que algún tipo de desequilibrio en su diminuto microbioma sea el culpable. Se asume que la actividad bacteriana produce inflamación crónica de los tejidos paranasales, conclusión que no te sorprenderá oír.

Otro ejemplo es el microbioma que habita en nuestra boca. Cientos de especies de virus, bacterias y hongos están involucrados —quizá la imagen te provoque náuseas—, y todas ellas se unen en una biocapa que cubre las membranas mucosas en el interior de la boca. Cepillarte los dientes y usar un enjuague bucal no elimina esa persistente capa, y no sería bueno que fuera así. Esta ecología diminuta ha evolucionado a lo largo de los últimos dos millones de años para mantener saludable a la especie humana, aunque la manera en la que funciona esa relación cooperativa no nos queda clara.

Una teoría sostiene que las bacterias malas (patógenas) están siempre presentes en el microbioma bucal, pero son tan pocas comparadas con las bacterias buenas que las malas se mantienen a raya. Las enfermedades se presentan si el equilibrio se rompe y la población de agentes patógenos sobrepasa al resto. Esto quizá sea provocado por la inflamación, pero nadie puede asegurarlo a ciencia cierta. Es posible que los responsables sean otros desencadenantes.

Para desarrollar una comprensión fiable de todas las loca-

ciones de microbiomas, grandes o pequeños, el Earth Micro-
biome Project (Proyecto Microbioma Terrestre) y otras ins-
tancias similares están realizando un catálogo de los genomas
de los cientos de especies de microbios de nuestro interior.
En 1972 se estimaba que las células bacterianas sobrepasaban
las células humanas en una relación de diez a una, pero ahora
sabemos que los microorganismos se estiman en una paridad
de uno a uno en relación con las células de nuestro cuerpo.
Así que obtener el mapa completo de su ADN es uno de los
proyectos más vastos en la historia de la biología.

Sin repetir en detalle lo que abordamos en nuestro libro
Supergenes, te ofrecemos a continuación una lista con los
puntos pertinentes para el plan de acción del día de hoy:

- El microbioma de los intestinos es diferente de una cultura a otra. En cada una cambia constantemente en respuesta no solo a la dieta, sino también al estrés e incluso
a las emociones.
- Debido a la complejidad y la enorme variabilidad de
una persona a otra, todavía no se ha definido un microbioma intestinal «normal».
- Se cree, sin embargo, que un microbioma intestinal
próspero y saludable se basa en el consumo de una amplia gama de alimentos abundante en frutas, hortalizas
y fibra.
- En la dieta occidental contemporánea, baja en fibra y
alta en azúcar, sal, grasa y alimentos procesados, el microbioma intestinal puede degradarse seriamente.
Otros culpables incluyen los emulsionantes y los edul-
corantes artificiales.
- Cuando el microbioma se daña o degrada, las bacterias

liberan endotoxinas, esto es, el subproducto de la actividad microbiana. Si estas toxinas penetran en el torrente sanguíneo a través de la pared intestinal, los marcadores de la inflamación se disparan y persisten hasta que las toxinas dejan de estar presentes.

A partir de los puntos anteriores, se extrae una gran cantidad de información, pues a donde sea que se extienda el torrente sanguíneo —a todos lados, de hecho—, la inflamación puede dispararse debido al microbioma y causar problemas. Pero hoy estamos centrados en que recuperes un microbioma intestinal sano.

El enfoque «qué hacer»

Algunos días te daremos opciones que no cabe aplicar al estilo de vida de todas las personas, pero adoptar una dieta antiinflamatoria es beneficioso, en esencia, para todos nosotros. Haremos referencia a la información nutricional que investigamos para *Supergenes*. Con tantos establecimientos y locales que ofrecen productos orgánicos, consumir hortalizas ya no es tan caro como antes. Pero somos conscientes del impacto que esto puede comportar en el presupuesto doméstico, ya que los alimentos procesados o la comida rápida son mucho más baratos por caloría. No obstante, ten en mente algunas cosas:

- *Probablemente no necesitas tantas calorías como crees.*
  Las personas tienden, cada vez más, a llevar una vida sedentaria y poco activa, sobre todo conforme enveje-

cen. Este estilo de vida requiere muchas menos calorías de lo que crees. Las viejas pautas situaban el límite inferior, por día, en torno a diez calorías por cada 0,4536 kilogramos si eres una persona inactiva (por ejemplo, si pesas 68 kilos debes consumir 1.500 calorías diarias). Se consideraba que un adulto medio más o menos activo necesitaba entre 2.000 y 2.500 calorías al día. Sin embargo, algunos informes con respecto a estilos de vida radicalmente sedentarios reducen estas cifras de manera drástica. Lo que solía considerarse una dieta de ayuno, en el rango de las 1.200 y 1.500 calorías, puede ser el requerimiento normal para quienes pasan horas al día trabajando delante de un ordenador o jugando a los videojuegos.

- *Las calorías baratas no son iguales a las calorías nutritivas.*
Estados Unidos es adicto a las calorías vacías que, coincidentemente, son las más baratas. El azúcar en forma de jarabe de maíz y diversas grasas como el aceite de maíz, que son muy baratas para usarse en alimentos procesados, tienen también propiedades inflamatorias. La curva calórica se eleva en la comida basura, la procesada y la rápida, mientras que la curva nutricional —fibra, vitaminas y minerales— se reduce.

- *Los alimentos enteros son lo natural.*
El debate sobre la dieta estadounidense poco saludable ha finalizado en lo que concierne a la ciencia, pero todavía falta que la población se entere. El punto básico —no importa qué comida escojas— es que el tracto intestinal de los humanos, incluyendo la participación de

su respectivo microbioma, se adapta a más alimentos que los de cualquier otra criatura: somos el omnívoro por excelencia. Esta increíble habilidad adaptativa evolucionó a lo largo de decenas de miles de años basada por completo en alimentos integrales. El auge en el consumo de azúcar, sal y grasas que tuvo lugar en Estados Unidos a partir de la Segunda Guerra Mundial sucedió demasiado rápidamente para que nuestro cuerpo pudiera evolucionar y adaptarse. El impacto de la nueva dieta permanece con nosotros, y el daño resultante tiende a retar y sobrepasar nuestra capacidad de adaptación. Los desequilibrios hormonales, la obesidad, la diabetes tipo 2, la resistencia a la insulina, la producción excesiva de insulina (hiperinsulinemia) y las crecientes alergias alimentarias, incluyendo lo que se sospecha que es una alergia al gluten, fueron alguna vez raras y hoy se han vuelto endémicas en la sociedad occidental contemporánea. Ignorar los caminos de la naturaleza nos ha costado caro.

• *Los alimentos enteros no producen adicción.*
Es obvio que resulta más caro comprar alimentos orgánicos y enteros, pero producen más satisfacción y no generan adicción, a diferencia de la comida rápida, la comida basura o la procesada. La adicción se genera al habituarnos a los malos alimentos o al desarrollar antojos constantes por grandes cantidades de azúcar y sal, junto con los sabores que los promueven: dulce, ácido y salado. Cuando consumes alimentos enteros y orgánicos, el dinero que gastas en refrescos, tentempiés, helados o chocolatinas se reduce, lo que ayuda a equilibrar el presupuesto. Estos alimentos pueden encontrarse

entre los más caros por caloría, en especial si prefieres bombones y helados de lujo.

Una dieta basada en alimentos enteros se encarga de un rango amplio de asuntos inflamatorios, pero ¿qué hay de los alimentos específicos? La comida antiinflamatoria ha despuntado gracias a la preferencia de la población y la investigación. La lista de alimentos específicos antiinflamatorios es amplia, y los que enumeramos a continuación son algunos de los que forman parte de ella, pero no son los únicos alimentos «correctos» que debes incluir en tu dieta.

Alimentos que luchan contra la inflamación
- Pescados grasos de agua fría (salmón, atún, sardinas, arenques)
- Moras
- Frutos secos (nueces, almendras, avellanas, excepto cacahuetes)
- Semillas
- Cereales enteros
- Hortalizas verdes
- Soja (incluyendo leche de soja y tofu)
- Tempeh
- Proteínas provenientes de los hongos (champiñones y otros)
- Lácteos bajos en grasa
- Pimientos (tanto dulces como picantes; la cantidad de picante no es un indicador de los efectos antiinflamatorios en el cuerpo)
- Tomates
- Tubérculos

- Cerezas ácidas
- Jengibre y cúrcuma
- Ajo
- Aceite de oliva

En sus publicaciones en línea, la facultad de Medicina de la Universidad de Harvard añade algunos otros productos a la lista:

- Cacao o chocolate negro
- Albahaca y muchas otras hierbas aromáticas
- Pimienta negra

Otros listados incluyen lo siguiente:

- Vegetales crucíferos (calabaza, col china, brócoli, coliflor)
- Aguacate
- Salsa picante
- Curri
- Zanahoria
- Pechuga de pavo orgánica (como sustituto de las carnes rojas)
- Nabo
- Calabacín
- Pepino

Dejando a un lado los efectos antiinflamatorios, estos son alimentos sanos y enteros, y convertirlos en la base de tu dieta solo puede ser beneficioso. Sin embargo, la ciencia discute aún si todos ellos tienen algún efecto antiinflamatorio, y si es así, en qué consiste ese efecto y su probable relación con el microbioma. A pesar de ello, el hecho de que tu genoma y tu microbioma responden a las experiencias cotidianas indica con claridad que lo que comes tiene consecuencias en todo el sistema.

La conexión con el café

Muchos estudios han validado los efectos benéficos del café en la salud, y a menudo su mecanismo se desconoce. Un estudio realizado en 2015 en más de doscientos mil sujetos cuya salud se controló durante treinta años determinó que el riesgo de mortalidad entre aquellos que bebían de una a cinco tazas de café al día era un 15 % menor. Hemos usado esto como nuestra guía, pero beber la cantidad máxima (cuatro tazas o más diarias) parece incrementar los beneficios. Existe una disminución en el riesgo de padecer diabetes tipo 2 (quizá relacionado con la propiedad del café de reducir los niveles de azúcar), ataques al corazón e infartos (tal vez relacionado con un efecto antiinflamatorio), cáncer de hígado (causa desconocida), suicidio (causa desconocida) y desórdenes tan diversos como piedras en el riñón y párkinson.

Debido a que la relación más probable con una vida longeva es la reducción de la inflamación, hemos elegido esta como la mejor razón para beber café. Además, al parecer no importa si es descafeinado o no. Debido a que los bebedores de café son proclives a fumar, es importante apuntar que una mayor longevidad se aplica solo si se elimina el tabaco de la ecuación. (También el té, sobre todo el verde, parece tener muchos beneficios para la salud, a buen seguro relacionados con su capacidad antiinflamatoria, pero hay muchos menos estudios al respecto en comparación con el café.) Más que considerar el café como un elixir mágico, añádelo a la lista de alimentos benéficos, mientras mantienes en mente una visión más general.

Prebióticos

A la par con el creciente número de investigaciones sobre microbiomas, hay un interés sin precedentes en los alimentos que mantienen saludable el microbioma. Quizá has oído hablar de los probióticos, que son alimentos o suplementos que añaden microbios benéficos al tracto intestinal. Por otro lado, los prebióticos son alimentos o suplementos que contienen fibra vegetal que nutre a los microbios que ya existen dentro de tu sistema digestivo.

Como regla general, y manteniéndonos a la vanguardia de las mejores investigaciones, debes centrarte primero en los prebióticos para evitar que el microbioma libere endotoxinas que disparan la respuesta inflamatoria. Añadir nuevas bacterias a la mezcla no ayudará si tu dieta es baja en fibra, como suele ser la típica dieta estadounidense, por ejemplo. La recomendación del gobierno de Estados Unidos para la ingesta de fibra es de veinticuatro gramos de fibra, tanto soluble como insoluble, lo cual es alrededor del doble de lo que contiene la típica dieta estadounidense. No es necesario que te pongas a contar los gramos de fibra, aunque ahora ya se encuentran reflejados en los valores nutricionales de las etiquetas de la comida procesada.

Una vez que consumes comidas enteras, sobre todo frutas y hortalizas, tu ingesta de fibra será saludable. La fibra soluble más básica es la celulosa, los restos que no se digieren de todos los alimentos vegetales. Pero la celulosa es lo que permite prosperar a los microbios de tu sistema digestivo. La fibra se ha publicitado durante décadas como un alimento que previene las enfermedades cardíacas, retrotrayéndose hasta los hallazgos iniciales de las tribus africanas que consumían cantidades enormes de fibra y presentaban un índice muy bajo de afecciones cardíacas. Pero esta panacea pronto se diluyó porque otros factores preventivos entraron en juego, como el ejercicio abundante y los niveles bajos de estrés propios de una vida indígena tribal comparados con el estilo de vida de las culturas occidentales. Lo que hace que la fibra continúe siendo tan atractiva es su amplio espectro de beneficios. No solo combate la inflamación, sino que también regula la digestión de azúcares (beneficioso en algunos tipos de diabetes tipo 2), te hace sentir satisfecho (lo cual ayuda a no comer de más) y preserva la salud de la capa que recubre el tracto intestinal (lo cual puede ser un factor crucial en algunos cánceres de colon o recto, por ejemplo).

Ingerir fibras solubles e insolubles variadas es una buena idea, y es preciso seleccionarlas de fuentes fáciles de conseguir.

Fibra soluble
- Judías, garbanzos y guisantes secos.
- Cereales enteros, incluyendo avena, pan integral de trigo y panes multicereales.
- Todas las frutas, pero en especial aquellas con más fibra soluble que insoluble, albaricoques, pomelos, mangos y naranjas.
- Todos los vegetales, especialmente los crucíferos, ya que poseen un alto contenido en fibra soluble: calabaza, coles de Bruselas, brócoli, col china, etcétera.
- Semillas de linaza.

- Psilio o psyllium, un extracto vegetal que es la base de la mayoría de los suplementos de fibra que se comercializan y también el único suplemento conocido que reduce los niveles de colesterol LDL o «malo».

Fibra insoluble
- Salvado de avena, a menudo tomado como suplemento.
- Cereales para el desayuno a base de salvado.
- Cereales para el desayuno a base de trigo triturado.
- Frutos secos y semillas.
- Judías secas y lentejas.
- Frutas y vegetales en general.

Probióticos

Los alimentos probióticos contienen bacterias vivas. El yogur activo es el probiótico más popular anunciado en televisión y vendido en los supermercados, pero existen también los pepinillos, el chucrut, el kimchi (elaboración tradicional coreana de calabaza fermentada) y el kéfir (leche fermentada de sabor similar al yogur). Incluir alguno de estos alimentos durante las comidas ayuda a tu microbioma, ya que introduce bacterias beneficiosas que colonizarán las paredes intestinales y contribuirán a reducir o expulsar las bacterias dañinas. Debido a la complejidad del microbioma y las enormes diferencias que existen de una persona a otra, no hay una predicción completamente fiable en los efectos de los alimentos probióticos. Lo mejor es probarlos —todos son inofensivos— y observar los resultados.

En cuanto a los suplementos probióticos, son un negocio en auge que, por lo que parece, crecerá en el futuro. Las tiendas de suplementos alimenticios ofrecen una enorme variedad de productos, algunos en forma de pastillas para tomarse con el estómago lleno, otros como perecederos que deben conservarse refrigerados. No hay un consejo médico experto respecto a los mejores suplementos probióticos, por el simple hecho de que el microbioma es demasiado complejo para comprenderlo a día de hoy. Debe considerarse, además, que un suplemento fiable contiene mil millones de bacterias que se incorporarán a un entorno de cien trillones de microbios. Superado en número de cien mil a uno, el suplemento puede tener un impacto insignificante. Desde una perspectiva optimista, cualquier oportunidad de elevar el microbioma a un estado de equilibrio natural merece el esfuerzo. A pesar de que un suplemento no puede sustituir de manera significativa la obtención de probióticos a través de los alimentos, es, sin embargo, una opción sencilla.

Como nota al margen, puedes aumentar el efecto antiinflamatorio añadiendo una aspirina para bebés o media aspirina para adultos a tu rutina diaria. Está demostrado que la aspirina reduce el riesgo de sufrir ataques cardíacos y algunos tipos de cáncer, como el de colon o recto, el melanoma, el ovárico y el de páncreas. A día de hoy, no obstante, la evidencia más marcada se limita al cáncer de colon y recto, ya que otros resultados han sido azarosos, según la facultad de Medicina de la Universidad de Harvard. (Asegúrate de consultar con tu médico antes de combinar aspirina con otros medicamentos, particularmente aquellos que tienen propiedades antiinflamatorias o que licúan la sangre.)

Las opciones que hemos enumerado no sorprenderán a aquellos que han puesto atención a lo largo de los años a las advertencias sobre la falta de equilibrio de la típica dieta de muchos países, Estados Unidos, entre ellos. Si puedes empezar a eliminar el exceso de sal, azúcar y grasa en tu dieta, esa es la mejor manera de complementar los alimentos enteros y orgánicos que vas añadiendo. Pero hay algunos puntos que considerar:

- *Empieza el cambio tan pronto como puedas*
  Los antojos pueden empeorar cuanto más persistan en el tiempo. Los niños que empiezan la vida con una dieta alta en azúcar y sal se adaptan a ella como su dieta normal. Tal vez ya no seas joven, pero como padre debes dar un buen ejemplo para toda la familia.
- *No dejes que la edad te alcance*
  En general, la gente descuida su dieta al envejecer. Opta por alimentos fáciles de preparar o precocinados, aunque no son necesariamente malos porque ahora la sección de alimentos congelados incluye muchas opciones saludables bajas en sodio y grasa en comparación con los que había hace una década. Existe también una tendencia de los adultos mayores a preferir una dieta reducida y constituida tan solo por unos cuantos alimentos. A esa edad, esto es muy poco saludable. El tracto intestinal se vuelve menos eficiente con la edad, lo cual significa, entre otras cosas, que no asimilamos las vitaminas y los minerales con la misma eficiencia que cuando éramos jóvenes. Algunos estudios han re-

velado que los efectos de la demencia y la pérdida de memoria se revierte de forma drástica al reincorporar a la dieta minerales esenciales como el magnesio y el zinc. Incluso los médicos rara vez consideran las deficiencias de minerales, pero si eres mayor es buen consejo tomar un complemento multivitamínico que satisfaga tus requerimientos diarios de minerales. Una opción todavía mejor es continuar con una dieta fundamentada en alimentos naturales y enteros. Al mismo tiempo, cuando envejecemos, disminuye la función de los riñones y puede darse una deficiencia de vitaminas solubles en agua (vitamina C y complejo B), pues pasan directamente a la orina. Es de gran ayuda tomar suplementos de estas vitaminas, sobre todo si tu dieta no se ha librado de cuanto es necesario «deshacerse».

- *Considera prescindir del alcohol*

El alcohol tiene un lugar fijo en la cultura y la sociedad de muchos países, por ejemplo, Estados Unidos, y la mayoría de las personas lo consume, de una u otra forma. Se ha hablado mucho sobre los beneficios del alcohol para prevenir enfermedades cardíacas, siempre y cuando la ingesta se limite a una dosis al día, es decir, una copa de vino durante la cena, por lo general. Los estudios llevados a cabo sugieren que los beneficios del vino tinto en la dieta francesa no son únicos: es el alcohol el que es beneficioso. La web de la facultad de Medicina de la Universidad de Harvard establece que el consumo moderado de alcohol es antiinflamatorio, lo cual parecería contario a lo que se piensa mayoritariamente. Las narices rojas de los grandes bebedores son una señal de inflamación y de daño hepático. Como resultado de un consumo abusivo, los beneficios del alcohol se diluyen y el exceso produce inflamación. Para mucha gente, una copa puede llevar a dos o tres. Además, un porcentaje de bebedores se convertirá en alcohólico; es más, a medida que la gente envejece, la soledad, el aburrimiento y el sedentarismo pueden incrementar el consumo de alcohol. Así que, de una manera general, hay demasiados peligros en relación con el alcohol cuando los analizas a fondo. Estaríamos más contentos si el alcohol se redujera al mínimo indispensable (una copa de vino cuando sales a comer a un restaurante).

- *Mantén la frescura*
Una de las razones por las que los antioxidantes se han vuelto tan populares es porque atrapan el oxígeno que deambula por el torrente sanguíneo conocido como radicales libres; en otras palabras, los átomos de oxígeno que rápidamente se enlazan con otros químicos. Por ejemplo, la reacción química es necesaria por completo en la respuesta de curación de las heridas, así que es demasiado simplista afirmar que los radicales libres son «malos». Sin embargo, una manera sencilla de dar la vuelta a todo el asunto es ingerir alimentos frescos y descartar los aceites de cocina ya usados o en mal estado, las sobras de más de un día, la comida congelada que se ha quemado con el hielo y cuanto se le parezca. La ranciedad está relacionada con la oxidación y es una fuente de microorganismos que tiene un efecto inflamatorio potencial. En cualquier caso, la comida rancia no es algo que te convenga ingerir. Debido a que el aceite de oliva virgen extra (AOVE) prensado en frío es especialmente bueno como antiinflamatorio, pero también uno

de los que con más rapidez se rancian si se exponen al aire, es mejor almacenar la botella en el refrigerador y mantener a temperatura ambiente solo la cantidad de aceite que usarás durante dos o tres días.

Así como no basta centrarse por completo en una lista de alimentos antiinflamatorios, no te obsesiones con la comida que es mala o poco saludable. Queremos que uses tu sentido común cuando leas la siguiente lista de alimentos que se han etiquetado por sus propiedades inflamatorias.

Alimentos que limitar o evitar
- Carnes rojas
- Grasas saturadas o trans (grasas animales y vegetales hidrogenadas presentes en muchos alimentos procesados)
- Pan blanco
- Arroz blanco
- Patatas fritas
- Refrescos azucarados

A esta lista, otras fuentes de confianza añaden lo siguiente:

- Azúcar blanco y jarabe de maíz (a menudo ocultos en alimentos procesados que no son dulces en apariencia)
- Ácidos grasos omega-6
- Glutamato monosódico (GMS)
- Gluten (consulta las páginas 184-185)

Nos parece que una dieta antiinflamatoria debe de ser mejor que una inflamatoria, porque los alimentos que se ha probado que son de riesgo —comida basura, comida rápida y alimentos grasos y azucarados— también conducen a la inflamación. La relación entre la inflamación y las enfermedades crónicas es demasiado evidente para ignorarla, y prestar atención a este hecho comporta muchos beneficios.

Comentario acerca de los ácidos grasos omega-3 y omega-6: Durante décadas se nos ha condicionado a considerar el colesterol como una grasa «mala», incluso cuando se encuentra bioquímicamente en cada célula y es necesario para el desarrollo celular. Lo mismo ha pasado, a la inversa, con el ácido graso omega-3. Estamos de acuerdo con la recomendación general de que los peces de agua fría, con alto contenido en omega-3, como el salmón y el atún, son beneficiosos. Pero la historia es un poco más complicada.

Hay otro grupo de ácidos grasos conocido como omega-6. Ambos, los omega-3 y los omega-6, son necesarios en la dieta; nuestro cuerpo no los produce. Sin embargo, sucede que los omega-6 ingeridos en exceso están estrechamente relacionados con la inflamación. Y debido a que ambos grupos se encuentran juntos, el efecto perjudicial de los omega-6 puede revertir los beneficios de los omega-3. En moderadas cantidades, ambos deben mantenerse en equilibrio. Todas las dietas occidentales son muy altas en omega-6 debido al uso masivo de aceites de cocina poliinsaturados. Y sin embargo, estos aceites, fabricados a partir de vegetales —maíz, soja, girasol, etcétera— en algún momento se consideraron los más saludables, pues aseguraban reducir el riesgo de ataques al corazón.

Hoy en día la evidencia ha virado hacia otra dirección. Estudios llevados a cabo entre grupos indígenas (los cuales utilizan pocos aceites vegetales procesados y no consumen alimentos procesados ni empaquetados) indican que la ratio de omega-6 y omega-3 en su dieta es de 4:1. En contraste, las dietas occidentales son de quince a cuarenta veces más elevadas en omega-6, con una ratio entre omega-6 y omega-3 de 16:1. En estos niveles tan altos, los ácidos grasos omega-6 bloquean los beneficios de los omega-3. Los estudios genéticos al respecto no son sencillos de realizar, pero se ha especulado que evolucionamos en sociedades de cazadores-recolectores para consumir una dieta reducida en omega-6, con una ratio de omega-6 a omega-3 más cercana al 2:1. De acuerdo con algunos expertos, en el cuerpo parece lo ideal acercarse a la ratio 1:1.

Entre los alimentos altos en omega-6, los aceites de cocina están en primer lugar, pero hay otros.

Fuentes principales de ácidos grasos omega-6
- Aceites vegetales procesados; los que tienen un índice más elevado son: de girasol, maíz, soja y semilla de algodón.
- Alimentos procesados que contienen aceite de soja.
- Carne roja de ganado alimentado con cereales.
- Pollo y cerdo criados «industrialmente».
- Huevos que no sean de gallinas criadas al aire libre.
- Cortes grasos de carne producida mediante métodos convencionales.

Por desgracia, los aceites poliinsaturados, que son una importante parte de la prevención básica de las enfermedades, tienen una seria desventaja en términos de inflamación. El único aceite vegetal que es bajo en omega-6 y alto en omega-3 es el aceite de linaza. El cártamo, el aceite de colza y el de oliva no son particularmente altos en omega-3, pero son los más bajos en omega-6, dentro de los aceites que se suelen comercializar, siendo el de oliva el mejor.

Para aumentar la confusión, las grasas saturadas «malas» como la manteca, la mantequilla, el aceite de palma y el de coco son bajas en omega-6. Esta es una de las razones por las que la prevención básica ha empezado a recomendar un equilibrio entre las grasas saturadas y las poliinsaturadas. Pero parece que la culpa real no es tanto de los alimentos que ingerimos en su estado natural, sino de la comida procesada. El aceite de soja es barato y fácil de conseguir, lo cual ha permitido que se use en cientos de alimentos envasados. La carne de reses alimentadas con cereales, para alcanzar el máximo volumen en el menor tiempo, es mucho más alta en omega-6 que la carne de reses alimentadas con pastos (esto sin mencionar el uso generalizado de antibióticos y hormonas en la industria de la carne y los lácteos). El cerdo y el pollo alimentados con cereales y criados «industrialmente» son también altos en omega-6, al igual que los huevos producidos de este modo.

Si vas a comer carne, te recomendamos elegir una que provenga de un animal criado en libertad, y lo mismo si consumes pollo y huevos de gallina. La etiqueta DE CORRAL no siempre es fiable, ya que las aves pueden recibir de todas maneras una parte de alimento convencional. Por supuesto, esto no es una opción fácil o viable. La carne de res y de pollo alimentado al aire libre puede ser cara y a veces solo se encuentra en tiendas especializadas. Por tanto, lo que esté a tu alcance. En conclusión, equilibrar los ácidos grasos en tu dieta requiere algunos pasos muy sencillos, ya que eres consciente del tema. No te obsesiones con este aspecto de tu dieta; todo lo enumerado en la lista es compatible con los alimentos enteros que debes incorporar poco a poco.

Cómo equilibrar los ácidos grasos

- Cocina con aceite de cártamo y oliva; el aceite de colza no es bueno pero es aceptable.
- Come frutos secos procedentes de árboles, sin sal o bajos en sodio, incluyendo nueces, almendras y nueces de Brasil. Limita las cantidades de frutos secos grasos, como los anacardos, nueces de macadamia y cacahuetes.
- Come semillas, incluyendo chía sin sal, semillas de girasol, de calabaza, de cáñamo y de linaza.
- Come pescado graso —no más de 170 gramos por semana—, así como productos elaborados a base de proteína de hongos. Si eres vegetariano, ingiere más frutos secos procedentes de árboles que sean bajos en grasa, nueces y almendras, por ejemplo, además de semillas.
- Evita los alimentos envasados que incluyan aceite de soja como uno de sus primeros ingredientes.
- No cocines con aceite de soja, girasol o maíz.
- Reduce o elimina el uso de carne de res, cerdo y pollo que se hayan criado de manera convencional.
- Con cualquier tipo de carne, compra cortes magros y retira la grasa de otro tipo de cortes.

La interacción de los alimentos con el cuerpo-mente es a la vez fascinante y compleja. Hemos querido ofrecerte un poco de información en profundidad, pero cuando se trata de aplicar esto en la vida práctica avanza a tu propio ritmo y recuerda que transformar tu dieta es un maratón y no una carrera de velocidad. Lo importante no son las decisiones que tomas, sino aquellas que mantienes a lo largo del tiempo.

Por ello nuestro plan de acción para cambios en la dieta incluye algunos de los pasos más sencillos y directos para sanar todo el sistema. Todos deberíamos darle prioridad. Si la tendencia continúa, se prestará mucha más atención a los microbiomas y su conexión con la inflamación. La dieta no es el único factor, lo cual no resulta una sorpresa desde nuestro enfoque. A fin de lograr más para sanarte y equilibrar tu microbioma realmente debes pensar en términos cuerpo-mente como un todo. A continuación, te presentamos una útil lista que reúne la mejor información hasta la fecha sobre estilo de vida y microbioma. Este estilo de vida incluye todas las opciones abordadas en el plan de acción del día de hoy, pero también contiene algunos pasos para ir un poco más allá.

El estilo de vida óptimo para un microbioma intestinal saludable
- Comer menos grasa y carbohidratos refinados.
- Añadir suficientes prebióticos de los que se alimentan las bacterias: fibra de frutas y hortalizas frescas y cereales.
- Evitar alimentos procesados químicamente.
- Eliminar el consumo de alcohol.
- Tomar suplementos probióticos.
- Consumir alimentos probióticos como yogur, chucrut y pepinillos.
- Reducir el consumo de alimentos con efectos inflamatorios.
- Centrarse en alimentos con efectos antiinflamatorios, como el zumo de naranja recién exprimido.
- Gestionar el estrés de manera eficaz.

- Poner atención a emociones «inflamadas» como la ira y la hostilidad.
- Revisar las causas médicas de la inflamación como el estrés y las infecciones vaginales de candidiasis.
- Controlar el peso.

Como puedes ver, mantenerte completamente libre de inflamación es lo mismo que llevar un estilo de vida sano y encaminado a la sanación. Por ello nos hemos centrado hoy en la dieta como la mejor manera de lidiar con el problema. En otros aspectos de tu vida, como perder peso o gestionar el estrés, no es necesario considerar la inflamación de manera particular. Estas medidas se toman para el bienestar general del sistema como un todo.

MARTES

Disminución del estrés

HE AQUÍ LAS RECOMENDACIONES DE HOY;
ELIGE SOLO UNA

Qué hacer

Medita.

Asiste a una clase de yoga.

Practica la respiración consciente.

Programa un tiempo de tranquilidad y silencio.

Practica el equilibrio interno.

Reconoce las etapas del estrés (consulta la página 125).

Qué deshacer

Deja de echar leña al fuego a una situación estresante.

Evita pasar por alto los eventos que te generan estrés.

Aléjate del estrés tan pronto como puedas.

Resuelve el estrés que se repite.

Examina el problema con el que has estado lidiando solo
por frustración.

Convierte los hábitos irregulares en tu rutina

A diferencia de la inflamación crónica, que a menudo acecha debajo de la superficie sin ser detectada, el estrés es un enemigo que se esconde a simple vista. En un día normal, una persona común se enfrenta una y otra vez a las mismas fuentes de estrés: ruido o prisa excesivos, exigencias del hogar y el trabajo que se solapan, saturación de estímulos por todos lados, frustración al conducir con mucho tráfico, muy poco tiempo durante el día para acabar todo lo que hay que hacer... Lo que estas fuentes de estrés tienen en común es la presión, y todos sabemos lo que se siente al estar presionado. Si las fuentes externas de estrés fueran el problema verdadero, resolverlo no sería más difícil que quitarte una piedrecita del zapato: en cuanto notas la incomodidad, lidias con ella lo más pronto que puedes.

Pero para nosotros el estrés es mucho más complicado que eso. El hecho de que todos tenemos que lidiar con tanto estrés es testimonio de lo mal que lo gestionamos. El día de hoy queremos que des un giro significativo y empieces a reducir de manera importante el estrés en tu vida. Puedes ser bueno soportando el estrés cotidiano, pero aunque sea con incrementos mínimos tus células se ven afectadas de manera adversa. En las páginas 125-127 enumeramos las tres etapas en las que el estrés afecta a las personas, primero psicológica y neuronalmente, luego en su comportamiento y, por último, como daño físico. Esperar hasta la tercera etapa, cuando los síntomas de hipertensión y problemas digestivos aparecen, es negarse a ver lo obvio. Para entonces el estrés ha ganado la batalla hace mucho.

Si la gente se queja del estrés todo el tiempo, oye hablar una y otra vez sobre sus efectos perjudiciales y aun así no hace nada al respecto, ¿qué ha salido mal? Las opciones que hemos enumerado en la lista para el día de hoy no son nuevas ni sorprendentes. La meditación y el yoga son ahora tan habituales que optar por ellas debería ser mucho más común. Programar momentos de tranquilidad y silencio durante el día debería ser parte de la rutina. Aprender a mantenerse centrado en una situación de estrés debería ser un mecanismo aprendido desde la infancia.

El paso más importante para reducir el estrés es un cambio de actitud. De otro modo, tu habilidad para lidiar con la presión del día a día permanecerá estancada donde está ahora, una manera medianamente efectiva para sobrellevar el estrés sin que obtengas resultados reales. De alguna forma, esto se parece mucho a las dietas radicales. Como mencionamos antes, y tal como la mayoría de la gente sabe, las dietas radicales y temporales no funcionan. El número de personas que se somete a estas dietas y tiene éxito al mantenerse durante dos años sin esos dos kilos y medio que perdió es inferior al 2 %. Pero frente a estos datos desalentadores, muchas personas hacen dietas constantemente y los promotores de cada nueva dieta milagrosa ganan fortunas. En otras palabras, la gente continúa haciendo lo que nunca ha funcionado. Y lo mismo sucede con el estrés.

Así que para que empieces a cambiar tu actitud con respecto al estrés, aquí tienes una lista de cosas que nunca han funcionado:

Por qué el estrés continúa ganando

RESPUESTAS INEFICACES FRENTE A LAS FUENTES COTIDIANAS DE ESTRÉS:

- Consideramos normal estar un poco estresados.
- Nos sentimos vulnerables frente a fuerzas externas.
- Ignoramos las señales de aflicción (irritabilidad, fatiga, desánimo).
- Nuestras herramientas son limitadas (consulta la página 114).
- Pensamos que soportar el estrés es inofensivo.
- Negamos o no sabemos reconocer el estrés que sentimos.
- Hemos oído que es posible usar el estrés para lograr cosas.

Estas creencias y acciones son contraproducentes, si bien cada una contiene una parte de verdad. Si vives en una ciudad bulliciosa o trabajas en un edificio en construcción, el ruido que te rodea escapa a tu control. Soportar el estrés no es inofensivo, pero si estás en un atasco de tráfico o tienes un bebé recién nacido en casa, no hay mucho que puedas hacer al respecto. Nadie funciona mejor bajo estrés; no al nivel celular. Pero algunas personas ambiciosas y exitosas afirman que deben su éxito gracias a su apetito por las situaciones de gran estrés, en las cuales demostraron su talento y capacidad. Esta pequeña verdad es una pantalla que cubre la realidad que la gente no desea afrontar: el estrés es la epidemia de la vida actual.

Ilustremos este punto para entenderlo en profundidad. Primero, consideremos un día típico para A, un joven esposo y padre que avanza en su carrera. A se levanta un poco tarde y se apresura para arreglarse e ir al trabajo. Oye a los niños peleando en el cuarto de al lado y les grita para que paren. Al salir, besa a su esposa y ella le dice que va demasiado deprisa y que desayune algo. El tráfico es terrible, así que no está del mejor humor cuando llega a la oficina, donde su jefe lo espera mirando el reloj y le recuerda que se acerca una importante fecha de entrega.

Después de una reunión en la que todos en el equipo se ven presionados para obtener resultados, A se desacelera un poco y hace una pausa para tomar un café y comer un dónut. Con cierto sentimiento de culpa, se relaja con algo de alcohol a la hora del almuerzo, y se siente menos tenso al regresar a la oficina por la tarde. La vuelta a casa no es tan mala, y A se siente bastante bien cuando llega a su hogar. Se instala en la rutina familiar, y pasa unos minutos con sus hijos y varias horas conectado a internet. Su esposa ha aprendido a tolerar eso. A se enfada cuando entra en una web que lo pone de mal humor: malditos políticos... Antes de ir a la cama se ocupa de un par de asuntos pendientes del trabajo. A y su esposa todavía tienen una vida sexual activa, pero hoy están demasiado cansados. Siempre les queda el fin de semana.

Esto no es una parodia del modo en que millones de personas viven su semana. Cada evento es un punto de estrés, pero para los estándares sociales A tiene una buena vida, haciendo lo que es preciso para tenerla. Una generación atrás, cuando el estrés era un tema nuevo, el día típico de alguien podía incluir fumar sin parar, ingerir mucho más alcohol y, en el caso de las mujeres, mucha más carga de trabajo en el hogar. La medicina sabe de los efectos negativos del estrés en toda la gama de posibilidades hasta el nivel epigenético, donde las experiencias negativas dejan marcas que alteran la actividad genética. Y, sin embargo, este conocimiento no se ha traducido en cómo vivimos. El día de hoy queremos adentrarnos en un acercamiento consciente para reducir el estrés cotidiano de tu vida.

El enfoque «qué hacer»

Todas las opciones recomendadas relacionadas con el estrés se centran en desvincularte de la hiperactividad simpática a la cual dedicamos un capítulo anterior. Lo opuesto al estrés es la relajación. Las prácticas como la meditación y el yoga van más allá de la simple relajación física, e incluso más allá de encontrar la paz mental y la quietud. Pero relajarse es solo el comienzo, porque sin esto el cuerpo-mente está lidiando con las perturbaciones del estrés, y esta preocupación obstaculiza la habilidad de vivir experiencias más sutiles. Los dos autores de este libro recomendamos con firmeza las tradiciones de la sabiduría oriental cuyo fundamento es una conciencia superior. Apoyamos la sanación superior que se deriva de la conciencia superior. Pero primero lo primero: la gente necesita regresar a un estado de relajación básico que abarque su cuerpo-mente.

Meditación. Es la práctica por excelencia para la reducción del estrés que podríamos incluir todos los días de la semana debido a sus beneficios holísticos. Hasta ahora, a lo largo del libro hemos estado abiertos al tipo de meditación que prefieras. Las meditaciones conscientes son populares; la meditación con la respiración no requiere esfuerzo; la meditación con el corazón es atractiva para muchos que se inclinan por la devoción. Hay un sinnúmero de libros y webs que permiten explorar este tema.

También hay muchos estudios que comparan las distintas meditaciones para probar con eficiencia cuál es «mejor». No cabe utilizar la palabra «mejor» en este caso. El estilo de meditación con el que te sientas cómodo y se convertirá en tu práctica de por vida es, por definición, el mejor. La gente abandona su práctica de meditación cuando ya no percibe los beneficios; continúa con la práctica si percibe un crecimiento personal continuo. Y nada de esto puede predecirse. (A veces se abandona la meditación solo porque la vida va bien, lo que se considera una señal de que la meditación ya ha hecho su trabajo.) En términos de los beneficios demostrados, nuestra preferencia se inclina por la meditación con mantra debido a sus raíces ancestrales en la India, donde literalmente cientos de mantras tienen efectos específicos: el efecto máximo es la iluminación, o la conciencia plena ininterrumpida por eventos externos.

Una técnica sencilla de mantra que no tiene connotaciones religiosas es la que sigue:

- Siéntate en una habitación tranquila y bien iluminada. Cierra los ojos durante un minuto o dos. Si sientes sueño, acuéstate y échate una siesta en lugar de empezar con la meditación.
- Cuando te sientas centrado y tu respiración esté relajada y sea regular, pronuncia en silencio el mantra *So hum*.
- Repite ese mantra entre cinco y veinte minutos, dependiendo de tu circunstancia particular y de lo mucho que disfrutes con la meditación.
- No repitas el mantra de forma mecánica; no se trata de un canto silencioso. En cambio, di *So hum* cuando te

venga a la mente. Puede haber intervalos tan cortos como algunos segundos o tan largos como varios minutos. La meditación con mantras calma la mente sin detener el proceso de pensamiento, sino permitiéndole acomodarse en un estado tranquilo por naturaleza. No hay que forzar nada y nada es mecánico. No hay magia involucrada. La repetición tranquiliza la mente a través de su inclinación natural por permanecer tranquila y en calma.

- No importa si surgen pensamientos intrusivos, siempre los habrá. Los pensamientos son una parte natural de la meditación. Tan solo regresa al mantra. No hay un número mínimo de veces que debas repetir el mantra. Si lo dices una sola vez y luego te adormeces, está bien. Ha sido una buena meditación y necesitabas descansar. Si dices el mantra una vez y entras en meditación profunda, también está bien. Y todas las opciones intermedias también están bien.

- Al liberar el estrés, la meditación permite que el cuerpo-mente vuelva a equilibrarse. En el transcurso de esa liberación de estrés, puede aparecer cualquier sensación o pensamiento. Es normal. Si una sensación física es tan fuerte que no puedes pensar en el mantra, entonces dirige tu atención hacia esa parte de tu cuerpo. Permite que tu conciencia se enfoque en esa sensación sin querer cambiarla. Después de un momento, esta sensación se desvanecerá. Si la molestia no desaparece, recuéstate hasta que lo haga. (El dolor persistente requiere de una consulta médica.) No te detengas en los pensamientos negativos; llegarán y se irán. Este es un aspecto natural de la meditación. Sin embargo, si los pensamientos negativos te abruman, abre los ojos y respira de forma regular hasta que estos cedan. Una vez que hayan disminuido vuelve a la meditación.

- Al terminar según lo programado, relájate y disfruta de tu estado meditativo, con los ojos cerrados y respirando con normalidad. Para asimilar este estado relajado de forma más completa, recuéstate durante cinco minutos. No te apresures para regresar a tu actividad normal; desacelera tu rutina diaria si las circunstancias lo permiten.

- Cuántas veces medites depende de ti. Dos veces al día, por la mañana y por la tarde, es deseable una vez que decidas que la meditación sea una parte permanente de tu estilo de vida. Como apoyo a su práctica, mucha gente se une a grupos de meditación o participa en retiros. Esto es, por supuesto, una decisión personal, pero un beneficio del apoyo grupal es que es menos probable que abandones la práctica.

Respiración consciente. Hoy en día esta técnica se emplea para contrarrestar el estrés. Mencionamos antes su conexión con ser consciente en la oficina (consulta la página 66). Para que no tengas que buscar entre las páginas, repetimos las instrucciones aquí:

- Si es posible, encuentra una habitación tranquila y e iluminada suavemente donde puedas estar a solas, aunque esto no es indispensable.
- Cierra los ojos y céntrate en ti mismo.
- Respira de manera profunda y relajada, contando hasta cuatro con cada inspiración y hasta seis con cada espi-

ración. Si esto se torna difícil o empiezas a jadear, no te fuerces. Respira hasta que tu ritmo se normalice y luego regresa a la respiración consciente.

- Continúa durante un mínimo de diez respiraciones. Si sientes la necesidad de más, sigue con la respiración consciente de cinco a diez minutos.

EL ENFOQUE «QUÉ DESHACER»

El día de hoy las opciones en torno a «qué deshacer» están dirigidas a alejarte de las situaciones estresantes, aun cuando te tiente permanecer en ellas. Con frecuencia son cuestiones menores que provocan tensión momentánea. Pero incluso estas pueden causar reacciones de estrés que no necesitas. La clave es poner atención a tus sentimientos y a las sensaciones que tu cuerpo experimente. Pon atención en lo que sientes en el transcurso del día, y pregúntate si sientes tensión, incomodidad o presión. Ese sentimiento puede ser físico o mental; en lo referente al estrés, influyen por igual. Tu meta el día de hoy es apartarte de la situación negativa, encontrar un momento para estar solo, y recuperar un estado relajado y centrado.

Cuando el estrés es más que circunstancial, se necesitan otras cosas. Debemos considerar seriamente el hecho de que el estrés está conquistando muchas vidas, si no la mayoría. Por lo tanto, para deshacer tu complicada relación con el estrés es preciso abordar en profundidad tanto el problema como la solución.

Los motivos externos del estrés son los que generalmente reciben toda la atención de los investigadores. Los ratones son sujetos útiles en el laboratorio, pero no tienen una vida interior comparable a la de los humanos, así que el estudio del estrés que experimentan se ha centrado en factores externos y físicos. En un famoso experimento, se puso a los ratones en una plancha de metal que producía pequeñas, e inofensivas, descargas eléctricas aleatoriamente. Al cabo de pocos días, los ratones mostraban un daño extenso en su sistema inmune. Estaban nerviosos y erráticos, y algunos se encontraban débiles al extremo de desplomarse exhaustos o morir.

La razón por la que las descargas eléctricas inofensivas causaron ese drástico deterioro se debe a un factor invisible: la imprevisibilidad. La anticipación de las descargas era como la espada de Damocles colgando sobre la cabeza de los roedores. Al ser incapaces de predecir el futuro, y sabiendo que la siguiente descarga era inevitable, los ratones se encontraban en permanente estado de estrés interior. Al igual que si se aplicara a humanos, ya hemos mencionado que el estrés empeora cuando es azaroso, impredecible, repetido y ajeno al control de la persona. Pero el estudio con los ratones obtuvo otra conclusión: el estrés interno es tanto o mucho más potente que el externo. La anticipación del dolor nos angustia tanto como el propio dolor.

Esto ofrece una clave para reducir el estrés: debes lidiar con él desde el interior. No puedes controlar un sinnúmero de factores externos, pero puedes controlar tu percepción y tu interpretación. Imagina la diferencia entre ir a un concierto y oír los címbalos en clímax sonoro en la *Obertura 1812* de Tchaikovsky, el cual agradeces y disfrutas. Contrasta esa experiencia con la de un extraño que se acerca a ti por detrás y hace chocar un par de platillos a un centímetro de tus orejas. Es el mismo estímulo externo con una respuesta interna muy distinta. El placer se convierte en un acoso intrusivo.

Anteriormente ofrecimos la «solución del bebé» para el estrés agudo (página 114) basado en lo que los padres de un recién nacido pueden hacer para reducir sus niveles de estrés. Ahora queremos extender esas estrategias al estrés crónico cotidiano, el cual causa más daño en un período largo. Al cambiar tu percepción e interpretación de las fuentes de estrés externas, puedes reducir enormemente los efectos del estrés.

Azar e imprevisibilidad

Estos dos factores están relacionados, ya que, por definición, los eventos azarosos son impredecibles. En parte permitimos que el estrés tome el control debido a nuestro apetito por la conmoción y la sorpresa. Aunque los desastres y las catástrofes son sucesos terribles, los programas informativos han pasado de una hora por la noche en los principales canales de noticias, a ser transmitidos las veinticuatro horas, siete días a la semana por televisión de cable e internet, lo cual refuerza el impulso de escuchar malas noticias una y otra vez. Los videojuegos violentos y las películas de acción y aventuras alimentan los mismos deseos de maneras imaginarias. Pero la subida de adrenalina que se desencadena por la respuesta de estrés no conoce la diferencia entre lo real y lo imaginario. En cierto punto, aunque no te conviertas en un adicto a la adrenalina, en algún lugar de tu interior tal vez tienes una imagen positiva de la vida construida sobre la base del conflicto y la acción (con mayor probabilidad si eres varón).

Al juntar todo esto, el azar se ha convertido en el caos cotidiano al cual todos nos hemos adaptado. Necesitas ver el caos como un factor que aumenta tus niveles de estrés, no como un aspecto inevitable de la vida. Por supuesto, la vida es siempre impredecible y existe algo llamado «incertidumbre creativa». No saber qué pintarás a continuación o qué música compondrás es parte del placer que acompaña la creatividad. Pero en el día a día, controlar el caos es importante.

Aquí hay algunos pasos que considerar:

- Regulariza tu rutina diaria. Levántate y acuéstate a la misma hora todos los días. Come tres veces al día en un horario estable.
- Desarrolla un estilo de vida predecible como padre de niños pequeños, porque la predictibilidad es la base de la confianza. En el trabajo, la predictibilidad promueve la lealtad y la cooperación. En las relaciones, construye intimidad.
- Ser predecible no es lo mismo que ser aburrido o carente de originalidad. Deseas ser predecible de las siguientes maneras:
  - *No muestras enojo y frustración.*
  - *No criticas a las personas en público.*
  - *Eres responsable.*
  - *Cumples lo que prometes.*
  - *Se puede contar contigo para dar continuidad a los asuntos.*
  - *Recibes bien la comunicación abierta.*

- *Siempre estás disponible.*
- *Dejas que los demás tengan su propio espacio.*

- Al establecerte como alguien predecible alientas a los demás a seguir tu ejemplo, sobre todo a los miembros de tu familia.

- Protégete contra riesgos futuros (con un seguro adecuado, previniendo enfermedades, manteniendo tu automóvil en buen estado).

- Desarrolla una red de apoyo que te ayude en tiempos difíciles. Haz lo mismo para ayudar a otros.

- Afronta las crisis. Mientras una situación se desarrolla, habla de ella con tus familiares y amigos. No te aísles ni empeores la situación permaneciendo solo.

Falta de control

El estrés empeora cuando sientes que no tienes el control. En experimentos con animales, el control siempre pertenece al científico, pero en la naturaleza los animales se organizan en sociedades donde el dominio es vital. Un macho alfa en un grupo de monos gasta energía preservando su estatus, pero lo que no cambia es que dicho individuo mantendrá ese estatus y que los machos subordinados encontrarán su lugar en la manada si lo aceptan. Con los humanos la situación es tan compleja que los modelos animales parecen a menudo irrelevantes. El mítico mensajero de la oficina sueña con ascender hasta convertirse en director general, porque, a diferencia de los animales, nosotros deseamos, esperamos, aspiramos e ideamos estrategias.

El control tiene que ver con emparejar nuestra concepción interior con lo que está sucediendo a nuestro alrededor.

Si sientes que tienes el control en el interior, «estás» en control. Los eventos externos pueden no colocarte en un lugar de liderazgo, pero eso no importa comparado con la habilidad de sobrellevar el estrés, de no perder el control. Imagina cien automóviles atascados en un embotellamiento. Si pudiéramos monitorear el ritmo cardíaco, la presión arterial, la actividad cerebral y la respiración de cada uno de los conductores, habría cien respuestas distintas, cada una en función de la interpretación interna del evento por parte de cada individuo.

En el extremo negativo del espectro, los conductores más estresados responderían de cualquiera de las siguientes maneras:

- Les molesta sentirse perturbados.
- Se lamentan por la frecuencia con la que se ven atrapados en el tráfico.
- Esperan que las cosas salgan como ellos quieren, y cuando no sucede así la frustración hace aparición.
- Tienen un ataque de ira.
- Acusan a los otros conductores de idiotas.
- Se enfadan y se muestran irritables con los pasajeros del vehículo.
- Se sienten ansiosos por llegar tarde.

Es normal sentir estas cosas, pero se intensifican cuando la gente tiene personalidad de tipo A. No debes estar obsesionado por el control para estresarte cuando una situación está más allá de tu propio control. Sin embargo, si te exiges estar siempre a cargo de todo, te encontrarás en desventaja cuando lidies con situaciones que no cumplen con tus expectativas.

Es difícil vivir con individuos con personalidad controladora pues con frecuencia piensan que su manera de hacer las cosas es la única; de hecho, esa es la característica definitoria de la personalidad controladora. Otro marcador es que siempre encuentran la manera de culpar a los demás mientras ellos se excusan. Son tan perfeccionistas para los detalles que serán igual de críticos por una falta de ortografía en un informe que sobre todo un proyecto fallido. Sus exigencias nunca son satisfechas; felicitan a regañadientes, si es que lo hacen; esperan que otros vivan según los mismos valores y estándares que han fijado para sí mismos (como cuando un jefe dice: «No te pido nada que yo no haría»). Emocionalmente, están heridos y ansiosos y no exteriorizan lo que sienten por miedo a parecer débiles o vulnerables.

Esta descripción ofrece una advertencia general sobre las respuestas que no funcionan cuando sientes que la situación se te escapa de las manos. A cierto nivel, a todos nos tienta imponer nuestra voluntad, exigir cosas de los demás e insistir en que nuestro punto de vista es el correcto, entre otras conductas. Pero visto desde dentro, la raíz de todo es la ansiedad y el miedo. Para deshacernos de la ansiedad es indispensable recuperar el control, y con el control interior al frente hay que hacer un esfuerzo para sacar del desorden esa situación externa.

Aquí hay algunos pasos que debes tomar en consideración:

- *Aprende a centrarte.* Es una habilidad que se desarrolla de manera natural cuando practicas meditación. Todos hemos experimentado alguna vez la sensación de estar centrados: calmados, quietos, alertas, observadores y con los pies en la tierra. Para muchos, el sentimiento se aloja en el pecho.

- *Aprende a reconocer cuándo no estás centrado.* Este estado también nos resulta familiar a todos. Está marcado por la ansiedad, los pensamientos incontenibles, la incertidumbre, sentirse agitado por las situaciones externas, con el corazón acelerado, con la respiración entrecortada y superficial, los nervios en el estómago y la tensión muscular.

- *Desarrolla la habilidad de regresar a tu centro cada vez que salgas de él.* Esta habilidad es la que sigue tras los dos puntos anteriores. Una vez que reconoces que no estás centrado, puedes volver a tu centro. Para lograrlo existen algunas técnicas simples y útiles:

  - *Identificar la fuente de estrés.*
  - *Alejarte de la situación estresante.*
  - *Encontrar un lugar tranquilo para estar solo.*
  - *Cerrar los ojos y poner tu atención en la zona de tu corazón.*
  - *Respirar conscientemente: respirar con regularidad y profundidad, contando cuatro al inspirar y seis al espirar.*
  - *Si tienes tiempo, medita después de sentirte más calmado y centrado.*
  - *Continúa poniendo en práctica lo anterior hasta que regreses a tu zona de confort.*
  - *No te apresures a regresar a la situación estresante. Regálate algunas horas, o de preferencia un día, para permanecer en un estado libre de estrés.*

- *Si en el trabajo te encuentras en una situación sobre la que no tienes control, haz algo al respecto.* Las empresas empiezan a darse cuenta de que sus trabajadores florecen cuando se les da libertad de elección, toman sus propias decisiones y aceptan más responsabilidades. No es obligatorio permanecer en un trabajo donde la autoridad máxima controla hasta el menor detalle y hay un reglamento muy estricto. Procura solicitar más poder para la toma de decisiones y libertad para ofrecer tus propias soluciones. Si las rechazan, analiza con frialdad el lugar donde trabajas y traza un plan de acuerdo con eso.

- *Examina tu propio comportamiento controlador.* Mírate con honestidad en el espejo y procura juzgar menos y aceptar más, ser menos crítico y exigente. Son los rasgos más evidentes de una aproximación rígida al autocontrol.
- *Pon atención a la relajación y sé menos exigente contigo mismo.*
- *Aprende a adaptarte a las situaciones antes de dar un paso para interferir y modificar las cosas a tu voluntad.*
- *Encuentra caminos para ser lúdico.*
- *Concede un gran valor a hacer feliz a alguien.*

Repetición

El estrés es acumulativo; es decir, cuanto más se repite, más daño causa. Una vara no rompería la espalda de un camello si no la hubieran precedido miles de varas. Esta lección es tan simple y evidente que pensaríamos que no necesita aprenderse una y otra vez. Pero someterte de manera repetida a situaciones de estrés es algo que haces sin siquiera pensarlo. Las parejas que llevan casadas muchos años tienen las mismas discusiones durante décadas hasta que las convierten en un ritual. Los políticos nos elevan la presión mintiéndonos y desviando la atención a cuestiones sin importancia, y esto es así desde que surgió la política. Los padres levantan la voz a los hijos que se portan mal, quienes los ignoran o dejan de hacer travesuras por poco tiempo, hasta que vuelven a hacerlo.

El estrés autoinfligido se caracteriza por la repetición. Cae en la categoría de ignorar el comportamiento fútil, o «hacer más de lo que no funciona». De este modo, continuamos soportando lo que nos estresa. Es el lado pasivo del síndrome: la esposa que suspira cuando el esposo la subestima por milésima vez; la madre que no puede evitar que sus hijos se peleen; el oficinista que rechina los dientes ante un jefe abusivo; el estudiante revoltoso que ha convertido en hábito sus visitas al despacho del director.

El lado pasivo del síndrome es la victimización, que permite que lo malo se repita una y otra vez, pues sientes que mereces la situación o que no puedes detenerla. El lado activo del síndrome es la testarudez, repitiendo de manera necia el mismo comportamiento de autosabotaje porque te empecinas en que las cosas resulten como tú quieres. A un nivel celular, la historia es la misma desde ambos puntos de vista. Un grado de estrés regresa repetidamente.

Al haber ahondado en lo que no funciona, debemos plantearnos qué es lo que sí funciona. Sentimos, y lo hemos aconsejado en libros anteriores, que necesitas prestar atención a lo que puedes solucionar, lo que puedes soportar y aquello de lo que debes alejarte. La mayoría de las personas tolera el estrés porque no puede decidirse. La gente duda entre estas tres alternativas: a veces da un paso y soluciona las cosas, otras veces soporta una mala situación (la respuesta más común), y solo se aleja si lo malo se convierte en lo peor. El abuso en el hogar es un ejemplo notorio de esa confusión, e incluso cuando la persona que sufre abuso se las ingenia para alejarse a menudo solo lo hace de forma temporal, para luego regresar. Sin llegar a esos extremos, todos tendemos a soportar situaciones de estrés repetido debido a nuestra indecisión. Este tipo de estrés puede empezar por algún detalle menor, pero de gota en gota se llena el vaso y entonces no es la fuente de estrés la que se convierte en el problema central, sino la ira contenida, el resentimiento y la frustración.

La indecisión te mantiene en suspenso, que es lo mismo que anticipar el dolor, y eso ha demostrado ser tan estresante como el propio dolor. La asertividad, por otra parte, restaura la sensación de tener el control. No hay garantía de que el resultado será completamente bueno, pero en lugar de esperar y anticipar puedes continuar con tu vida. Aquí recomendamos un criterio que seguir cuando te enfrentes a un estrés acumulado y repetido:

Encontrar una solución

La primera y mejor opción es buscar una solución. Algunas situaciones de estrés repetido son externas, como intentar trabajar en una oficina ruidosa y caótica, o tener que pasar horas de tráfico todos los días para ir al trabajo. Pero la mayor parte del estrés es humano, y por lo regular sucede en las relaciones. Entonces ¿qué debes hacer para mejorar una relación que ha topado con una pared o una situación de trabajo en la que alguien a quien no puedes eludir está provocándote mucho estrés?

Paso 1: Evalúa las probabilidades de que las cosas se resuelvan. La pregunta clave es si la persona que se encuentra en el otro extremo del problema está dispuesta a escuchar, quiere cambiar, negociar de forma razonable sin enojarse y oponer resistencia, y se puede confiar en que mantendrá lo acordado entre ambos. Esto es pedir demasiado, y debes preguntarte también todo esto respecto a ti. La acusación proviene de un nivel emocional que obstaculiza cualquier negociación. La culpa te llevará a mostrarte conciliador y a ceder, lo cual puede acumular resentimiento. Parte de tu negociación debe tener en cuenta cómo es de difícil la situación que atraviesas. Si has llegado al punto de la incomunicación, o peor, si has anulado por completo al otro, no hay solución a la vista. Debes restaurar cierto nivel de comunicación antes de intentar cualquier otra alternativa.

Paso 2: Escribe los pros y contras de cada posible solución. Tómate tu tiempo revisando y añadiendo cosas a tu lista. Una solución de fondo requiere consideraciones profundas. Sé tan racional y objetivo como te sea posible. Un buen punto de vista es pretender que no eres tú quien tiene el problema sino un amigo que te ha pedido consejo. ¿Qué le dirías a un amigo, los pros y los contras, sobre las soluciones posibles? Mientras haces tu lista, considera que ambos compartiréis la carga de manera equitativa después de adoptar un cambio.

Paso 3: Presenta la solución que ha quedado la primera en tu lista, tras tu deliberación. No muestres la lista y no ofrezcas múltiples posibilidades, eso solo confunde. Aunque tienes asuntos personales en la cuerda floja, no dejes que ese primer acercamiento se convierta en una discusión. Existe la tentación de señalar todas y cada una de las cosas que han salido mal desde el primer día. Resístete a la tentación. Casi siempre la otra persona ya sabe que existe un problema. Sin embargo, la frase «Tenemos que hablar» conmocionará al otro. En general es mejor limitar este primer encuentro a quince minutos; piensa que la otra persona merece tiempo para asimilar lo que está sucediendo. El instigador del cambio siempre tiene la responsabilidad de dirigir la negociación, lo cual significa mantenerse calmado y ser tan justo como sea posible con respecto al punto de vista de la otra persona. Finalmente, si eres quien ha iniciado el proceso, espera a que haya un momento de calma en que los problemas no estén en ebullición. El peor momento para señalar los problemas es cuando estás discutiendo, criticando, bajo la influencia del alcohol, o sintiéndote acusado o culpable.

Paso 4: Después de haber alcanzado un acuerdo, cumple con tu parte del trato mientras pides a la otra persona que haga lo mismo. Las negociaciones no son exitosas a menos que ambas partes consideren que han ganado algo, se sientan seguras y a salvo, y encuentren la manera de mantener su dignidad. La estrategia win-win (podría traducirse del inglés como «ganar-ganar»; esto es: las dos partes ganan) no es solo un ideal, es el único resultado aceptable porque, de lo contrario y con el tiempo, la parte que pierde actuará mal. Recuerda que eres responsable solo de tu parte de la solución. No te corresponde acarrear con todo ni vigilar o recordar a la otra persona que debe cumplir con lo acordado; tampoco debes culparla si la solución no funciona. Reincidir es parte de nuestra tendencia a resistirnos al cambio. La mejor táctica es programar una reunión para dar seguimiento a las cosas una vez acordada la solución. De esta manera, eliminas la tensión de tener que estar pendiente o esperando a que la otra persona haga su parte. Finalmente, sé honesto contigo si la solución no funciona. En lugar de rendirte, renegocia; es el momento de preguntar al otro cuál es su mejor solución. Se cumple más fácilmente con los compromisos si ambas personas pasan por la etapa de «Lo hemos intentado a mi manera, lo hemos intentado a tu manera... ¿Ahora qué?».

Soportar una mala situación

Casi todos los problemas empeoran si permitimos que se enquisten, y aun así todos tendemos a soportar malas situaciones por pasividad, inercia o aversión al conflicto. La mala situación es en sí misma el conflicto. Mantenerse callado o negar las cosas solo impulsan el conflicto subyacente. Debido a que tendemos a esperar demasiado, los problemas irrumpen con abierta hostilidad, y las negociaciones se dificultan. La razón de que las parejas no se reconcilien no se debe, en general, a que sus diferencias sean drásticas, sino a que el momento de las respuestas fáciles quedó atrás. Si sientes hoy que estás soportando situaciones estresantes en tus relaciones en el trabajo, es hora de buscar una solución.

Sin embargo, hay momentos en los que la mejor solución es ser fuerte y tolerante. Después de explorar sin éxito las posibles soluciones, debes sentarte con un lápiz y una hoja de papel delante y hacer una lista de los pros y los contras de tolerar la situación. A menudo hay factores externos, como un cónyuge frustrado que debe encargarse de los niños o un empleado molesto porque no ve futuro a su trabajo. Nadie es del todo libre y está carente de responsabilidades. Puedes establecer cuatro columnas y titularlas «Bueno para mí», «Bueno para nosotros», «Malo para mí», «Malo para nosotros», y analizarlas durante tus deliberaciones. A nivel emocional, casi todas las personas consideran que tolerar una situación estresante es una derrota, y se sienten víctimas y mártires. Es difícil evitar estos sentimientos, los cuales tienen una base de realidad, ya que has fallado en encontrar la solución.

Debes centrarte en el lado positivo de la tolerancia. Los cónyuges encuentran maneras de vivir juntos en circunstancias no tan felices, y una de las claves es saber que esa es su decisión, no una trampa en la que han caído en contra de su voluntad. En tus deliberaciones te convendrá alcanzar el punto en el que estás lo más satisfecho posible con tu decisión. Las columnas dedicadas a «Bueno para mí» y «Bueno para nosotros» deben tener elementos legítimos, no excusas. Soportar una mala situación es siempre un compromiso. Puedes sentir que lo que sacrificas es mucho peor si tu decisión no ha sido firme. Es como la diferencia entre dar diez dólares a un mendigo y que alguien te robe diez dólares.

Finalmente, pregúntate si estás sirviéndote de cualquiera de estas razones equivocadas para quedarte:

- No tengo otra opción.
- Tengo miedo de irme.
- No puedo cuidarme solo.
- Estoy sufriendo, pero no importa.
- Debo ser leal, no importa cómo.
- Todo esto es culpa mía.
- Solo debo darle tiempo.

Estas respuestas de autosabotaje nacen de la culpa y el miedo. Cuando cualquiera de ellas acuda a tu mente, detente y pregúntate de manera racional: «¿Esto es verdad?». Recuerda que tu meta es tomar una decisión con la que, dadas las circunstancias, soportar una mala situación sea lo más positivo posible.

Alejarte

La tercera opción es cortar por lo sano. Al igual que ocurre con la decisión de soportar una mala situación, también la decisión de alejarse suele llegar demasiado tarde —se ve forzada emocionalmente cuando has alcanzado el límite de tu tolerancia—. No lo criticamos, ya que pueden existir muchas buenas razones por las cuales consideres necesario alejarte, y la mejor razón es que quieres protegerte. Como siempre, es necesario que la decisión se sienta bien y no como un último recurso o acto de desesperación.

Toma lápiz y papel, y enumera en una lista los pros y los contras de alejarte. Es útil añadir una tercera columna que se llame «¿Qué pasará ahora?». Las consecuencias de salir de una relación o renunciar a un trabajo no deben subestimarse. Las rupturas siempre generan heridas, heridas profundas que tardan más tiempo en sanar de lo que se cree. El lado positivo es que alejarse a veces conduce a un período dulce en el que te sientes aliviado y libre de tensión, discordia, hostilidad y estrés. Sin embargo, es frecuente que esa «luna de miel» acabe en un rebote emocional, acompañado de depresión, culpa y ansiedad.

No estamos pronosticando males; solo necesitas armarte con expectativas psicológicamente realistas. El rebote por alejarte varía de persona a persona. Por desgracia, parece que, debido a nuestra naturaleza humana, al alejarnos sacamos a relucir motivos egoístas. Buscar ser el líder, lo cual por lo general está teñido de venganza si un matrimonio está rompiéndose, se convierte en una motivación. Procura no caer en la trampa de la autopreservación a cualquier precio. Hay elementos muy fuertes de miedo e inseguridad involucrados. Mantente atento a lo que realmente sucede en tu interior, porque si los motivos que te impulsan son la ira y la venganza, estás enmascarando una herida que necesita sanar.

Miércoles

Antienvejecimiento

Qué hacer

Medita.

Únete a un grupo de apoyo.

Estrecha los lazos emocionales con tus familiares y amigos.

Toma un suplemento multivitamínico con minerales (si tienes sesenta y cinco años o más).

Mantén un equilibrio entre la actividad y el descanso.

Explora algún interés nuevo.

Involúcrate en alguna actividad que te plantee un reto mental.

Qué deshacer

No seas sedentario: levántate y muévete a lo largo del día.

Examina tus emociones negativas.

Sana las relaciones que son significativas para ti y están dañadas.

Pon atención a los estereotipos negativos con respecto a la edad y el envejecimiento.

Considera maneras de sanar tu miedo a la muerte.

La buena noticia sobre la prevención y la posibilidad de revertir el envejecimiento es que ahora es realista. El tiempo en que tan solo era un buen deseo ha quedado atrás. Cada vez más, la comunidad médica sabe a lo que nos enfrentamos cuando el cuerpo envejece, lo cual no era así en el pasado; de hecho, antes el envejecimiento era un misterio. No hay un proceso único conocido como «envejecimiento». Es tan multidimensional como la vida misma. Quizá sorprenda a la mayoría de las personas oír que el envejecimiento es casi imposible de definir. Identifican este proceso con sus síntomas: pérdida de masa muscular, arrugas, miopía y cosas por el estilo. Pero los síntomas del envejecimiento están muy lejos de su causa.

Las investigaciones actuales han dado en el clavo en cuanto a que los cambios genéticos son la clave, y la actividad genética, tal como hemos visto, puede verse influenciada sustancialmente por el estilo de vida.

Desde que la gente vive más, es realista afirmar que después de los cincuenta entramos en una segunda etapa de la vida, y que a diferencia de los niños que pasan sus primeras dos décadas ocupados en desarrollarse como seres humanos capaces, una persona de cincuenta años puede aportar mucho conocimiento, habilidad y experiencia a esta segunda vida que ahora se le presenta. En pocas palabras, la manera en la que envejeces hoy —o no— convertirá la vejez en un plácido camino descendente o en una caída libre. A pesar de la influencia de los genes y la biología, la decisión es tuya.

Tal como están las cosas, la experiencia universal de envejecer no puede reducirse a una única causa o un único resultado. Lo que la sociedad cree con respecto al envejecimiento y la gente mayor puede ser tan importante como lo que sucede a nivel biológico. El proverbio «Eres tan viejo como crees que eres» señala hacia un tercer factor, el psicológico. Al tener todo esto en cuenta, el escenario del envejecimiento ha sido confuso y ha derivado en una colección de hechos básicos que se aplican de forma diferente a cada persona, de la siguiente manera:

- En el pasado se consideraba que el envejecimiento empezaba en la treintena y se iniciaba con el 1 % de deterioro por año, hasta el resto de la vida. Ahora nos hemos dado cuenta de que este enfoque estaba atado a los síntomas del envejecimiento. A un nivel celular y epigenético las señales de una función afectada pueden empezar mucho antes, y de hecho lo hacen.

- Todo el sistema cuerpo-mente resulta afectado por el proceso de envejecimiento, pero no a un ritmo predecible.

- Debido a que el proceso del envejecimiento es tan variable, algunas personas son biológicamente más jóvenes que su edad cronológica, del mismo modo que algunas son más ancianas.

- El envejecimiento finalmente conduce a la muerte, a partir de un fallo específico de algún sistema (por lo general, el respiratorio). En el momento de la muerte, la gran mayoría de las células aún funciona normalmente, o al menos lo bastante bien para mantener viva a la persona.

- Por cada señal típica de envejecimiento hay al menos unas cuantas personas que mejoran al envejecer, incluso en aspectos como la memoria, la fuerza muscular y la agudeza mental. Esto plantea la posibilidad de que el envejecimiento no es necesario. Pero de ser verdad, ¿por qué envejecemos?

Al enfrentarnos a un escenario tan confuso, la ciencia médica no ha podido emparejar el envejecimiento con el modelo de enfermedad: envejecer no es lo mismo que enfermar, incluso aunque las personas mayores son más propensas que los adultos jóvenes a ponerse enfermas. El grial de la física, buscado durante décadas, se conoce como «la teoría del todo», una explicación unificada de todas las fuerzas fundamentales en el universo. En medicina no existe una teoría comparable con respecto a la edad. Cuando coges un resfriado mostrarás los síntomas en el transcurso de una semana, lo cual es lo habitual para la mayoría de las personas infectadas, pero el envejecimiento tarda años en manifestarse y no hay dos veinteañeros iguales o que siquiera se parezcan. Eres una persona única y el envejecimiento subraya tus características particulares.

El movimiento antiedad dio un paso adelante en las últimas dos décadas cuando se vio claro que el envejecimiento estaba centrado en el ADN. Ahora sabemos, gracias a la epigenética, que una vida de experiencias afecta de manera constante a la actividad genética, y deja marcas y huellas que permanecen durante mucho tiempo. Nadie puede afirmar con certeza si una huella específica dura años, décadas o toda la vida, pero el hecho crucial es innegable: tu estilo de vida tiene consecuencias genéticas. Incluso los gemelos idénticos, nacidos con el mismo genoma, cuando tengan setenta años mostrarán una actividad genética tan distinta entre sí como la que se dará entre dos completos extraños.

El más reciente descubrimiento antiedad es que el proceso de envejecimiento empieza muy temprano. Un estudio de la Universidad de Duke llevado a cabo en 2015 y dirigido por Daniel W. Belsky se centró en la edad biológica (cómo de viejo es tu cuerpo) en oposición a la edad cronológica (qué edad tienes según el calendario). Tradicionalmente, el proceso de envejecimiento se ha estudiado en ancianos que ya muestran los síntomas de los daños de su estilo de vida. En cambio, el equipo de Duke estudió a 954 jóvenes, rastreando sus biomarcadores de edad en tres momentos distintos entre la veintena y la cuarentena: «Antes de la madurez, los individuos que envejecían con más rapidez eran menos capaces físicamente, daban señales de deterioro cognitivo y envejecimiento cerebral, decían tener una salud peor y se veían más viejos». Estos descubrimientos ayudaron a impulsar la idea de la antiedad, al colocar toda la cuestión del envejecimiento décadas antes de que las señales de enfermedad y dolencias estén avanzadas. Tal como hemos demostrado a lo largo de este libro, muchos desórdenes o enfermedades tienen antecedentes de mucho tiempo atrás, y ahora el envejecimiento se une a esta lista.

Encontrar los biomarcadores más fiables es aún controvertido: las posibilidades van desde las redes neuronales profundas hasta las células T y los marcadores epigenéticos. Solo cuando esta cuestión esté resuelta, la antiedad podrá mesurarse con precisión. Esto no es una sorpresa, dado que el proceso es increíblemente complejo y afecta de manera distinta a cada persona. Sin embargo, bajo cualquier enfoque, el peso de la antiedad recae en cada individuo, no en la promesa de un golpe de suerte en el futuro.

Al tomar tus decisiones, ten presente esto: así como eres único en la forma en que envejeces, tu proceso antiedad también lo será. Cuanto mejor comprendas el envejecimiento, mejor podrás individualizar tu programa antiedad. A continuación enumeramos las variables más importantes que afectan de manera general a la edad, de acuerdo con lo mejor de los estudios más recientes.

Envejecer de manera exitosa: las mejores diez variables
1) Relaciones satisfactorias con la familia, los amigos y la comunidad.
2) Resiliencia emocional; es decir, la habilidad de volverte a poner de pie después de un golpe o un fracaso.
3) Gestión del estrés.
4) Antiinflamación, incluyendo dieta y emociones «inflamadas» como la ira y la hostilidad.
5) Dormir bien cada noche.
6) Meditación, yoga, respiración consciente.
7) Actividad física moderada a lo largo del día. Detener la actividad y moverse para interrumpir los largos períodos sentado.
8) Actitud positiva respecto a la edad y el paso del tiempo.
9) Ausencia de toxinas, incluyendo tabaco y alcohol.
10) Actitud joven: mantenerse curioso, abierto y con ganas de aprender nuevas cosas.

Estas variables se enumeraron según su importancia y aportan información acerca de cómo la gente envejece. Sin embargo, debemos precisar que la teoría de vanguardia con respecto al envejecimiento afirma que la inflamación es responsable de cada uno de los aspectos de este proceso. Aunque no está demostrada, esta teoría puede cobrar fuerza en el futuro, considerando que hay muchos desórdenes producto del estilo de vida que tienen lugar durante la vejez y están relacionados con un grado de inflamación menor pero crónico.

Como con cualquier aspecto de un estilo de vida saludable, no hay que esperar a que las señales del envejecimiento sean visibles. El envejecimiento es el mejor ejemplo de un cambio paulatino que avanza con lentitud y está rodeado de un sinnúmero de influencias. El proceso antiedad es también progresivo pero claro en su estrategia: maximiza lo positivo que tu cuerpo-mente recibe cada día, y minimiza lo negativo. «Recibir» es un término que abarca todo, pero los puntos en los que deberíamos concentrarnos son las recomendaciones al respecto de «Qué hacer» y «Qué deshacer».

EL ENFOQUE «QUÉ HACER»

Ofrecimos solo una opción para un grupo de edad específico en la lista «Qué hacer»: tomar un suplemento multivitamínico con minerales si tienes sesenta y cinco años o más (consulta la página 264 para comprender por qué esta decisión es importante). Las otras opciones se refieren a tu bienestar y tu felicidad en este momento, fundamentadas en la noción de que una vida feliz se construye sobre la base de ser feliz cada día. Un estudio más largo sobre la edad es el Harvard Study of Adult Development (Estudio del Desarrollo del Adulto de Harvard), que tiene ya ochenta años. Este estudio llegó a una serie de conclusiones sintetizadas en un encabezado de la web de *Harvard Gazette*: «Los buenos genes están bien, pero la alegría es mejor». El estudio se inició en 1938 con la intención de seguir a 268 estudiantes de Harvard a lo largo de su vida. (Después la población se expandió y diversificó. Solo diecinueve de los sujetos originales estaban vivos en 2017, pero sus mil trescientos descendientes están siendo estudiados, junto con sus esposas y voluntarios adicionales de su entorno.)

Robert J. Waldinger, profesor y psiquiatra de la facultad de Medicina de la Universidad de Harvard, que es quien ahora dirige el estudio, informa de lo siguiente: «El sorprendente hallazgo es que nuestras relaciones y el grado de felicidad que experimentamos con ellas tiene una poderosa influencia en nuestra salud. Cuidar nuestro cuerpo es importante, pero atender tus relaciones es también una manera de cuidarte. Considero que eso es la revelación». Este hallazgo coincide con los puntos previos que hemos estado señalando sobre las cardiopatías, por ejemplo, donde la respuesta de apoyo social o un cónyuge que expresa amor puede convertirse en un buen predictor de quién tendrá y quién no los síntomas de problemas cardíacos. En el extremo opuesto, citando al doctor Waldinger: «La soledad mata. Es tan poderosa como el tabaquismo o el alcoholismo».

Estos hallazgos no son provisionales ni están únicamente confinados a los estratos sociales superiores. Tal como afirma el artículo del estudio de Harvard: «Puso de manifiesto que las relaciones cercanas, más que el dinero o la fama, son las que mantienen a las personas felices a lo largo de su vida. Estos enlaces protegen a las personas de las desventuras de la vida, ayudan a retrasar el declive físico y mental, y son mejores predictores de una vida larga y feliz que la clase social, el cociente intelectual o incluso los genes. Este hallazgo se demostró tanto en los hombres de Harvard como en los participantes de su entorno».

Nuestras opciones acerca de «Qué hacer» se centran en ese hallazgo clave. El apoyo social que tienes y la felicidad que encuentras en las relaciones te afectarán a lo largo de tu vida. En épocas muy muy remotas, de etiquetas ya superadas, la edad de oro estaba ligada a mantenerse en una mecedora y sin ninguna utilidad para la sociedad una vez cumplidos los sesenta y cinco años. Además, las personas buscaban la felicidad después del retiro, estableciendo ese momento como su meta, más que buscar la felicidad en el aquí y el ahora. La ética dictaba que debías trabajar tanto como pudieras durante tus mejores años y pospusieras tu felicidad hasta la jubilación; era una de las ventajas, por decirlo de alguna manera, de no tener que trabajar. En la «nueva» vieja edad hay una serie de actitudes aún en desarrollo, sobre todo entre los *baby boomers*, quienes no tienen intención de retirarse mientras el trabajo sea útil y satisfactorio. En apoyo a esto, la gente procura preservar su nivel de salud tanto como sea posible, preferentemente hasta el padecimiento final.

Donde la «nueva» vieja edad debe poner atención es en el área de apoyo social y relaciones, porque la felicidad de mucha gente es todavía un proyecto individual. La ética estadounidense individualista, por ejemplo, se coloca en el polo opuesto de una sociedad comunitaria, como la de Japón u otros países con políticas de bienestar social, al igual que casi todas las naciones de Europa. En nuestra lista de «Qué hacer» citamos la meditación como algo que parecería obligado realizar en soledad, pero incluso ahí las personas que se unen a grupos de meditación perseverarán con mucha más probabilidad.

La medida más válida para la calidad de vida es cómo de feliz eres y cómo de satisfecho y contento hace que te sientas tu estilo de vida. Quienes pasan su carrera buscando la seguridad financiera a menudo poseen habilidades rudimentarias para sostener una relación feliz. No podemos ocuparnos de la totalidad del problema —nos exigiría diez veces más espacio del que podemos dedicarle aquí—, pero en el libro de Deepak *La receta de la felicidad: Las siete claves de la felicidad y la iluminación* se establecen los siguientes puntos:

- La felicidad es difícil de predecir. La gente cree que será más feliz si tiene más dinero, un bebé, un ascenso en el trabajo y otros factores externos, pero no hay correlación entre estas expectativas y ser más feliz. Aunque tener suficiente dinero y seguridad es un componente importante de ser feliz, más allá de eso lo cierto es que tener más dinero no incrementa la felicidad; de hecho, a menudo tiene el efecto contrario al añadir más estrés a la vida de las personas.

- Debido a que la felicidad es impredecible, debería ser un asunto del día de hoy, y no algo que se pospone para el futuro.

- Cada uno de nosotros tiene un parámetro emocional, como el parámetro metabólico, que rige nuestro humor día tras día. Después de un suceso infeliz, ya sea una ruptura de pareja o una pérdida financiera, generalmente regresamos a ese parámetro al cabo de seis meses.

- Incluso teniendo en consideración este parámetro, la

creencia psicológica presente es que al menos entre el 40 y el 50 % de la felicidad depende de tus decisiones al respecto de tu estilo de vida.

- En las tradiciones de la sabiduría universal, la cambiante naturaleza de la felicidad humana no puede resolverse buscándola en lo externo. Solo al encontrar un nivel de la mente plena de paz interior y satisfacción es posible resolver el problema de la felicidad. Trataremos esto en el capítulo sobre el fin del sufrimiento.

EL ENFOQUE «QUÉ DESHACER»

Las opciones que ofrecemos en la lista «Qué deshacer» giran en torno a un tema central: soltar. Debes ser tan resistente en tu acercamiento a la vida como lo son tus células. Si tienes hábitos, comportamiento y una actitud rígidos, paulatinamente perderás la habilidad de que tus células tengan éxito y se mantengan fuertes frente a las adversidades. Recuerda que el cuerpo-mente es un proceso único que opera con cientos de subprocesos las veinticuatro horas del día. Ninguna experiencia pasa desapercibida. Apretar tu mente es lo mismo que apretar el puño: en algún momento te dará un calambre.

Empieza hoy a identificar las actitudes negativas que tienden a incrementarse con la edad si no eres consciente de ellas. Esto incluye lo siguiente:

- «Envejecer es horrible. Todo resulta cuesta abajo.»
- «La idea de la muerte es terrorífica.»
- «Mis mejores años quedaron atrás.»
- «El pasado fue mejor.»

- «Solo puedo cuidar de mí mismo.»
- «La gente siempre me decepciona.»
- «El tiempo se me acaba.»

En la realidad, esas actitudes y creencias no son comprobables. No las mantenemos porque sean un hecho, sino por una cuestión emocional. Lo que importa es cómo eliges sentirte con respecto a tu vida y tu futuro. Si sientes odio y temes envejecer, la edad se convertirá en algo cada vez más negativo conforme pase el tiempo. Cada nueva señal de envejecimiento, desde las canas hasta el dolor en tus articulaciones, será una razón más para odiar y temer el lugar hacia donde te lleva la vida. Un sistema limitado de creencias es uno de los mayores obstáculos para envejecer de forma saludable. Es importante para el cuerpo, la mente y el espíritu anhelar algo hoy y mañana, sin obsesionarse por el pasado.

Puesto que las creencias son creaciones personales, también pueden ser «deshechas». Dedicamos el jueves a las creencias centrales y la manera de cambiarlas, pero por ahora el proceso de «deshacer» requiere algunos pasos conscientes:

- Establece vínculos con personas de la tercera edad, inspiradoras y felices, empezando hoy mismo.
- A la vez, cultiva las conexiones con jóvenes.
- No participes en conversaciones en que la gente se queja de la edad.
- Cada creencia negativa sobre la edad puede contrarrestarse sustituyéndola de manera consciente con una creencia positiva, por ejemplo:
  – *«Envejecer es horrible. Todo resulta cuesta abajo.»*

- Reemplázala por: «Mi vida es una pendiente que se eleva. Lo mejor está por venir».
- *«La idea de la muerte es terrorífica.»*
- Reemplázala con: «El miedo nunca resuelve nada, incluyendo esto».
- *«Mis mejores años quedaron atrás.»*
- Reemplázala por: «Puedo crear un mejor futuro si así lo decido».
- *«El pasado fue mejor.»*
- Reemplázala con: «Aferrarse al pasado anula todas las posibilidades de hoy y de mañana».
- *«Solo puedo cuidar de mí mismo.»*
- Reemplázala por: «Toda mi vida he cuidado a los demás, y ellos han cuidado de mí».
- *«La gente siempre me decepciona.»*
- Reemplázala por: «Las personas hacen todo lo posible».
- *«El tiempo se me acaba.»*
- Reemplázala por: «Siempre hay suficiente tiempo».

Ya que mantenemos las creencias por razones emocionales, no afirmamos que las creencias positivas sean siempre un hecho verdadero, sino que es en tu estado emocional donde residen las motivaciones más poderosas. Esa es una parte muy significativa de envejecer correctamente. Tener una actitud positiva hacia este proceso marca una gran diferencia, porque en ello están involucradas décadas completas de vida. Sin embargo, el pensamiento positivo tiende a ser superficial y por lo tanto no tan importante como la aceptación de uno mismo. Cuando tienes eso, incluso los aspectos menos dignos de la edad —que por supuesto queremos evitar— no se convierten en una espiral descendente. Una visión sólida de uno mismo posibilita afrontar cualquier tormenta.

LA CONEXIÓN DEL TELÓMERO

Ahora que se acepta comúnmente que las personas envejecen de manera diferente, es importante saber por qué. Envejecer es un proceso tan holístico que quizá supongas que la respuesta no es simple. Pero eso no es cierto a nivel celular. Las células tienen su propia vida, que va desde las primeras etapas, marcadas por una división rápida y una renovación revitalizadora cada vez que la célula se subdivide —período que la bióloga molecular Elizabeth Blackburn llama el «esplendor del crecimiento»—, terminando con una etapa en la que no hay más divisiones y la célula está cansada y es incapaz de realizar sus funciones básicas. Este período se conoce como «senectud».

Una célula senescente se degrada de distintas maneras. Manda mensajes químicos dañados y es incapaz de interpretar los mensajes que llegan de forma correcta. Su habilidad para sanarse se desacelera y finalmente se detiene. Las sustancias proinflamatorias pueden empezar a filtrarse a través de la membrana celular hacia el tejido circundante y el torrente sanguíneo. Cada vez parece más plausible que cuando nuestras células envejecen, nosotros también lo hacemos.

El argumento más sorprendente de esta teoría proviene de la investigación de nuestros genes y en concreto de una sección del ADN llamada «telómero», la cual cierra el extremo de cada cromosoma como un punto terminando una oración. Los telómeros son ADN no codificado, lo que significa que no tienen una función específica en la construcción de células, aunque esto no implica que sean pasivos. Cada vez que una célula se divide, lo cual sucede constantemente en algún lugar de nuestro cuerpo, los telómeros se acortan. Telómeros más largos significa células jóvenes en el esplendor de su crecimiento; telómeros acortados o desgastados son típicos de células senescentes y cansadas.

El investigador líder de este tema es la bióloga molecular Elizabeth Blackburn, quien compartió el Premio Nobel de Medicina en 2008 con Carol Greider, del Hospital General de Massachusetts Johns Hopkins, y con Jack Szostak, por su descubrimiento de la telomerasa, la enzima que repone los telómeros. Blackburn, en la actualidad jefa del Instituto Salk de Estudios Biológicos, en La Jolla, California, cubre todos los aspectos del envejecimiento celular y su renovación en su libro de 2017 *La solución de los telómeros*, junto con su coautora Elissa Epel, quien desde hace quince años es su colaboradora de investigación más cercana. Ambas describen de forma convincente los telómeros y los niveles de telomerasa en la célula como el mejor marcador, a la fecha, del misterioso y polifacético proceso de envejecimiento. Esto también implica que si aumentamos nuestros niveles de telomerasa provocando que los telómeros crezcan es posible esperar que las células alarguen su ciclo de vida y se renueven durante décadas.

En el libro citado, Blackburn y Epel predicen algo sorprendente. Actualmente hay alrededor de trescientas mil personas centenarias en el mundo, un número que se incrementa con rapidez. De acuerdo con una estimación, llegar a la edad de cien años está a punto de convertirse en un hito alcanzable para un tercio de los niños nacidos en Reino Unido, quienes llegarán a ser centenarios. De pronto, proteger tus células es más urgente que nunca. Recomendamos ampliamente leer el libro de Blackburn y Epel, ya que la riqueza de su información necesita asimilarse en detalle.

El libro hace un mapa de todas las investigaciones pertinentes, y eso se entrelaza de la siguiente manera con todo cuanto hemos expuesto al respecto de un estilo de vida saludable:

Tus telómeros están en un bajo riesgo si tú...
- No te expones al estrés severo.
- No te han diagnosticado algún desorden del estado de ánimo.
- Disfrutas de apoyo social, incluyendo un confidente cercano que te dé buenos consejos, amigos que te escuchan y con quienes puedes desahogarte, y relaciones en las que el amor y el afecto se muestran.
- Haces ejercicio moderado o vigoroso al menos tres veces a la semana, preferiblemente más.
- Duermes bien al menos siete horas cada noche.
- Consumes alimentos ricos en omega-3 tres veces a la semana y evitas las carnes procesadas, los refrescos azucarados y, en general, la comida procesada. Lo mejor son los alimentos naturales.
- No te expones al humo del tabaco ni a los pesticidas y los insecticidas.

Lo opuesto también es cierto:

Tus telómeros están en un alto riesgo si tú...
- Te expones al estrés severo.
- Te han diagnosticado y tratado médicamente por ansiedad y depresión.

- Careces de apoyo social de amigos y familiares.
- Llevas una vida completamente sedentaria sin practicar ejercicio regular o alguna actividad ligera como caminar.
- Sufres de insomnio crónico o acortas tus horas de sueño nocturno.
- Consumes una dieta alta en grasa, comida procesada y refrescos azucarados, sin prestar atención a ingerir suficiente fibra y ácidos grasos omega-3.
- Estás expuesto al humo del tabaco, a los pesticidas, los insecticidas y otras toxinas químicas.

Estos puntos resumen los factores de riesgo presentados por Blackburn y apoyados por su investigación, y, del mismo modo que cualquier esquema basado en el riesgo, algunas personas resultan más afectadas que otras. El estrés severo es uno de los factores más perjudiciales: en un estudio, los encargados de asistir y cuidar a pacientes con alzhéimer tenían telómeros acortados y podía predecirse que su vida sería entre cinco y ocho años más corta. Blackburn también menciona un número de laboratorios comerciales a los que las personas pueden acudir para hacerse un estudio y conocer sus niveles de telomerasa.

También es significativo que las decisiones de estilo de vida que sabemos que disminuyen el riesgo de sufrir enfermedades del corazón, en particular los cambios intensivos que Dean Ornish plantea (consulta la página 84), tienen un efecto beneficioso en la longitud de los telómeros. Al extender el programa al cáncer, Ornish realizó otro impresionante descubrimiento. Se seleccionó para el estudio a un grupo de hombres con bajo riesgo de padecer cáncer de próstata. («Bajo riesgo» significa que su cáncer estaba en una etapa temprana y crecía despacio. El cáncer de próstata puede tardar décadas en avanzar, y la recomendación actual es valorar el riesgo y los beneficios antes de someterse a tratamientos activos, a diferencia de la época en que el cáncer se trataba de inmediato de maneras agresivas.)

Se sometió a los hombres a una variedad de protocolos de tratamiento para problemas cardíacos: se alimentaron con una dieta baja en grasa y alta en fibra, caminaron treinta minutos al día y asistieron a las reuniones de un grupo de apoyo. La gestión del estrés también estaba incluida, y había entrenamiento en meditación, estiramientos suaves de yoga y ejercicios de respiración. Al final de los tres meses el grupo del programa tenía niveles de telomerasa más altos que el grupo de control, lo cual significaba que sus células estaban envejeciendo mejor. El estrés parecía desempeñar un papel clave porque el mayor incremento de telomerasa se dio entre los hombres que afirmaron tener menos pensamientos angustiantes sobre el cáncer de próstata. Ornish siguió a algunos de los hombres durante cinco años, y quienes permanecieron en el programa mostraron que sus niveles de telomerasa habían aumentado el 10 %, lo que revertía las expectativas de cómo envejecen las células.

Si los niveles de estrés determinan lo bien o mal que nuestras células envejecen, esto debería quedar patente en estudios de meditación, y así ha sido. Blackburn cita dos estudios conducidos en retiros de meditación que duraron tres semanas y tres meses, respectivamente. Al final del retiro de tres meses, los participantes tenían niveles más altos de telomerasa comparados con el grupo de control. En el retiro de tres semanas, los participantes mostraron telómeros más largos en sus células blancas que el grupo de control, en el cual no se apreciaron cambios.

¿Cuánto tiempo se necesita para que estos efectos aparezcan y cómo de intensiva debe ser tu dedicación? No hay una respuesta definitiva, pero tal vez las mejores pistas provienen de un estudio colaborativo que condujimos con Blackburn y otros investigadores en el Centro Chopra en Carlsbad, California. Se organizaron dos grupos de mujeres saludables. Un grupo disfrutó de unas vacaciones en un spa, sin ninguna interrupción. El otro grupo asistió a un programa dirigido por Deepak que incluía meditación y una variedad de tratamientos ayurvédicos. Al final de la semana todas afirmaron sentirse mejor, lo cual establece que la mayoría de la gente se encuentra en hiperactividad simpática, pues el simple hecho de estar de vacaciones durante una semana mejoró su sensación de bienestar.

Del mismo modo, hubo mejoras en la actividad genética en ambos grupos, incluyendo las vías químicas que detonan la inflamación y la respuesta al estrés. Se constató también, gracias a la meditación, un efecto en los telómeros y en los genes que protegen. Esto ocurrió en el grupo de meditación entre los participantes más experimentados. El hecho de que tan solo costara una semana obtener resultados que empezaban a ser significativos apunta hacia la conclusión de que estás beneficiando a tus células en cuanto empiezas a meditar y que la práctica debe ser regular y duradera.

Estamos incentivados por la manera tan sólida en la que la investigación de los telómeros valida el estilo de vida saludable que este libro promueve. También subraya la convicción de que a nivel genético las células se benefician directamente de las decisiones conscientes de un estilo de vida. Blackburn termina su libro con «El manifiesto de los telómeros», un documento visionario que da prioridad a proteger nuestras células como parte de ser padres, las relaciones sociales, la lucha en contra de la desigualdad salarial y el esfuerzo global por el bien del planeta. Como todas las visiones, esta depende de las decisiones individuales, y uno termina el libro *La solución de los telómeros* aún más persuadido de que el proceso antiedad empieza por mantener nuestras células en un estado de renovación. Si no hay nada nuevo y sorprendente que hacer, volverse más optimista sobre tu propio envejecimiento es valioso en sí mismo.

JUEVES

Levántate, camina, descansa, duerme

HE AQUÍ LAS RECOMENDACIONES DE HOY;
ELIGE SOLO UNA

Qué hacer

Levántate y muévete cada hora si trabajas sentado frente a un ordenador o si tienes un trabajo de escritorio.

Camina cinco minutos por cada hora de trabajo.

Utiliza las escaleras en lugar del ascensor.

Aparca tu automóvil tan lejos como puedas cuando vayas de compras o al trabajo.

Mantén la regularidad en tu rutina de sueño.

Haz de tu habitación un ambiente óptimo para el sueño (consulta la página 327).

Camina de veinte a treinta minutos todas las tardes.

Dedica diez minutos, dos veces al día, para estar en silencio y a solas, y a poder ser para meditar.

Pasa más tiempo con algún amigo o familiar que sea físicamente activo.

Qué deshacer

Cambia minutos del tiempo que pasas tumbado en el sofá delante del televisor por diez minutos de caminata.

Deshazte del hábito de esperar al fin de semana para reponer las horas de sueño.

Si bebes alcohol, hazlo a primera hora de la tarde. Ve a dormir sin alcohol en tu torrente sanguíneo.

Reemplaza por una caminata el descanso que haces a media mañana para tomarte un café y unas galletas.

Camina hasta los lugares cercanos a los que sueles ir en automóvil.

Analiza tus excusas para no ser más activo.

La falta de sueño molesta a muchas personas, pero no puede abordarse de forma aislada. El tema de hoy se amplía para incluir el ciclo completo de descanso y actividad que beneficia al cuerpo-mente. Como sociedad, hemos creado una situación de sueño que va en contra de los biorritmos que gobiernan todo el sistema. Si permaneces sentado durante todo el día y no haces ejercicio, puedes terminar «demasiado cansado para dormir», porque el ritmo de sueño y actividad se ha trastornado. Los estudios han demostrado lo interrelacionadas que están nuestra necesidad de dormir y la actividad física. Para mantener tu biorritmo sincronizado, deben estar presentes cuatro elementos:

Pararse: Tan sencillo como suena, la fisiología del ser humano depende de la gravedad. Una investigación trascendental realizada en 1930 mostró que cuando se confinaba a los atletas universitarios en sus camas durante dos semanas perdían el tono muscular que habían tardado meses de entrenamiento en conseguir. Si se paraban solamente unos minutos al día, mantenían intacto el tono muscular. También parece ayudar en la recuperación después de una cirugía, razón por la cual en los hospitales ya no se recomienda a los pacientes permanecer acostados, sino levantarse y caminar en la medida en que puedan hacerlo.

Caminar: Aunque el ejercicio ofrece más beneficios cuanto más intensa y frecuentemente lo practiques, la base de la actividad es caminar. Los estudios muestran que la brecha más grande en los niveles de actividad física, médicamente hablando, sucede entre aquellos que no realizan ningún ejercicio y quienes se levantan del sofá y hacen algo, aunque sea poco. Caminar es ahora una práctica regular para la recuperación de enfermedades graves y de operaciones quirúrgicas.

Descansar: Después del esfuerzo físico es necesario el descanso para recuperar los músculos y restaurar el equilibrio interno. La mayoría de la gente no tiene dificultad con esto, pues se siente exhausta después del trabajo pesado o el ejercicio. Pero apenas se está considerando seriamente la necesidad del descanso mental. Si comparas el descanso mental con el letargo o el adormecimiento, tienes una imagen errada. Las personas que practican meditación, que entre otras cosas brinda descanso a la mente, terminan con una capacidad de estar alertas agudizada. La meditación no adormece la mente ni pone el cerebro a dormir; de hecho, aumenta la actividad cerebral (en ondas alfa, por ejemplo, asociadas con la creatividad), dando como resultado un estado previamente desconocido para la neurociencia: la alerta relajada.

Dormir: Los investigadores todavía no saben por qué necesitamos dormir, solo que es innegable que lo necesitamos.

La teoría más reciente es que el sueño permite al cerebro liberarse de las toxinas acumuladas durante el día. Esto incluye, durante la etapa más profunda del sueño, remover las placas seniles que pueden causar alzhéimer. Es también durante el sueño profundo cuando consolidamos lo que hemos aprendido durante el día, y convertimos los recuerdos de corto plazo en recuerdos de largo plazo. Sin estas actividades, nuestro cerebro (así como el resto de nuestro cuerpo) puede dañarse por falta de sueño o un sueño de pésima calidad.

Analicemos esto en profundidad. Lo primero que se nota al pasar una mala noche de sueño es cansancio y atontamiento por la mañana, y a veces a lo largo de todo el día. Esto es una queja crónica para los insomnes, aunque cuando alguien dice «No he pegado ojo en toda la noche», los estudios revelan que, de hecho, sí hubo episodios intermitentes de sueño, si bien fueron irregulares y poco profundos. Si se obliga a alguien a mantenerse despierto toda la noche, por ejemplo, en una clínica del sueño, se dan trastornos más serios como la falta de coordinación motriz y la falta de atención, la cual es una causa recurrente en los accidentes de tráfico. Los desequilibrios químicos empiezan a mostrarse en el flujo de hormonas, el cual tiene un equilibrio preciso de acuerdo con nuestro reloj circadiano (diario). La falta de sueño altera nuestro apetito debido a que se rompe el equilibrio entre la leptina y la grelina, las dos hormonas que gobiernan el hambre y la saciedad.

Excepto en un laboratorio del sueño, pocas personas van más allá de no dormir durante una noche, pues la demanda del cerebro para hacerlo es difícil de ignorar. Pero la falta de sueño prolongada produce dolor de cabeza, debilidad muscular, temblores, alucinaciones y otros síntomas serios. Aunque no experimentes estos efectos tan drásticos, no significa que no estés sufriendo de falta de sueño. De la misma manera que sucede con el estrés crónico y la inflamación, el hábito de falta de sueño crea problemas que se incrementan a la larga. Los insomnes tienen un mayor riesgo de padecer ansiedad y depresión, por poner un ejemplo. Sabiendo esto, los psiquiatras advertirán a sus pacientes que sufren de depresión crónica que se ocupen de mantener sus horas de sueño, lo que ha demostrado ser una de las primeras señales del inicio de una depresión; del mismo modo, una depresión en sus primeras etapas a veces puede detenerse al corregir los patrones de sueño irregulares. El uso de drogas como la cocaína a menudo resulta en un sueño precario, lo cual conduce a depresión y ansiedad, avivando el deseo por consumir más drogas y reforzando así el círculo vicioso.

En un artículo de 2003 en el periódico *Behavioral Sleep Medicine*, los autores describieron una amplia gama de efectos psicológicos: «El insomnio era un predictor consistente de la depresión, la ansiedad, otros desórdenes psicológicos, el abuso o la dependencia del alcohol y las drogas, y el suicidio, lo cual indica que el insomnio es un factor de riesgo para todas esas dificultades». Estos hallazgos tienen implicaciones más leves, como saben todas las personas que han pasado la noche preocupándose. El artículo señala que el insomnio está asociado a una respuesta inmune empobrecida, mientras que los datos duros no resultaron concluyentes con respecto a si el insomnio aumentaba el riesgo de sufrir enfermedades cardiovasculares. Los estudios del sueño tienden a ser pequeños, y la definición de «insomnio» es más o menos ambigua, pero es alarmante que el uso regular de pastillas para dormir conlleva un riesgo mortal (reduce la esperanza de vida). Un estudio llevado a cabo en el sistema de atención médica Scripps Health en la ciudad de San Diego, en 2012, relacionó una pastilla para dormir muy popular con un riesgo cinco veces mayor de muerte prematura. Este estudio indicaba que el riesgo afectaba tanto a los usuarios habituales como a los ocasionales.

Uno de los sospechosos comunes, la inflamación, también se incluye en este escenario. En un estudio de 2010 los sujetos se mantuvieron despiertos durante veinticuatro horas o más y mostraron un aumento en los marcadores de inflamación (citocina). Los resultados no eran lo bastante significativos para considerarse clínicos —y requerir tratamiento médico—, pero cabe señalar que esos marcadores también se incrementaron en los sujetos que durmieron tan solo dos o cuatro horas. No pudo encontrarse una causa fiable de la elevación de los marcadores de inflamación, pero todo apunta hacia «una activación autónoma de los cambios metabólicos», la cual simplificamos como hiperactividad simpática (consulta el capítulo 5). En otras palabras, el sistema nervioso simpático se estresa.

El estrés y la presión de la vida actual mantienen el sistema nervioso simpático estimulado de manera crónica. Cuando estás dando vueltas y vueltas en la cama, incapaz de conciliar el sueño, puedes culpar a los pensamientos que tampoco dejan de girar en tu cabeza, a la tensión física o a alguna especie de respuesta detonada por tu cuerpo, que se niega a dormir. Pero estos síntomas diversos generalmente pueden rastrearse como una hiperactividad autonómica. La respuesta del estrés se ha activado sutilmente, y uno de los efectos es permanecer alerta; es parte de la respuesta a las amenazas externas. En un estrés agudo, las pupilas se dilatan, el ritmo cardíaco se acelera rápidamente, y la subida de adrenalina exige acción, ya sea de lucha o huida. La estimulación de bajo impacto de esta respuesta de estrés no es tan dramática, pero a cualquier nivel esta respuesta es la que impide que concilies el sueño. El estrés y la incapacidad de dormir forman un círculo vicioso, y si además estás estresado por tu insomnio, el efecto se agrava. Nuestras recomendaciones sobre la disminución del estrés te ayudarán mucho para romper esa conexión entre el estrés y el insomnio.

EL ENFOQUE «QUÉ HACER»

Los bebés y los niños pequeños concilian el sueño sin esfuerzo. El cansancio debido a la actividad física hace que el sueño sea automático. Pero la mayoría de las personas gastamos cada vez menos calorías al día en actividad física. Los estudios demuestran que sentarse delante del ordenador consume más o menos ochenta calorías por hora. Puedes usar de ocho a diez calorías más si caminas cinco minutos cuatro veces en una hora, y a la larga esto es suficiente para controlar el aumento de peso lento y gradual en las personas conforme envejecen. (A lo largo de una jornada de trabajo de ocho horas, añadir tan solo diez calorías por hora significa un total acumulado anual de veinte mil calorías, lo que equivale a poco menos de seis kilos.) Los escritorios para trabajar de pie se están popularizando y cuentan con muchos partidarios preocupados por la salud. Sin embargo, estar de pie tan solo agrega dos calorías por hora al hecho de permanecer sentado.

La tendencia a consumir menos calorías aumentará en el futuro, lo cual elimina la manera más sencilla de asegurarte un buen sueño. Por lo tanto, nuestras recomendaciones se centran en algunos cambios básicos en tu estilo de vida que puedes adoptar para siempre. Quizá te preguntes por qué no hemos incluido la recomendación oficial estandarizada en Estados Unidos de media hora de ejercicio de moderado a vigoroso, de tres a cinco veces a la semana. La respuesta es el cumplimiento. Los estudios demuestran que los estadounidenses se ejercitan un poco más que en el pasado, pero quienes más lo hacen son los jóvenes, de entre diecinueve y veintinueve años, con una franca disminución a partir de esa edad.

El grupo menos activo es el de las personas de la tercera edad, y es necesario revertirlo. La longevidad y la buena salud durante la vejez se incrementan con la actividad y disminuyen en quienes se dan por vencidos y se pasan todo el día sentados. Todas las personas saludables mayores de setenta años, e incluso superados los noventa, se beneficiarán de la práctica de ejercicio cardiovascular suave y levantamiento de pesas ligeras. Para cumplirlo, el secreto está en habituarte a tiempo. Ser regular en cosas simples como levantarse y caminar hace más probable mantener el hábito a medida que envejeces. A fin de mantenerte mentalmente alerta se recomienda la meditación porque adquieres la experiencia de entrar en un estado de alerta relajada. Como señalamos antes, este no es un estado de alerta adormecido ni atontado. En la alerta relajada la mente está despierta pero no estimulada. Todas las personas de cualquier edad se benefician al hacer de la meditación un hábito.

El ambiente en el que duermes: La lista que sigue te ayudará a convertir tu habitación en un espacio ideal para dormir:

12 pasos para tener un sueño de calidad

1) Oscurece la habitación cuanto puedas, con cortinas o persianas que bloqueen por completo la luz exterior (conocidas como opacas, o también *black out*). Asimismo, puedes usar un antifaz.
2) Procura que tu habitación sea lo más silenciosa posible.
3) Si compartes la cama con alguien que ronca, utiliza tapones para los oídos.
4) Evita usar tu cama para trabajar.
5) No mandes mensajes de texto cuando estés en la cama.
6) Mantén tu habitación fresca.
7) Apaga el televisor al menos una hora antes de irte a dormir.
8) No tengas el televisor en tu cuarto.
9) Haz que tu habitación sea lo más reconfortante posible para los sentidos, con colores y esencias. Debe ser el espacio de tu casa que asocies con la relajación.
10) Compra un colchón cómodo con suficiente apoyo para la espalda. Para la mayoría de las personas resulta mejor si es firme.
11) Usa almohadas hipoalergénicas.
12) Lava las sábanas con frecuencia para eliminar el polvo.

Lo más importante es la oscuridad total, absoluta. Hay una razón fisiológica para esto. La glándula pineal, oculta muy adentro en el cerebro, es crucial para el sueño profundo porque es sensible a la luz. Mientras duermes, la actividad de tu cerebro fluctúa, y al cabo de siete u ocho horas vas despertando por fases. No eres consciente de estar despierto hasta que la última etapa te saca del sueño. Sin embargo, si tu habitación está iluminada con luz de día, tenderás a despertarte demasiado pronto en una de esas etapas. Superar esa interrupción puede ser muy sencillo: entierras la cabeza en la almohada y vuelves a dormirte. Pero debido a que no has obtenido las siete u ocho horas de sueño continuo, te sentirás adormilado una vez que estés despierto. (Si eres un viajero habitual, quizá notes lo bien que duermes en las habitaciones de hotel. Esto es porque tienen cortinas que bloquean por completo la luz exterior y eso hace que la habitación sea considerablemente más oscura que la gran mayoría de los dormitorios.)

Bloquear el ruido externo es importante por dos razones: puede evitar que concilies el sueño y también despertarte demasiado temprano (en una de esas fases). Otra recomendación, además de mejorar tu ambiente, es tomar todas las noches una dosis baja de aspirina, la cual está recomendada para todos los adultos como prevención de ataques al corazón e incluso algunas formas de cáncer. Como mencionamos antes, los dolores menores que pasan desapercibidos durante el día pueden convertirse en algo muy irritante cuando te metes en la cama. Tomar aspirina ayuda a eliminar ese factor que contribuye al insomnio y que a menudo se subestima.

Si la falta de cumplimiento es el obstáculo para nuestra lista «Qué hacer», la inercia es el enemigo del «Qué deshacer». Los hábitos se autorrefuerzan. Si, por ejemplo, te saltas un día de ejercicio, es fácil que vuelvas a saltártelo al día siguiente. Por cada día sin ejercicio, pierdes los beneficios de esa actividad y la inercia te llevará cuesta abajo. (Como nota añadida, este patrón también se presenta con aquellos que tienen una buena vida sexual a medida que envejecen. Las personas que es más probable que tengan una vida sexual satisfactoria son las que nunca dejaron de tenerla. El sexo se promueve a sí mismo. La falta de sexo, también.)

Creemos que evitar la inercia raramente funciona si se adopta el extenuante hábito de correr todos los días: por cada cien personas que adoptan esta rutina, pocas la mantendrán de por vida. Llega el día en que dejas de correr, y a partir de ahí desciendes en una inclinada pendiente hasta alcanzar el nivel que ocupan los que no corren y nunca lo han hecho. El ejemplo de cepillarte los dientes cada mañana refleja lo fácil que es adoptar hábitos sencillos y poco exigentes.

A lo largo de la vida, si sigues el patrón de levantarte, caminar, descansar y dormir cada día estarás haciendo mucho por mantenerte saludable. Nuestras recomendaciones de la lista «Qué deshacer» te invitan a evitar la lenta tendencia hacia la inercia.

Otra razón por la que la gente abandona el ejercicio es porque lo inicia para perder peso, y eso no funciona. Además de que no sirve para eso, dado que el ejercicio es un esfuerzo físico, en lo que concierne a tu metabolismo puedes ganar peso porque estarás más hambriento. (Con el ejercicio exhaustivo, como correr un maratón, puedes subir de peso debido a que el entrenamiento reemplaza la grasa por músculo, y el músculo pesa más que la grasa. Por supuesto, el cuerpo más pesado de un maratonista puede verse más atractivo que el de alguien que no mueve un dedo y vive tumbado en un sillón, aunque pese menos.)

Durante mucho tiempo se ignoraron las quejas de no perder peso, hasta que los genetistas revelaron que algunas personas están biológicamente predispuestas a incrementar su metabolismo durante el ejercicio, lo cual quema calorías, mientras que hay personas que no tienen esa predisposición. Tal como lo predeciría un punto de vista sistémico, los genes no lo son todo. Lo que comes y la manera en que lo haces también afecta al metabolismo, al igual que tus niveles de estrés y las hormonas que controlan el hambre y la saciedad. Una vez más, el conjunto de causas prevalece.

Dejando el peso a un lado, incluso cuando es una de las mayores razones que motiva a las personas a practicar ejercicio, junto con verse más atractivas, ser físicamente activo también tiene otros efectos variados. En un extremo están los que obtienen el conocido popularmente como «subidón del corredor», y en el otro extremo están los que se sienten demasiado cansados cuando corren. Algunas personas asocian el ejercicio extenuante y ser bueno en los deportes con un estímulo positivo. Sin embargo, no será así si odiabas la clase de Educación Física y nunca pudiste formar parte de un equipo en ningún deporte.

La conclusión es que la manera en la que te sientes respecto a la actividad es lo que debe guiar tus decisiones. No hay un programa de ejercicios correcto para todos. Nuestra preocupación es que cruces la frontera que separa la vida totalmente sedentaria de una activa. Nuestra solución es la fórmula: levántate, camina, descansa, duerme. Si puedes ir más allá de esto, mejor para ti. Pero pon atención en una cuestión importante: levántate, camina, descansa, duerme no es el mínimo indispensable que te etiqueta como un holgazán, sino que es una norma saludable que puedes mantener de por vida incluso cuando el mejor delantero del equipo de fútbol de la secundaria y sus amigos ya tienen una buena barriga cervecera.

VIERNES

Creencias centrales

Qué hacer

Escribe cinco creencias centrales y valora por qué crees en ellas.

Pon en acción una de esas creencias.

Lee un poema, un texto o un pasaje espiritual para inspirarte.

Ten una conversación familiar sobre las creencias centrales de cada cual.

Haz una lista de las creencias centrales que tiene tu modelo que seguir favorito.

Qué deshacer

Examina tus creencias negativas y la manera en que se relacionan con el miedo y la desconfianza.

Abre una línea de comunicación con alguien que tenga valores radicalmente distintos a los tuyos.

Deja de pensar en términos de «nosotros contra ellos».

El día de hoy se centra en tus creencias más profundas, aquellas con las que te identificas desde hace mucho tiempo. Pueden tener un valor sanador o todo lo contrario, pues las creencias se convierten en ideas, palabras y acciones a las que el cuerpo reacciona. Todos nos aferramos a nuestras creencias personales y de una manera u otra estamos emocionalmente atados a ellas. Pero no todas las creencias son iguales. Algunas son solo opiniones, asumidas y luego descartadas sin demasiado esfuerzo. Otras creencias son actitudes de segunda mano que asimilamos en el camino, por lo general durante la infancia, fundamentadas en el sistema de creencias de nuestros padres (como la religión). Los estudios demuestran que el 70 % de los que votan por primera vez eligen el mismo partido que sus padres, y que a partir de ahí la mayoría tenderá a mantener esa elección.

Estas creencias son secundarias la mayoría del tiempo, pero a nivel más profundo tu salud y tu bienestar están fuertemente influenciados por lo que llamamos «creencias centrales». Algunos puntos de vista y preguntas cruciales están enraizados en ellas:

- ¿Es justa la vida?
- ¿Hay un poder superior en el universo?
- ¿Puede triunfar el bien sobre el mal?
- ¿Debo esperar lo mejor o prepararme para lo peor?
- ¿Mi actitud debería ser relajada o alerta?
- ¿Estoy a salvo?
- ¿Los demás me aman, me cuidan y me apoyan, o solo puedo contar conmigo mismo?
- ¿Soy lo bastante bueno e inteligente?

La manera en la que tu vida está conformada depende en buena medida de las respuestas a estas preguntas. En los tiempos que corren la responsabilidad de contestar estas preguntas recae en el individuo. Con independencia de que te encuentres o no en un camino espiritual de manera consciente, has estado buscando y encontrando respuestas a esas preguntas a lo largo de tu vida. En contraste, en épocas de fe, las respuestas fijas y autoritarias las daba la religión. Y henos aquí, más que preocupados por el lado filosófico de las creencias centrales, interesados en su efecto sobre el cuerpo-mente. Si te sientes inseguro en el mundo, por ejemplo, tu vida será psicológicamente distinta de la de alguien que se siente seguro, y dependiendo del tamaño de la amenaza que percibas puedes experimentar mucho mayor estrés.

Ya hemos abordado anteriormente la posibilidad del punto de vista de los niños, y cómo puede estar determinado a un nivel epigenético (consulta la página 236), lo cual sería inquietante si el punto de vista programado de un niño es doloroso y desalentador. Sin embargo, es casi seguro que un término familiar, «conjunto de causas», interfiera. Formamos nuestras creencias centrales en una nube de influencias, y para un sinnúmero de personas es una nube opaca que jamás se dispersa. Considera la primera pregunta de nuestra lista: «¿Es justa la vida?», y compara hipotéticamente la manera en la que dos personas pueden llegar a conclusiones opuestas.

La persona A ha oído una y otra vez que la vida es injusta, y lo acepta como una verdad. Al mirar a su alrededor, ve gente buena que sufre mientras gente mala triunfa y nunca es castigada. Piensa en sus experiencias; muchas veces los resultados fueron injustos: la chica que amaba y perdió, el ascenso que no le llegó a él, el trato que se frustró porque alguien se echó atrás en el último minuto. Las noticias están plagadas de crímenes sin resolver y decisiones de jueces con agendas ocultas que permiten que los culpables circulen libremente. ¿Quién podría atreverse a afirmar, con tan solo mirar la abrumadora inequidad en el mundo, que la vida es justa?

La persona B no ha llevado una vida de ensueño, pero no tiene contratiempos mayores, y desde esa perspectiva la vida ha sido con ella más que justa: ha sido abundante y generosa. Fue una niña amada, se casó con alguien a quien amaba y tomó las decisiones correctas. Sus hijos son felices y están sanos. B sabe que hay horrores e injusticia en el mundo, pero su fe católica le dice que solo Dios es el juez y que actúa de formas misteriosas. Está en nosotros aceptar que Dios creó un universo benevolente en el cual el hombre puede ser redimido de sus pecados. Esta visión abarcadora contrarresta la debilidad y la maldad de los seres humanos.

A y B mantienen creencias opuestas por todo tipo de razones, y no hay una ecuación matemática para sopesar cada influencia, pues el conjunto de causas cambia a lo largo del tiempo. No podemos preocuparnos de quién está en lo correcto, ya que las creencias centrales nunca coinciden con la realidad absoluta; las creencias, como dijimos antes, se basan en la realidad personal. Sin embargo, hay creencias centrales que apoyan la salud y el bienestar, y hay otras que no lo hacen. He aquí algunos factores relevantes:

Una creencia es sanadora si...
- Es flexible, tolerante y abierta al cambio.
- Promueve la felicidad.
- Es amorosa y amable.
- Aumenta tu autoestima.

- No te genera estrés ni se lo genera a los demás.
- No la usas para instigar ira, miedo o agitación mental.
- Contribuye a estrechar tus relaciones con familiares, amigos y tu comunidad.
- Promueve una visión optimista.

Como puedes ver, usamos una definición muy amplia para la sanación, la cual está justificada por un enfoque integral sistémico. Mucha gente tiene el sentido ambiguo de que ser positivo es mejor que ser negativo, pero no estamos promoviendo el pensamiento positivo —promovemos una actitud saludable hacia uno mismo—. Una creencia central que conduce a la inflamación y al estrés es como una descarga mala a la supercarretera informativa del cuerpo. La diferencia entre la inflamación provocada por cortarte la mano y la causada por enfurecerte por una situación política o por el telediario de la mañana es mínima desde el punto de vista de una célula que debe lidiar con los marcadores inflamatorios en el torrente sanguíneo.

En un capítulo anterior expusimos la maravillosa recuperación de Norman Cousins de una enfermedad potencialmente mortal. Tras convertirse en un cruzado de la conexión cuerpo-mente, Cousins tenía una historia que le gustaba contar que mostraba el poder de las creencias sobre el cuerpo-mente. Encontró la historia en *Los Angeles Times* en 1983, sobre un brote en una escuela de secundaria de la localidad, durante un partido de fútbol. Cuatro personas enfermaron y tenían síntomas de intoxicación alimentaria, y el médico que estaba presente en el campo de juego las atendió. Resultó que los cuatro habían tomado Coca-Cola de un dispensador de los que mezclan el jarabe de refresco con agua carbonatada.

El médico no sabía si la contaminación provenía del agua o del jarabe, y debido a que el sistema de los dispensadores usa tubería de cobre, existía la posibilidad de que la intoxicación se debiera al sulfato de cobre. Se publicó un aviso para advertir a las personas que no bebieran Coca-Cola, y en pocos minutos 191 personas se sintieron mal, hasta el punto de ser hospitalizadas. Cientos más informaron de náuseas y desmayos; muchos corrieron a casa a contactar con su médico de familia. Cousins comentó: «Si nos detenemos a pensar en esto un poco, nos daremos cuenta de que los rumores pueden derivar en malestares físicos específicos. Esos síntomas no eran fingidos. Eran reales, y eso lo podrían testificar todos los que sintieron náuseas».

El mismo gatillo invisible puede provenir de nuestro interior creando un camino que va desde nuestra creencia hasta la inflamación o el estrés o incluso motivar síntomas de algún malestar. Nadie desea intoxicarse, entonces ¿cómo toleramos el daño autoinducido a nuestro cuerpo-mente? Un factor es lo que los psicólogos llaman «beneficio secundario». Es un mecanismo psicológico para aminorar el dolor, como el caramelo que se le da a un niño después de ponerle una inyección. Otro ejemplo es el finiquito que se le ofrece a una persona para soportar el golpe de ser despedida de un trabajo. A primera vista, los beneficios secundarios parecen un mecanismo útil para lidiar con el dolor y la mala suerte, pero cuando se emplean mal pueden ser tácticas de autosabotaje, parecidas a la negación.

Cuando una situación negativa dura demasiado, buscamos con desesperación una manera de lidiar con ella. La ansiedad crónica es un ejemplo perfecto. Se ha descubierto recientemente que la ansiedad es un problema serio entre los jóvenes en edades que no se asociaban antes con la ansiedad.

Pero en realidad, la ansiedad puede volverse crónica en niños desde los cuatro años, y se sabe que todos los desórdenes mentales de la edad adulta están asociados con haber padecido ansiedad durante la infancia.

Tan inquietante como esto, la razón por la que la ansiedad infantil permanece escondida durante tanto tiempo, incluso desde el punto de vista de los terapeutas profesionales, es que los niños están encontrando maneras de disfrazarla, incluso para sí mismos. Entierran sus sentimientos; compensan con juegos y distracciones como mirar la televisión o desplazan la atención de su miedo a otros comportamientos negativos como mojar la cama, o simplemente aprenden que sus padres no quieren oírlos hablar sobre esos sentimientos. La ansiedad es intolerable cuando es cotidiana, así que la mente debe buscar una vía de escape, por más ineficaz que sea.

Mucho de este comportamiento inconsciente se convierte en hábitos mecánicos. Piensa en un hábito de autosabotaje, como odiar al partido político contrario o convertir a tu molesto vecino en un enemigo. ¿Por qué te aferrarías a esa actitud tan negativa, aun sabiendo que no es saludable? La causa reside en que, sin pensarlo, refuerzas una y otra vez tu reacción, en lugar de sopesar lo que está haciéndote. Al aferrarte a la creencia que aviva tu negatividad, agravas la reacción. Pensemos en la ira como reacción. La razón por la que las personas se quedan atascadas en un comportamiento iracundo y hostil está relacionada de forma directa con las creencias centrales.

Las creencias que te mantienen furioso
- Tengo el derecho a actuar de la maldita forma que me dé la gana.

- «Ellos» son malos y merecen mi ira.
- Enojarse es una manera saludable de liberarse.
- No puedo evitarlo: mis emociones me controlan.
- El enfado justificado es moralmente correcto.
- La naturaleza humana es horrible, para empezar.
- La persona que me hizo enfadar es responsable, yo no.
- No hago daño a nadie cuando me enfado.
- El enfado es una manera efectiva de conseguir lo que quiero y de demostrar quién manda.

Cada una de estas creencias se justifica a sí misma. Se autorrefuerza, y cuanto más tiempo permanezcas aferrado a ella más raíces echará. Las creencias enraizadas se sienten parte de uno: «Así soy yo. Este soy». En realidad, te escondes de ti mismo y la ira te hace daño. Un episodio de ira es inflamatorio y estresante. Pero para ver la realidad con claridad se requiere mucha conciencia de uno mismo. La mayoría de las personas usa el enfado como arma, con la intención de atacar a los demás, actuando en defensa propia, expresando una frustración reprimida o alcanzando lo que quieren a través de la intimidación. (A una minoría, maestros en el acoso, tan solo les gusta la sensación de estar enfadados.) Esos beneficios secundarios se perciben como tan imprescindibles —o se han vuelto condicionantes a lo largo del tiempo— que el daño verdadero que provocan se da por descontado.

No todos tienen un problema persistente con el control de la ira, por supuesto, pero todos tendemos a normalizar nuestros malos comportamientos. Por ejemplo, en una familia donde los niños ven a su padre abusar de su madre, ya sea física o mentalmente, el comportamiento aberrante se convierte en su versión de la normalidad. Incluso cuando los niños criados en ambientes abusivos crecen y odian ese tipo de comportamiento, su riesgo de mostrarse abusivos es mucho más alto que el promedio. Han sido demasiado condicionados al crecer en una familia donde el abuso se consideraba aceptable. En su mente, hay una confusa huella: «Papá pega a mamá», y: «Papá ama a mamá». La contradicción entre estas dos afirmaciones es muy difícil de resolver cuando ambas formaron parte de tu infancia.

El día de hoy te pedimos que tomes decisiones que hagan aflorar esas creencias inconscientes y viejas, para examinarlas y sanarlas.

El enfoque «qué hacer»

Nuestras recomendaciones «Qué hacer» giran en torno a analizar y examinar las creencias centrales. Tus creencias poseen intrincadas raíces y solo tú puedes desanudarlas. Algunas influencias formativas son universales, como la actitud familiar, la educación, la religión, las actitudes frente a los compañeros de un grupo y todo lo que sucede en la escuela. Pero los factores externos no explican por qué una persona puede resultar tan afectada por algo que para otra es intrascendente. No te pedimos que te psicoanalices, mucho menos que te juzgues por ser malo, inferior o por estar equivocado. Nuestra meta es únicamente que analices tus creencias centrales para que tengas más libertad para decidir la manera en la que gestionas tu vida. La conciencia de uno mismo es una fuerza sanadora. No siempre comporta sanación inmediata, pero te ayuda a dar el primer paso en esa dirección.

Una vez que veas las razones por las que te aferras a tus creencias negativas, podrás volver a entrenar tu mente-cuerpo, y con el tiempo las huellas del pasado no tendrán una influencia tan fuerte en la manera en la que piensas, sientes y te comportas. Los pasos para reentrenarte no son misteriosos y todos están bajo tu control. Siempre que sientas la presión de un pensamiento que te hace sentir tenso, enfadado, culpable, avergonzado o crítico, recorre los siguientes pasos:

1) Reconoce ese pensamiento negativo y obsérvalo.
2) Afirma: «Ya no te necesito. Puedes irte».
3) Si el pensamiento te recuerda cosas malas del pasado, recuérdate a ti mismo: «Ya no soy esa persona».
4) A veces el pensamiento negativo es tan insistente que no se desvanece de inmediato. Repite la afirmación del paso 3 varias veces. Recuéstate, respira hondo y céntrate. (En el trabajo, procura encontrar un lugar tranquilo para hacerlo.)
5) Continúa respirando y permite que tu atención se dirija hacia donde desee, sin resistencia. Mientras lo haces, evoca la relajación. Continúa así hasta que sientas que la tensión y la incomodidad se desvanecen.
6) Para contrarrestar el contenido del pensamiento negativo, reemplázalo con algo realista y optimista; ambos necesitan estar presentes. Por ejemplo, si el pensamiento es: «Estoy desamparado. Nunca lograré salir de esto», la creencia subyacente es de victimización y desesperanza para lidiar con los retos estresantes. A fin de reentrenarte a ti mismo, escribe todos los pensamientos que contrarresten esa creencia.

7) En este caso, los pensamientos realistas y optimistas pueden incluir los siguientes:

- «No estoy realmente desamparado. Si busco las soluciones las encontraré.»
- «He sobrevivido a crisis peores.»
- «Sentirme desamparado es solo un sentimiento, no una manera fiable de juzgar la situación.»
- «No tengo que hacer esto solo. Está bien pedir ayuda, consejo o guía.»
- «Quiero sostenerme por mí mismo. Doy la bienvenida a esta oportunidad de crecer.»

Este tipo de reentrenamiento es absolutamente crítico si queremos llevar a cabo un cambio real y duradero. Las creencias centrales son como icebergs que muestran solo la punta por encima de la superficie. De hecho, eso es lo que hace que la palabra «central» sea apropiada. Cuando conoces a alguien que insiste en autosabotearse, algo más profundo se gesta en la psique, como un microchip que manda la misma señal constantemente. Es su aclamado libro de memorias, *Born to Run*, Bruce Springsteen habla con inusual inocencia sobre la raíz de su impulso por convertirse en una estrella del rock. Creció con un padre que bebía mucho, un hombre melancólico que no le ofrecía apoyo ni estímulos. Springsteen cuenta que el recuerdo más vívido de su padre es que se sentaba en la cocina en total oscuridad, bebiendo y sin hablar. Springsteen dice que no escuchó a su padre pronunciar más de mil palabras durante toda su infancia.

Esta poderosa huella tuvo consecuencias de gran alcance en él, pero no pueden etiquetarse como negativas. El clásico del rock «Born to Run» se convirtió en un éxito icónico de

Springsteen, pero esa canción revelaba sus motivaciones en la vida, de huir de un padre emocionalmente incapacitado, para encontrarse a sí mismo, para hacer algo con su talento y, por encima de todo, continuar corriendo. A la mezcla emocional, se añadió una poderosa fuente de amor que provino de su abuela. Ella perdió a su hija cuando esta era muy joven; la atropelló un coche mientras cruzaba corriendo una calle. Su luto se cronificó, y cuando Bruce llegó, la mujer depositó en él todo su amor maternal.

Los padres de Bruce eran demasiado pobres y ninguno de los dos podía permanecer en casa para criar a su hijo, de modo que la abuela se encargó de hacerlo. Como resultado, Bruce se convirtió en un pequeño príncipe (o tirano) envuelto en un gran amor. Springsteen recuerda esos años con sentimientos mezclados, sabiendo que su abuela lo colmaba de amor, pero también alcanza a distinguir el lado obsesivo y poco realista de ese recuerdo. La psique no equilibra las influencias positivas y negativas en una escala donde una predomine. En cambio, la nube de influencias se desarrolla de una manera amorfa que es difícil distinguir.

Para Springsteen el impulso de escapar era abrumador, y la música se convirtió en su salvación. Pero si regresamos al estudio de Harvard sobre el envejecimiento, se estableció que la fama y el dinero no sustituyen las relaciones cercanas y amorosas. Springsteen era incapaz de mantener una relación cercana y siempre encontraba maneras de ahuyentar a sus novias. Con una introspección considerable, identifica la dinámica subyacente. Tenía una creencia central, la cual era que él no era digno de ser amado; por lo tanto, cuando alguien se acercaba demasiado, él se retiraba, castigando a la otra persona por haber tenido la osadía de amarlo.

Atrapado en ese nudo emocional, Springsteen descubrió la contradicción: aquello que lo sanaría, el amor, era lo mismo que temía y rechazaba. Se sometió a una psicoterapia intensiva, y tuvo la fortuna de casarse con una mujer que «lo puso en forma», tal como él dice. En otras palabras, lo amó lo suficiente para evitar que la apartara de su lado. Requiere de verdadera valentía «deshacer» la creencia central de no ser digno de amor. A menudo, lo que está involucrado es una experiencia formativa en la que las personas que se supone que deben amarte, tus padres, son al mismo tiempo la fuente de tu dolor más profundo. Springsteen era en esencia un niño abandonado, a pesar de que el amor de su abuela compensaba esa situación de alguna manera. Por desgracia, la compensación no es lo mismo que la sanación. Hoy, varias décadas después, y aún con la necesidad de desarrollarse artísticamente y como ser humano, Springsteen ha transitado por el camino del autoconocimiento, pero la profundidad del abuso emocional de su infancia le ha provocado episodios de depresión severa.

¿Qué podemos aprender en esta historia, aparte del hecho de que viene de una celebridad? Para nosotros, refuerza los puntos que hemos abordado sobre la forma en que funciona la sanación. Cuanto antes afrontes tus heridas del pasado, mejor. Huir y negar solo sirven para aliviar las cosas momentáneamente, pero son obstáculos para una sanación duradera. Sin embargo, con suficiente autoconocimiento la sanación siempre es posible, empezando por la creencia de que deseas sanar y lo mereces.

En lo que respecta a las creencias centrales, hacer y deshacer están unidos. Nadie escapa a la trampa de las creencias centrales, y cuando buscas sanar, hay antiguas huellas que deben borrarse para que las nuevas creencias encuentren lugar. Reentrenarse requiere desentrenarse previamente. Para empezar el proceso debes soltar, lo cual es la clave de nuestras decisiones de «Qué deshacer». Las creencias dañinas no son unidimensionales. Tienen consecuencias en tus células y quizá hasta en tu epigenoma; son significativas para tu nivel de estrés e inflamación; dictan tus reflejos, y al final están entretejidas de manera invisible en tu ánimo, tus emociones e incluso en tu visión de la vida.

Es un área en la que necesitas comprometerte para una transformación interna. Las técnicas conscientes y la meditación abren el camino hacia el desapego y el conocimiento de uno mismo. Empiezas a identificarte con un nivel de la mente que no necesita ira, miedo, estrés, sentimientos agitados ni drama permanente. Al experimentar un estado en el que nada de esto existe, empezarás a preguntarte de forma natural por el otro estado, en el que un sinnúmero de personas permanece atascado, en el que la ira, el miedo, el estrés, los sentimientos agitados y el drama permanente son comunes, o simplemente se asumen como normales. Abrirte a un estado más elevado de conciencia es un trabajo de toda la vida, y las creencias centrales son solo un aspecto. Pero son muy útiles como ejemplo del modo en el que ser atraído por el bien se iguala a ser alejado por el mal.

Lo que te pedimos que «deshagas» es la rigidez, la cerrazón mental, los hábitos mecánicos, las creencias desgastadas, las actitudes que producen estrés para ti y para los demás, y los pensamientos de «nosotros contra ellos». Esto solo puede deshacerse adquiriendo conciencia de ti mismo.

Siendo totalmente francos, la conciencia de uno mismo tiene sus detractores y sus escépticos. La sociedad funciona sobre el axioma «Lo que no conoces no puede hacerte daño». A pesar de las docenas de razones por las que esto no es verdad, la inercia nos mantiene estancados; el miedo a mirar el lado oculto de nuestro comportamiento promueve la negación. Con estas defensas a todo vapor, es fácil creer que cuanta más conciencia de nuestros problemas tengamos, más dolor obtendremos. Es indudable que, si la sanación tiene que ver con escarbar en los dolores del pasado, muy pocas personas querrán hacer el esfuerzo. Pero un esquema más amplio no es así. Una vez que reconoces una creencia perjudicial, el dolor que regresa no es igual al original, ya que esta vez puedes reflexionar al respecto y hacerle frente de manera consciente. El dolor que te controla es mucho peor que el dolor que tú controlas. Por otra parte, la experiencia de estar en paz, libre de dolor y aceptándote a ti mismo es placentera y te motiva a mantenerte en el camino de la sanación.

Hay un sinfín de posibilidades para creer en esto o en aquello, pero consideramos que un factor particular conjuga todas las creencias negativas: juzgarte. Hacerlo es tan doloroso que las personas harán casi cualquier cosa para escapar a la culpa y la vergüenza que produce autojuzgarse. Cuando Bruce Springsteen descubrió que, en el fondo, estaba castigando a las mujeres de su vida por atreverse a amarlo, tocó la fibra de uno de los más inquietantes tipos de autocrítica. La autocrítica no tiene que ver con cómo actúas, piensas, sientes o te comportas. Está dirigida hacia el centro de quien consideras que eres; es decir, hacia tu identidad.

Lo que crees de ti mismo tiene efectos tanto positivos como negativos. Si en el fondo lo que crees es: «Debo ser exitoso a toda costa», tendrás una poderosa motivación, lo cual es positivo. Pero si crees que el éxito entraña un comportamiento despiadado, egoísta y dañino, tu motivación está desfigurada por la creencia de que tú eres el tipo de persona que no tiene más remedio que ser despiadada, egoísta y dañina. Esto es lo que significa que tus creencias te controlen, en lugar de que suceda lo contrario. «Estoy aquí para tener éxito. No necesito que nadie me ame» es una defensa en contra de no considerarte digno de amor. Otras formas de autocrítica están también involucradas, como: «Tengo que cuidarme porque nadie más quiere hacerlo» y «No quiero que nadie vea lo débil que soy en realidad, así que me mantengo a la ofensiva».

El amor es algo que todos queremos dar y recibir, hasta que los juicios hacia uno mismo comprometen ese deseo. Hay cuatro creencias centrales que sanan la autocrítica:

- Soy amoroso y digno de amor.
- Soy valioso.
- Me siento confiado, seguro y estoy a salvo.
- Estoy satisfecho.

Ya posees creencias centrales en estas cuatro áreas de amor, seguridad, valía y satisfacción. Pero para la mayoría de las personas hay confusión y compromisos que bloquean los sentimientos puros que deberían encontrarse ahí naturalmente. A través de la conciencia de ti mismo puedes alcanzar la claridad para encontrar el nivel de la mente en la que el amor, la valía, la seguridad y la satisfacción se experimenten de manera directa sin asomo de duda. Cuando estás en paz después de la meditación, por ejemplo, no hay autocrítica. Lo mismo sucede cuando acabas de levantarte por la mañana o justo antes de quedarte dormido por la noche. En todas esas situaciones, tu ego, junto con todas aquellas creencias que refuerzan el «yo, mí, me, conmigo» se han retirado, pero no así tu conciencia. Estás experimentando el despertar a un ritmo sostenido. Abordaremos más profundamente este despertar el domingo, el día dedicado a la evolución (consulta la página 363). Por ahora, solo queremos que sepas que desprenderse de la autocrítica no tiene que convertirse en un asunto colosal; despertar es el estado más sencillo y natural.

Si te miras en el espejo: ¿dónde te encuentras con respecto a ser amado, amar, sentirte valioso, seguro y experimentar satisfacción interior? Mucha gente aceptaría que sufre carencias en todas esas áreas, pero no sabe qué hacer al respecto. En primer lugar, date cuenta de que nadie nació con creencias centrales. Los temas de amor, valía, seguridad y satisfacción evolucionan a medida que la vida transcurre. La sociedad ofrece una guía poco fiable, así que las creencias centrales se deciden a un nivel privado que confronta las emociones, y al ser superior le provee visión, significado y propósito. Las emociones tiran hacia arriba y hacia abajo, y hacia todos lados. El ser superior siempre nos hace regresar a nuestro centro.

Por lo tanto, la estrategia para sanar tus creencias centrales reside únicamente en el ser superior. «Superior» implica muchas cosas, pero no debería significar que está fuera de tu alcance. Pronto discutiremos esto más a fondo. Por ahora solo quiero añadir que encontrar amor, valía, seguridad y satisfacción es un proceso, y que si lo inicias encontrarás esas cosas dentro de ti. No es cuestión de batallar y luchar. Tu ser superior quiere darte lo que tu corazón desea. Con esto en mente, sanar tus creencias centrales es cuestión de conectarte con tu verdadera naturaleza. ¿Qué podría ser más inspirador?

No luchar

Qué hacer

Adopta una actitud permisiva.
Aproxímate a una situación sin oponer resistencia.
Actúa con gracia.
Comparte una responsabilidad.
Fomenta áreas de fluidez.

Qué deshacer

Deja de resistirte donde no necesitas hacerlo.
Deja que alguien más se salga con la suya.
Ayuda a suavizar un conflicto.
Retira obstáculos del camino de alguien.
Favorece la cooperación en lugar de la competencia.

«Sin conflicto» no es una expresión familiar, pero estamos usándola para abarcar tres cosas que sí son familiares: rendirse, aceptar y fluir. Rendirse es dejar ir las ataduras, ya sea por un dolor o atadura negativa, por un deseo que jamás se hizo realidad o por una atadura positiva. Si las ataduras te mantienen atascado en algún lugar, no importa si son positivas o negativas. Aceptar es asumir que la realidad nunca se equivoca. En la vida humana, la realidad es dinámica y cambiante. La dirección hacia la que se mueva será la dirección que prevalecerá incluso si nos resistimos pensando que la dirección es la equivocada. Fluir tiene que ver con aproximarse a la vida como a un suave discurrir de eventos autodirigidos.

Cuando la rendición, la aceptación y la fluidez se unen, llevas una vida en la que no luchas. Planteado como fórmula, esto suena muy atractivo, pero la sociedad impone un sistema de valores que se inclina con fuerza hacia otra dirección. La sociedad nos enseña, especialmente en Occidente, que rendirse es lo que sucede cuando pierdes una batalla. Aceptación es resignarse a que no sucederá lo que quieres, y debes conformarte. Fluir es lo que hace un río, no lo que se necesita para afrontar la dura realidad de la vida.

Un sistema más amplio de creencias se encuentra detrás de estas connotaciones negativas, el cual insiste en que la lucha es necesaria para sobrevivir. Una vida llena de batallas tiene un origen mítico en el Antiguo Testamento, en la Caída de Adán y Eva. La Caída se produjo cuando Eva persuadió a Adán de comer la fruta del árbol del conocimiento. De pronto, los primeros humanos conocieron la vergüenza de su desnudez y fueron castigados por el pecado de la desobediencia a Dios. La Caída fue un evento catastrófico: Dios castigó a Adán y a Eva expulsándolos del Paraíso y condenándolos a una vida de penas y sufrimientos.

Dejando a un lado las implicaciones religiosas, la historia de la Caída del Hombre explica la condición humana, y es ahí donde reside todavía la decisión de luchar o no luchar. En el fondo todos nos aferramos a creencias que nos dicen cómo es la vida y cómo debería ser. La última frase es importante, porque si la vida «debe ser de esta manera» no tenemos poder para cambiarla. Considera los tres índices de felicidad que la organización Gallup utiliza para medir el bienestar (consulta las páginas 222-223): el sufrimiento, las batallas y la prosperidad. Hay, sin duda, un inmenso sufrimiento en el mundo, pero no es lo mismo que decir que debe haber sufrimiento en el mundo. No, a menos que tu sistema de creencias te lo diga.

El día de hoy te pedimos que examines tu conexión con las luchas como algo que tienes que aceptar. Irónicamente, la gente que participa en una lucha de por vida ha aceptado y se ha rendido a su manera; aquello frente a lo que se rinde y acepta es la creencia de que el conflicto es inevitable. Una visión del mundo opuesta es algo parecido al budismo, que sostiene que el dolor y el placer están inevitablemente conectados y, por lo tanto, la forma de superar el sufrimiento es dejar de participar en el ciclo de placer y sufrimiento. Para lograrlo, una persona busca y encuentra un nivel de conciencia que es eternamente el mismo, eternamente tranquilo, e inalterado por la imparable actividad mental.

Esta visión del mundo que abre las puertas hacia un camino en el que no hay que luchar también tiene su propio «debe»: el buscador debe ser consciente, alejarse de la búsqueda del placer, centrarse en la expansión del autoconocimiento y aceptar que es posible llegar a un punto en el que la lucha cesa. La razón por la que la mayoría de las personas no alcanza ese objetivo no es un misterio: es demasiado difícil seguir los «debe» que esto implica. Dejemos a un lado las enseñanzas del budismo. Desde una perspectiva cotidiana, la gente quiere dejar de luchar. No hay necesidad de una doctrina o enseñanza superior: la simple experiencia de golpearte la cabeza contra la dura realidad es suficiente motivación.

Primero es necesario un momento de búsqueda espiritual. Piensa en un aspecto de tu vida personal en el que luches mucho. Aquí están las áreas principales en las que debes fijarte:

- Luchar contigo mismo.
- Luchar en tus relaciones.
- Luchar para mejorar tu vida en el aspecto material.
- Luchar con el mundo y las fuerzas externas.

Tus batallas, grandes o pequeñas, entran en alguna de estas cuatro categorías, y si continúas buscando te vendrán a la mente más ejemplos. Una persona atrapada en las garras de las adicciones o la depresión está en el extremo de una lucha consigo misma: su lucha está «dentro». Otra persona que procura resistirse a los ataques de ira o que quiere cumplir con sus ideales religiosos (como resistirse a la tentación, por ejemplo) experimenta el punto medio de una lucha personal. Alguien que tiene un alto grado de aceptación de sí mismo y se valora mucho experimenta luchas menores, como mantener un peso deseable o conservarse joven. En resumen, no hay una vida que no tenga áreas en las que se luche, incluso cuando alguien encaja en la categoría de bienestar de Gallup.

Debido a que hay tantas formas en las que los conflictos pueden manifestarse, la gente no se fija en lo que más importa: ¿esta lucha es necesaria? Sin prestar atención a la pregunta, las personas continúan viviendo como si la respuesta fuera afirmativa. Luchan porque sienten que deben hacerlo. Para darnos cuenta de cómo funciona, consideremos la siguiente lista, la cual devela las actitudes psicológicas que hay detrás de las batallas cotidianas.

¿Por qué continuamos batallando?

- No veo la salida.
- Estoy en un mal lugar emocionalmente (deprimido, ansioso, desamparado).
- Me siento confundido y en conflicto conmigo mismo.
- La situación es complicada.
- He tomado malas decisiones con las que estoy estancado: no puedo hacer que el tiempo retroceda.
- Ha sido así desde que lo recuerdo.
- Estoy demasiado asustado para luchar contra esto.
- No soy yo: la vida es dura.
- Estoy demasiado involucrado; me siento abrumado.
- Alguien más tiene el control de la situación.
- No tengo a nadie que me apoye.
- Me lo merezco.

Las anteriores afirmaciones son las racionalizaciones más comunes para involucrarse en un conflicto o un sufrimiento. Si te encuentras en una situación crítica que pone a prueba tu habilidad para lidiar con las cosas, como un mal divorcio o declararte en bancarrota, todo cuanto hay en la lista puede llegar a pasarte por la mente en algún momento. Detente por un instante y regresa mentalmente a ese momento difícil de tu vida. ¿Puedes identificar las cosas de esa lista que te mantuvieron atascado e incapaz de moverte? La racionalización es poderosa porque hay un aspecto de «debe» en ella; de otra manera, encontrarás el camino hacia la salida en lugar de perder el tiempo y la energía tratando de discernir por qué estás atascado.

No estamos diciendo que tú o alguien más debe ser culpado por tus conflictos. Algunas situaciones son inevitables y las fuerzas eternas son siempre un factor, como cuando te despiden de un trabajo, has de cuidar a un padre con demencia o lidiar con un adolescente que consume drogas: la vida conlleva un sinnúmero de pruebas. Pero tú incrementas tus dificultades al agregarles un «debe». Alcanzar un estado en el que no se lucha es lo mismo que erradicar el «debe» de tu visión del mundo.

EL ENFOQUE «QUÉ HACER»

La vida fluye si eliges permitírselo. Ese es el tema central de las recomendaciones «Qué hacer» del día de hoy. El cuerpo-mente está diseñado para fluir sin obstrucciones. La información se mueve por todas partes libremente; los procesos están interrelacionados; el mismo propósito —vivir y prosperar— está en cada célula. Cuando el flujo se ve obstaculizado, el cuerpo-mente se enfrenta a una resistencia. Esta es una situación interna: decidimos, por la razón que sea, aceptar la necesidad de lucha. Una vez que el «debe» está en su lugar tiende a volverse viral. Tu actitud infecta a quienes están a tu alrededor, y debido a que el «debe» insiste en asentarse, las situaciones reflejan tu mundo interior.

Del mismo modo, si confías en que la vida puede cuidarse a sí misma, lo cual es el fundamento de cada célula en tu cuerpo, la realidad exterior empezará a conformar tu mundo interior. El optimismo, las concesiones, la no resistencia, la tolerancia, la aceptación de ti mismo también pueden hacerse virales. Este fenómeno solo puede atestiguarse si se pone a prueba. Los sociólogos ya lo han hecho, en cierto modo. Una de las mayores bases de datos para las decisiones de estilo de vida es el Framingham Heart Study (Estudio Framingham del Corazón), que se inició en 1948 con cinco mil doscientos residentes del poblado de Farmingham, en Massachusetts. Aunque el objetivo principal del mismo era la salud cardiovascular, los datos que arrojó revelaron un descubrimiento inexplicable.

El riesgo general de una persona de tener un ataque al corazón incluye sus antecedentes familiares. Alguien criado en una casa en la que se fuma, con un estilo de vida sedentario, obesidad y cosas por el estilo es más propenso a tener un estilo de vida similar. Del mismo modo, si alguien pertenece a un círculo de amigos en el que se fuma, no se hace ejercicio y hay obesidad, las probabilidades de que siga este estilo de vida se incrementan. Pero la parte inexplicable interviene con los amigos de los amigos. La tendencia de tomar ciertas decisiones de estilo de vida como fumar aumenta fuera del círculo de personas que conoces. Por ejemplo, si tus padres fuman, tú fumas y tus amigos fuman, hay un mayor riesgo de que la gente que tus padres y tus amigos conocen fume también, aunque nunca la hayas conocido. En otras palabras, el hábito puede volverse viral.

Como también hay hábitos buenos, es fácil darte cuenta de que, si creciste en una familia afectuosa, lo que reduce tu riesgo a tener un ataque cardíaco, serás afectuoso y tendrás amigos que también lo sean y, de alguna manera, sus amigos serán también cariñosos. Esto es lo que la información del Estudio Farmingham del Corazón indica, aunque no conocemos la explicación. Nuestro aprendizaje es que, si tu actitud es de aceptación, rendición y permitir que las cosas fluyan, el efecto puede ser viral. La realidad a tu alrededor te planteará menos conflictos.

Para demostrar que esto es posible, debes ponerte a prueba con la lista «Qué hacer». Si hoy te encuentras en una situación que te pide a gritos que intervengas, te involucres, tomes el control, asumas la responsabilidad total, digas a los demás cómo comportarse o algo por el estilo, afróntala como la oportunidad perfecta para ver si puede fluir hacia una buena resolución sin tu intervención. Incluso si el resultado no es perfecto; te sorprenderá lo bien que funciona no luchar. La fluidez es un fenómeno real, y cuanto más te convenzas de ello más te darás cuenta de que no es necesario el «debe» detrás de todas tus batallas.

EL ENFOQUE «QUÉ DESHACER»

Si la fluidez es un fenómeno real, ¿por qué no lo vemos en acción a todas horas? Porque creamos una resistencia interna y barreras para controlar la vida. No podemos culparnos por este deseo. Es parte de nosotros hacer lo que sea necesario para sobrevivir, y en nuestro acelerado mundo la mayoría de nosotros vive a un nivel de hipersupervivencia. Sea realista o no, queremos controlar el mundo que nos rodea. Las recomendaciones «Qué deshacer» del día de hoy se centran en darte cuenta de tu resistencia en el momento en que sucede. Específicamente, estás deteniendo el flujo cuando:

- Te generas estrés o se lo generas a otra persona.
- Insistes en que estás en lo cierto y los demás están equivocados.
- Te resistes a hacerlo de otro modo que no sea el tuyo.
- Eres crítico y sentencioso.
- Te niegas a escuchar las voces externas.
- Humillas a alguien en público.
- Impones tu moral.

El día de hoy vigila la manera en la que estos comportamientos te desajustan en el trabajo, las relaciones o la vida familiar. Todos justificamos nuestro comportamiento, así que tal vez sea más fácil observar el de otras personas que actúan así. A partir de ahí, puedes reflexionar sobre tu manera de actuar. Por ejemplo, si algo tan trivial como discutir por una película o un programa de televisión se convierte en un «Yo estoy en lo cierto» contra un «No, tú estás equivocado», piensa que el tira y afloja necesita de dos para darse.

Cuando te des cuenta de que bloqueas la fluidez, detente y apártate del camino. Esto quizá signifique irte de ahí o al menos modificar tu conducta. En la sabiduría tradicional universal la realidad exterior imita la interior. Cuando aceptes que cada situación es una reflexión de ti mismo, podrás eliminar los obstáculos y dejar de resistirte, y después observar si la situación externa se modifica.

«LA VIDA PUEDE CUIDARSE SOLA»

Si el cuerpo-mente ha evolucionado para cuidarse a sí mismo de maneras incontables y exquisitas, ¿es igual para todo? La pregunta apunta en dirección a lo espiritual. ¿Somos tan especiales? En las tradiciones espirituales de Oriente y Occidente, la respuesta es que sí. Al enseñar que el alma o el ser superior son reales, una larga línea de sagas, santos y guías espirituales ha afirmado algunas verdades básicas:

- Nada es azaroso. Toda experiencia es parte de un proyecto mayor.
- El gran proyecto está inserto en la conciencia.
- Todos estamos conectados al gran proyecto, lo sepamos o no.
- Para entender a qué parte del gran proyecto perteneces, debes expandir tu conciencia.

No importa cómo definas «el gran proyecto», estas enseñanzas están totalmente ausentes en la sociedad secular. Ni el Plan de Dios, ni la redención del alma, ni el karma ni el nirvana encajan en el modelo secular contemporáneo. Dos visiones del mundo chocan, y las repercusiones recaen en la vida cotidiana. Desde el punto de vista espiritual, los seres humanos somos especiales en el universo, el cual está gobernado por una mente cósmica; en la visión secular científica, los humanos son una mota de polvo en el negro vacío del espacio exterior, y existen en el mismo nivel que los átomos de hidrógeno o la Vía Láctea, como producto de las probabilidades azarosas después del Big Bang. No hay puntos medios entre estas dos opciones: es una o la otra.

Esto es verdad de manera abstracta, pero en la cotidianidad la gente nada entre dos aguas. ¿Con qué frecuencia escuchas estas afirmaciones?

- No existen los accidentes.
- Nada es una coincidencia.
- Todo sucede por una razón.
- Ten cuidado con lo que deseas.
- Ninguna mala acción queda sin castigo.
- Cosecharás lo que siembras.

Puedes creer en cualquiera de estas cosas y también en que quedar atrapado en un embotellamiento de tráfico es accidental. Nuestra mente habita ambas realidades y pasa de una a otra a placer. Cuando alguien dice «Todo sucede por una razón», la implicación es que hay un patrón oculto en los eventos de cada día. Este patrón oculto se alcanza a entrever solo de vez en cuando. En la actualidad, la mayoría conoce el término «sincronía», el cual otorga significado a las coincidencias. Freud, científico y ateo comprometido, no creía en los poderes superiores, el alma, las experiencias espirituales o la sincronía. Su rebelde acólito, Jung, quien inventó el término «sincronía» (definido como dos eventos que están conectados de manera significativa pero no tienen relación causal), nunca pudo persuadirlo.

Esta cita proviene de la web de Physics Forum:

> La primera crisis real en su amistad se produjo en la primavera de 1909, a partir del siguiente incidente. Jung visitó a Freud en Viena y le pidió su opinión al respecto de la precognición y la parapsicología. Pero Freud era demasiado materialista y rechazó estos asuntos de una manera que molestó a Jung. Luego sucedió algo extraño. Cuando Freud iba a retirarse, Jung sintió un ardor en su diafragma y se oyó un sonoro chasquido que provenía de la librería que estaba a su lado.

Cuando Jung le dijo a Freud que ese era un perfecto ejemplo de un fenómeno paranormal, Freud continuó negándolo. Entonces Jung predijo que en ese momento se produciría otro sonido. Y estaba en lo cierto; se oyó un segundo chasquido proveniente de la librería. Freud estaba desconcertado y ese incidente le hizo desconfiar de Jung.

¿Qué sucedió realmente aquel día? La frontera entre la sincronía y lo paranormal ha sido siempre borrosa, pero el asunto principal es este: ¿nuestra mente puede influir en la realidad exterior? Las personas se responden en silencio cuando creen en cosas como: «Cuidado con lo que deseas». Para aceptar plenamente que la realidad interior y la exterior están conectadas, no asumes creencias como estas:

- Dios siempre está escuchando.
- Vivimos en un universo consciente.
- La mente humana es un reflejo de la mente cósmica.
- Todas las oraciones son atendidas.
- Si lo deseas con suficiente fuerza, los sueños se convierten en realidad.

Así que en la vida cotidiana hemos dividido nuestras lealtades. Al aferrarnos incluso a la más minúscula creencia de que el mundo exterior refleja nuestro deseo interior, puedes poner la verdad a prueba. En este capítulo hemos planteado como real y verdadero no luchar. A pesar de todos los conflictos que ves a tu alrededor, ninguna debería existir. Esta puede ser una de las cosas más profundas que haya que comprender para elevarse hacia una conciencia más alta. Puedes experimentar no luchar siguiendo tu propio camino. En primer lugar, la división entre el interior y el exterior nunca ha existido. La manera exquisita en que funciona el cuerpo-mente como un todo nos indica, de hecho, que la vida puede cuidarse a sí misma. No se necesita más prueba que esa. Suena idealista decir que alguien está inmerso en un viaje para alcanzar una conciencia superior, pero la verdad es más humilde. El viaje nos lleva a un estado de confianza, aceptación y fluidez que sostiene cada célula.

Domingo

Evolución

Qué hacer

Mantén los ojos abiertos para encontrar la sincronía (coincidencias significativas).

Mejora tu narrativa cotidiana.

Busca una oportunidad para ser compasivo.

Expresa el amor y el aprecio abiertamente.

Sé generoso de espíritu.

Qué deshacer

Resístete a la voz del miedo.

Si te descubres esperando lo peor, aléjate de esa expectativa y permanece neutral.

Si tienes pensamientos negativos que regresan una y otra vez, pregúntate si de verdad te sirven o si son una reliquia del pasado.

Si te sientes alterado emocionalmente, encuentra un lugar tranquilo para calmarte y centrarte.

Busca la compañía de personas que te inspiren y que te eleven.

El domingo es un día adecuado para reflexionar sobre tus valores más elevados. Todos tenemos aspiraciones. Todos queremos una vida llena de significado y propósito. El resultado de estos deseos requiere décadas para manifestarse. Sin embargo, las personas que llegan a la tercera edad sintiéndose satisfechos disfrutarán de una calidad de vida superior que aquellas que miran hacia el pasado llenos de resentimiento, frustración y nostalgia, incluso si su esperanza de vida es la misma. Hemos dedicado la mayor parte de este libro a exponer las influencias negativas de la manera en que el estrés y la inflamación aumentan con el tiempo. Sucede igual con el crecimiento personal. El alma madura día a día. Cuando esto pasa, la vida es un arco que se eleva desde el nacimiento hasta la muerte. Entonces ¿cómo puede convertirse en realidad esta visión?

Todo nuestro enfoque del cuerpo-mente como sistema integral ha florecido en un estilo de vida sanador que te traerá beneficios de por vida. El paso final es mirar la vida como un sistema integral. Para que esto suceda necesitas una visión abarcadora. La religión provee dicha visión. Piensa en las afirmaciones que puede hacer un fervoroso creyente y que se apliquen para todo en la vida:

- Todo está en manos de Dios.
- La fe me sostiene.
- Dios es todo misericordia.
- Cosecharás lo que siembres.
- El hombre propone y Dios dispone.

Son afirmaciones de fe abarcadoras, y si te adhieres a ellas tu vida será dirigida de maneras distintas a las de un ateo acérrimo. El ateísmo se rige por otro grupo de afirmaciones abarcadoras:

- El universo se rige por eventos azarosos.
- Los milagros son ficticios.
- La religión es una superstición irracional.
- Las decisiones deben basarse en la razón y la lógica.

Es fácil ver que un acercamiento a la vida como sistema integral es más común de lo que supones a primera vista. Dejando a un lado las cuestiones religiosas, mucha gente dice cosas como: «La familia lo es todo» o «El éxito es el 10 % inspiración y el 90 % transpiración». ¿Hay algo similar que pueda aplicarse a la sanación? ¿Puedes colocarte por encima del día a día y mantener una visión abarcadora que se aplique a la propia vida?

La visión más exitosa común en todo esto es la evolución, una teoría que integra toda forma de vida, desde organismos unicelulares y algas (ambas de miles de millones de años) hasta un bebé nacido en un hospital, incluso a ti mismo, leyendo esta frase. Si puedes evolucionar de manera personal a lo largo de tu vida, habrás adoptado una visión abarcadora. Nuestras recomendaciones para el día de hoy se centran en tu crecimiento/evolución personal y la manera de maximizarlos. Para empezar, deja a un lado la evolución darwiniana que se reduce a la supervivencia y no supervivencia de las especies, lo cual implica grupos muy amplios. El darwinismo explica por qué el tigre dientes de sable surgió de ancestros primitivos y finalmente el número de ejemplares fue disminuyendo hasta quedar extinto. Pero el darwinismo no dice nada sobre un solo dientes de sable como individuo.

Esto es porque la supervivencia y la extinción se rigen por las mutaciones genéticas que se esparcen en una población determinada de plantas o animales. Si la mutación ofrece una ventaja de supervivencia, se mantiene en la especie. Los seres humanos escapamos hace mucho a este esquema. En lugar de que el más fuerte físicamente sobreviva, cuidamos a los más débiles (a través de programas de salud y jubilaciones, por ejemplo), y competir por una pareja no se reduce a un combate físico. Un poeta tiene las mismas oportunidades de conseguir a su amada que un fisicoculturista. Existen muchos argumentos respecto a cómo y por qué el *Homo sapiens* evolucionó, pero no entraremos en este tema (una sección completa de nuestro libro *Supergenes* ya lo abarca). Para sanar, solamente un punto de vista es crítico: la evolución personal del individuo. La evolución individual está sucediendo ahora mismo. Hemos presentado la validación de este punto con a la epigenética, la cual ha demostrado de qué manera las experiencias a lo largo de la vida dejan marcadores que afectan a la actividad genética. Algunos investigadores incluso afirman que los marcadores epigenéticos de la madre y el padre pueden establecer en su bebé el punto de vista de cómo funciona la vida (consulta la página 235).

Estas pistas apuntan en la dirección correcta, del mismo modo que la evolución del cerebro humano. Tradicionalmente se considera que el cerebro se divide en tres partes, de la más antigua a la más reciente. Podemos visualizar el cerebro tripartito como una mansión inglesa que, en este caso, aloja la mente. Hay mucha actividad en la mansión, y cada uno de nosotros es el caballero o la dama que vigila a los criados, los cuales corresponden a cada zona de la casa. En la planta de abajo está el cerebro más antiguo, el reptiliano o inferior, que tiene alrededor de quinientos mil millones de años. Está organizado alrededor de los instintos de supervivencia como la huida o la lucha, el impulso de aparearse, así como instintos que surgieron primero en peces y reptiles primitivos.

En la planta intermedia está el sistema límbico, que se organiza alrededor de las emociones y los vínculos afectivos. Surgió hace doscientos cincuenta millones de años con los primeros mamíferos, los cuales, hasta donde sabemos, eran capaces de sentir algo parecido a las emociones humanas (por ejemplo, los elefantes se lamentan por sus muertos y las marsopas ayudan a sus enfermos y heridos). De alguna manera el sistema límbico adquirió la habilidad de recordar las experiencias placenteras y dolorosas, y a partir de ahí surgió nuestro deseo de repetir las placenteras y evitar las dolorosas.

En la planta superior se encuentra la región más reciente del cerebro, el córtex, donde los criados de élite esperan al caballero o la dama de la mansión. Todo lo que pensamos y decidimos se controla aquí. El córtex rodea el cerebro como la corteza al árbol («*cortex*» es la palabra latina para «corteza»). Cuando estás sumido en tus pensamientos, frunces el ceño y, extrañamente, las arrugas, los canales y las ranuras transformaron al *Homo sapiens* en pensador. El córtex de las ratas y los ratones es liso. En los gatos es ligeramente irregular y las ranuras empiezan a aparecer en los primates. Las especies evolucionadas, como los primates superiores y los delfines, tienen repliegues y arrugas más profundos y complicados. Pero nada sobrepasa el origami biológico de la corteza cerebral en los humanos, doblado como un intrincado mapa que corresponde a la riqueza de nuestra actividad mental. El lenguaje, la música y el arte suceden aquí. (¡Shakespeare y Mozart eran la máxima expresión!)

Afirmamos que el verdadero tú no es ninguna de esas actividades en esas regiones del cerebro. El verdadero tú es el señor o la señora de la mansión que observa esas actividades: cada sentimiento, pensamiento y deseo de la mente. Lo que enlaza el cerebro superior a la evolución personal es particularmente único y, sin embargo, misterioso. Es su habilidad de ser consciente de sí mismo. La conciencia de uno mismo abarca el inmenso territorio entre el «¿Quién soy?» y el «Este es el verdadero yo», entre la duda y el dominio de uno mismo. Los humanos experimentamos un desconcertante rango de imágenes autogeneradas cuando nos miramos en el espejo. Al vernos, podemos adoptar una amplia gama de perfiles psicológicos, incluyendo los siguientes:

- Alguien que se basta a sí mismo, ególatra, egoísta y ciego frente a sus propias carencias.
- Alguien que duda de sí mismo, humilde, altruista y muy perceptivo de sus fallos.
- Introvertido, reflexivo, contemplativo y reservado.
- Extrovertido, agresivo, competitivo y gregario.

Estas cualidades existen mezcladas de muchas maneras, y por cada una hay un polo opuesto. Existen tantas posibilidades que, de hecho, uno podría asignar un perfil único a cada persona. Sin conciencia de nosotros mismos, traicionamos nuestra unicidad y caemos en el estereotipo y la conformidad. El hábito y el condicionamiento rebasan la conciencia. Adaptarnos para llevarnos bien se convierte en nuestra segunda naturaleza. Si estas fuerzas externas ganan, una persona puede vivir en modo automático, existiendo más o menos como un robot biológico.

Debido a que somos conscientes de nosotros mismos, los humanos no solo nos limitamos a vivir; también observamos cómo se desarrolla nuestra vida. No es posible entrar en el sistema nervioso de una ballena, una jirafa o un panda, pero de alguna manera esas criaturas tienen su propio tipo de conciencia de especie. No es solo el parecido físico lo que hace que los tigres y los leones sean miembros de la misma familia que los gatos domésticos que acechan a los gorriones en el jardín. Están relacionados por su comportamiento, y ese comportamiento se reduce a cómo perciben los gatos el mundo. Son cazadores furtivos, capaces de acechar con paciencia antes de abalanzarse sobre su presa.

Las recomendaciones del día de hoy giran en torno a explorar tu participación única como humano en la conciencia de especie. Es una gran frase, lo sabemos, pero cuando todo esté dicho y hecho, el planeta Tierra florecerá o desaparecerá dependiendo de una cosa: si la conciencia humana puede evolucionar. Si lo hace, el calentamiento global puede estabilizarse y quizá revertirse. Si no lo hace, la inercia nos llevará a un riesgo de catástrofe mayor.

El enfoque «qué hacer»

Para evolucionar, necesitas habituarte a notar, más allá de lo que acostumbras, hacia dónde se dirige una nueva perspectiva. Las recomendaciones «Qué hacer» del día de hoy tienen que ver justamente con esos cambios. Una vez que te liberes de tus puntos de vista usuales, todo un nuevo nivel de conciencia será posible. En este momento todos vivimos con una historia en la cabeza. Un buen día añade algo positivo a la historia; un mal día socava un poco la historia. Los altibajos de la vida cotidiana dependen de los temas de tu historia, como ganar contra perder, amar contra odiar, guiar contra seguir, etcétera.

Los temas con los que vivimos son bien conocidos y más o menos estandarizados pues los asimilamos de nuestra familia, nuestros amigos y la sociedad.

Cómo avanza tu historia personal

LOS TEMAS QUE REFUERZAS CADA DÍA:

- Consciente o inconsciente
- Optimista o pesimista
- Ganar o perder
- Prosperar o batallar
- Activo o pasivo
- Hacedor o pensador
- Solitario o gregario
- Líder o seguidor
- Vigilante o relajado
- Aceptar o retar
- Dar o tomar
- Apoyar o depender
- Amar o no amar
- Atractivo o no atractivo
- Ayudar o entorpecer
- Hambriento o satisfecho
- Buscar o aferrarse
- Progreso o inercia
- Seguro o tímido
- Decidido o indeciso

La vida se vive reforzando ambos temas, el positivo y el negativo, porque facilitan una estructura a la historia de cada persona. Sin los temas, la historia carecería de forma. Sin embargo, los temas positivos y negativos comparten la misma carencia. Te atan a tu historia. Es mejor ganar que perder, por ejemplo, pero si hacemos caso de la sabiduría tradicional universal, ganar y perder son opuestos que dependen uno del otro. Por lo tanto, los ganadores eventualmente se enfrentarán a la pérdida. El optimismo fallará en algún momento. El amor, también en algún punto, conducirá a la desilusión. La evolución comienza cuando dejas de identificarte con esos temas —conocido como «el estado de dualidad»— y empiezas a medir tu vida de maneras que no son duales, no dependen de los opuestos. De lo que estamos hablando es de las cualidades fundamentales de la conciencia que se encuentran en lo profundo de nuestro entendimiento.

Las características centrales de la conciencia
- Inteligente
- Creativa
- Consciente de sí misma
- Vital
- Dinámica
- Evolutiva
- Organizada
- Sabia
- Compasiva
- Verdadera
- Bella

Los seres humanos pueden evolucionar conscientemente al descubrir que estas características son reales y pueden alcanzarse. Eso es lo que las recomendaciones «Qué hacer» intentan demostrar. Si te alineas con estas cualidades —hemos sugerido varias en la lista «Qué hacer»— estarás dirigiendo tu propia evolución personal. Pero esto debe ser más que una decisión ególatra, porque las decisiones del ego están basadas en la dualidad. La razón del ego para ser sincero y no mentiroso es que obtiene beneficio o evita el riesgo. «¿Qué puedo obtener?» es la pregunta básica del ego. Las cualidades centrales de la conciencia trascienden la identidad personal. Se aplican a la propia mente, la esencia pura de estar vivo y poseer entendimiento.

El día de hoy puedes decidir construir tu historia a partir de estos temas primarios en lugar de aquellos con los que la mayoría de la gente ha aceptado vivir. El dualismo es inseguro. Lo que es dado puede ser arrebatado. Aquello que más deseas puede tornarse en desilusión. Lo agradable se vuelve repulsivo, y viceversa. Algunas personas han exagerado, incluso historias unidimensionales como: «Soy un ganador» o «Soy un optimista recalcitrante». Pero de una forma u otra, las personas basan sus historias en temas preconcebidos a los que se aferran.

Hoy te pedimos que mires las cosas desde un punto más elevado, que te mires a ti mismo viviendo la misma historia. Solo entonces podrás decidir si basarás tu historia en valores permanentes e inamovibles, como actuar por compasión y expresar amor y aprecio. Para una transformación real, tu historia debe evolucionar, y no podrá hacerlo a menos que tu conciencia lo haga.

Todos creen su propia historia, incluso cuando está disociada de la realidad. Piensa en los modelos que son inseguros porque en su mente no son lo bastante atractivos; su autoestima se tambalea con una espinilla o una primera arruga. Piensa en el jugador profesional de fútbol de un pésimo equipo que se siente un ganador; ser un ganador es lo que le permitió, en primer lugar, entrar en las grandes ligas. Nos aferramos a nuestras historias por motivos emocionales; por lo tanto, las recomendaciones «Qué deshacer» para el día de hoy se centran en liberarte de las ataduras emocionales, que provocan que nos sintamos inseguros, ansiosos, pesimistas, frustrados e insatisfechos, y bloquean nuestra evolución.

Un concepto útil es el «cuerpo emocional». Incluye las emociones arraigadas que te sostienen de la misma manera que las células sostienen tu cuerpo físico. En su cuerpo emocional, una persona puede sentirse amada, segura y optimista, mientras que otra puede sentir lo opuesto. Si tratas de mejorar tu historia, lo ideal es basarla en las cualidades centrales de la conciencia de las que hablamos. Pero esto no puede suceder si tu cuerpo emocional está herido. Simplemente la brecha es demasiado grande.

Tu cuerpo emocional puede sanar. «Deshacer» las heridas que sufriste en el pasado es un proceso viable para cualquiera. Los síntomas son fáciles de detectar, pues cualquier pensamiento intenso y negativo que se repita es síntoma de dolor de tu cuerpo emocional. Veamos algunas de las mejores y más fáciles técnicas para dispersar los pensamientos negativos del cuerpo emocional.

1) *Detecta a tiempo tu negatividad*

   Una vez que estás sumido profundamente en la pesadumbre o la ansiedad, es más probable que te resulte difícil levantarte. Así que debes estar atento a las primeras señales de negatividad. Tan pronto como detectes un cambio de ánimo hacia la irritabilidad, la ira, la frustración, la preocupación o el pesimismo, haz una pausa de inmediato. Respira profundamente y céntrate. Deja que las emociones pasen, ve a un lugar tranquilo y placentero, o sal a caminar al aire libre.

2) *Evita los factores externos que te producen estrés*

   Los pensamientos oscuros generalmente llegan cuando estamos estresados. Si puedes, aléjate de lo que te estresa, ya sea una persona negativa, una situación tensa en el trabajo o las malas noticias en la televisión. Los pensamientos oscuros permanecen cuando se afianzan, así que no dejes que nada ni nadie refuerce tu mal humor, si tienes la oportunidad de evitarlo.

3) *Desarrolla un diálogo interno de apoyo*

   Entre el 75 y el 80 % de las personas hablan consigo mismas dentro de su cabeza, y una minoría muy pequeña incluso escucha conversaciones interiores. Cuando la voz en tu cabeza dice cosas que incitan a la preocupación, el miedo, el enfado, la culpa, la vergüenza o la falta de autoestima, detente por un momento y di a esa voz: «Ese ya no soy yo». Repítelo hasta que el pensamiento oscuro se vaya. También puede convenirte decir a esa voz: «No necesito más esto. Ya no me sirve».

4) *Acércate a las personas positivas y optimistas*

   Todos tenemos amigos y familiares que tienden a la depresión. Son pesimistas y quejumbrosos; insisten en ver lo peor de cualquier escenario y fallos en todas partes. La inercia nos impide alejarnos de esas personas, y a veces estás en situaciones de las que no puedes escapar. Pero puedes cultivar amistades con personas positivas y optimistas. Estudios sociológicos muestran que es más probable que adoptes actitudes y comportamientos positivos si mantienes compañías y amigos que son así.

5) *Intenta una estrategia de «sustitución de pensamientos»*
Una técnica que es el centro de la terapia cognitiva (un acercamiento que se centra en las ideas y los pensamientos más que en los sentimientos) es confrontar los pensamientos negativos preguntándoles si son verdaderos. Por ejemplo, si empiezas a sentirte frustrado y piensas: «¿Para qué tanto esfuerzo, si las cosas nunca salen bien?», dichos pensamientos se ponen a prueba en la realidad. Te dices: «De hecho, las cosas algunas veces sí me salen bien. He tenido éxito cuando he perseverado. Este puede ser el caso». El secreto aquí es ser específico y honesto contigo mismo. Cuando surja cualquier pensamiento negativo, confronta la validez de ese pensamiento. Reemplaza «Nadie me quiere» por «Mi madre me quiere y mis buenos amigos también. No me ayudo si exagero y me compadezco de mí mismo». Una vez que te acostumbres a la sustitución de pensamientos te sorprenderás de su efectividad. El humor sigue los pensamientos, y por eso descubrir que el saldo de tu cuenta bancaria es mayor de lo que pensabas te resulta grato, mientras que darte cuenta de que el balance de tu tarjeta de crédito es el doble de lo que pensabas te hace sentir mal.

6) *Desarrolla tu habilidad para centrarte y distanciarte*

Distanciarte puede ser algo positivo; no es lo mismo que ser indiferente o estar aburrido. Contrariamente, estás centrado en tu interior, lo cual te permite ser testigo de las cosas sin tambalearte emocionalmente. El distanciamiento se desarrolla de manera natural a través de la práctica regular de la meditación, porque una vez que experimentas un nivel de tu mente en el que estás centrado, tranquilo e imperturbable, aprendes con facilidad a regresar a ese espacio cuando lo deseas.

7) *Haz que las emociones «pegajosas» circulen*

Como explicamos, los sentimientos negativos tienen una conexión con el cuerpo-mente que puede sentirse físicamente. Tras un episodio de enfado o llanto el cuerpo necesita unos momentos para apaciguarse. Esto se debe a diversas hormonas, la respuesta de estrés y otros bioquímicos que no se despejan de inmediato. Puedes contribuir a este proceso de varias maneras:

- Respira profunda y acompasadamente.
- Recuéstate y descansa.
- Camina al aire libre.
- «Entona»; es decir, pon en práctica la técnica de dejar salir sonidos espontáneos tal como surjan de ti (gemidos, gruñidos, gritos, etcétera).
- Suspira profunda y repetidamente.

Todos necesitamos de un conjunto de habilidades para lidiar con la vida, y estas se encuentran entre las más útiles y efectivas. Los pensamientos pesados no deben nublar tu día. Tienes buenas opciones para animarte y alejarte de ellos.

Millones de personas han iniciado su camino espiritual en las últimas décadas. El declive de la religión organizada, que comenzó en la posguerra, no significa que la generación actual sea menos espiritual. La espiritualidad consiste en ir más allá de la unión del cuerpo y la mente, hasta la unión del cuerpo, la mente y el espíritu. Cuando las personas inician su camino espiritual, quieren saber cómo las cambiará, cómo mejorará su vida, si el lado oscuro de su vida interior se iluminará.

No hemos abordado estas cuestiones en este libro por razones pragmáticas. Rudy y Deepak, ambos aceptamos la existencia del alma, el espíritu, la conciencia superior y la mente cósmica. Pero esos son términos contenciosos fundados en creencias controvertidas. Debido a que son construcciones humanas, no hay garantía de que ninguna de ellas sea algo más que eso. ¿Y qué hay de la trascendencia, la experiencia en una esfera más allá de la dualidad? Para ser prácticos, hemos dejado la espiritualidad fuera de la discusión, pero la espiritualidad no puede estar separada de la realidad. Cada experiencia pasa por el cuerpo-mente, incluyendo las espiritualidades superiores. La persona que siente la presencia de lo divino lo hace a través del mismo sistema nervioso que todos poseemos. Por lo tanto, un estilo de vida sanador que une mente y cuerpo abre un portal de infinitas posibilidades.

La evolución humana, habiendo incorporado la supervivencia, las relaciones emocionales y la razón, todavía tiene nuevos horizontes que conquistar. El estado más alto de la evolución tiene un único requerimiento: la conciencia de uno mismo, la cual ya expresa el cerebro superior. Hay muchas maneras de describir la etapa más alta de la evolución: unión con el alma, estado de gracia, unión con Dios, salvación, satori, ir al cielo. El término más antiguo, que data de miles de años atrás en la India, es «iluminación». Sin embargo, la terminología obliga a formular la pregunta de qué se siente al alcanzar este estado superior. La peculiaridad del camino espiritual es que no sabes adónde te diriges cuando empiezas. (Por eso la tradición hindú habla del camino sin sendero.) La meta continúa cambiando, desdibujándose e incluso desvaneciéndose.

Desde nuestro punto de vista, la imprevisibilidad de este camino es indefectible. El ser que inició el camino no es el mismo que llega a la meta. En la vida cotidiana, esto es un hecho: el ser que eras en la infancia, en la escuela, en la adolescencia se ha desvanecido. Así que no debe sorprenderte si el ser con el que te identificas hoy se metamorfosea en algo nuevo, a través de la evolución. A pesar de las cargas del pasado, con sus viejas heridas y malos recuerdos, estamos diseñados para renovarnos a todos los niveles del cuerpo-mente. Nuevos pensamientos y nuevas células se reemplazan unos a otros de manera constante.

Para esto, hay una forma de valorar cómo es alcanzar el más alto estado evolutivo: te sientes, de una vez y para siempre, como tú mismo. Eres. De una manera distanciada, pero apasionada, puedes observar tus instintos, tus miedos, tus deseos y tus pensamientos azarosos a medida que surgen y se diluyen en tu mente. Cuando puedes hacer esto de manera natural ya no estás atascado en la actividad incesante de la mente que discurre a trompicones a través de pensamientos, sentimientos, decisiones, etcétera. El ser verdadero está enmascarado por esa actividad, como lo explica una parábola hindú. Un coche tirado por seis caballos va por la carretera.

Desde el interior, una voz susurra: «Detente». El conductor se sorprende, pues nunca había oído esa voz. Ofendido, azuza al caballo con el látigo para que se apresure. De nuevo, la queda voz desde el interior del coche susurra: «Detente». El conductor se siente aún más desconcertado y fustiga con más dureza al caballo. Pero cae en la cuenta de que nunca ha conocido al dueño del coche, y llega a la conclusión de que quien está en el interior debe de ser él. Tira de las riendas y lo detiene. En la parábola, el conductor es el ego, y los seis caballos son los cinco sentidos y la mente. Solo cuando se detienen pueden reconocer que el alma es el ama de todo. En meditación puede lograrse la experiencia de aquietar la mente para encontrar al ser verdadero. Intuitivamente sabes que es una experiencia especial, aunque lleva tiempo alcanzar el estado de despertar total. Otra metáfora es la «luz de la conciencia». Algunas personas pueden, de hecho, ver esta luz interior —casi siempre durante la meditación, pero no necesariamente— y tiene un atractivo que las llama. Sin esta atracción, el ser verdadero jamás podría sobreponerse a la actividad mental que la enmascara. El ego y los cinco sentidos demandan tu atención. El ser verdadero persuade con gentileza.

Suena confuso que la sabiduría tradicional universal sitúe en un lugar tan elevado la mente silenciosa. En sí mismo, no hay virtud en el silencio —las observaciones psicológicas indican que alrededor del 20 % de las personas no oyen una voz en su mente—. Nadie sabe por qué es así o si esto indica algo bueno o malo. El silencio solo es valioso cuando investigas qué hay dentro de él. Con una conciencia expandida el silencio florece, por así decirlo. En él hay integradas cualidades centrales de la conciencia enumeradas en la página 371. La creatividad, la inteligencia, el saber y todas las demás son tu derecho de nacimiento. No pueden inhibirse en su totalidad, mucho menos extinguirlas. Las posees por el simple hecho de ser consciente, pero es preciso que despiertes para que te des cuenta de dónde residen, y que estén disponibles. A diferencia de cualquier otro ser que pueda ser descrito, el ser verdadero es una fuente pura, conciencia pura, ser puro.

La conciencia usa tu cerebro para crear el mundo que vives. Tu realidad se ve limitada a aquello que percibes y experimentas. Todos los humanos han evolucionado para poseer una conciencia de especie, que es infinitamente rica en posibilidades. Pero la evolución superior significa habitar la realidad que te convenga a la perfección. Esa es la sanación máxima, el estado de integridad total. Pero ¿qué prueba que esa posibilidad existe? La sabiduría tradicional universal nos enseña que solo el individuo puede probarlo para sí mismo. ¿Cómo? Desarrollando una conciencia de uno mismo dirigida hacia un estado de entendimiento conocido como «atestiguación». (En algunos escritos también se ha traducido como «segunda atención».)

Cuando atestiguas desde una posición distanciada, no intentas controlar los detalles de tu vida y no te preocupas ni luchas. Esto puede sonar como un estado de pasividad total, y lo sería si trataras de fabricar el testigo. Si realmente querías ir a cierto restaurante pero llegas y lo encuentras cerrado, si querías ganar una carrera pero no logras el primer lugar, si te sientes atraído por una persona a quien no le interesas puedes fabricar la respuesta: «No me importa. Está fuera de mi control». Esto es una actitud forzada que entra en contradicción con cómo te sientes en realidad. El testigo verdadero está muy dentro, en lo profundo de la mente, en la fuente. Observa cada experiencia desde un lugar de calmada maestría. No hay espacio para la pérdida o la desilusión por las siguientes razones:

- Cada experiencia está imbuida de bendiciones a un nivel sutil.
- Experimentas el todo, no el juego de luces y sombras.
- No tienes un interés personal en el mundo.
- La conciencia en todas sus formas captura por completo tu atención.
- Dicho de la manera más sencilla: tú eres el maestro de ceremonias.

Si el testigo no fuera el estado natural de la mente, nada de esto sería verdad. Estas razones constituirían una ficción espiritual o simples deseos. ¿Cómo puedes determinar personalmente si las experiencias espirituales son reales? Tenemos una respuesta que resolverá esta antigua pregunta.

La «llamada del ser»

Las experiencias espirituales, como ninguna otra, se verifican cuando se viven. Los santos y los sabios no descienden de especies separadas; nacieron con el mismo sistema nervioso que todos. La razón por la que han alcanzado un estado superior de conciencia no es mágica. En cambio, sienten una fuerza interior que podríamos denominar la «llamada del ser». Nada supernatural estaba involucrado. Día tras día eligieron la paz por encima del conflicto, la conciencia por encima de la negación, el amor por encima del desamor. Estas cualidades son atractivas: nos llaman a todos.

Pero otras fuerzas también nos llaman. La sociedad actual comporta mucho estrés y prisa, y se ve aliviada por incontables distracciones, y no tiene cabida en ella una vida basada en la conciencia. Al asistir a retiros de meditación se aprecia un crudo contraste con todo este barullo, pero cuando regresas a casa no puedes escapar a la cotidianidad.

Mírate a ti mismo el día de hoy. ¿Cuánto tiempo dedicas a las obligaciones y exigencias de trabajo y familia? ¿Cómo de cansado te hacen sentir estas prisas? ¿Cuánto añoras una distracción que te permita alejarte de todo eso? En términos prácticos, esto es parte de lo que significa una vida normal. La mente está llena de ruido y actividad constante solo para poder seguir el paso a todo. Por sí mismas, las sesiones de meditación no son suficientes para contrarrestar todo el ruido que te aleja del silencio y la autoconsciencia.

En la sabiduría tradicional universal este obstáculo se señaló en su totalidad. No importa si alguien vivía en la antigua India en los tiempos de Buda o en la época actual en medio de una ruidosa ciudad: las mentes que no descansan siempre han existido. La solución siempre ha sido la llamada del ser. Cuando te sintonizas con ese magnetismo interior, puedes mantener tu inspiración para crecer y evolucionar a lo largo de los años, las décadas y toda la vida.

La llamada del ser significa reorientar tu atención lejos de las situaciones externas, pero eso no implica que ignores el mundo exterior o te resistas a él. Ignorar es una forma de negación; resistir solo fortalece las ataduras de aquello de lo que intentas desprenderte. En cambio, a lo que nos referimos es a una nueva relación entre dos mundos, el interior y el exterior. Piensa en la relación como una balanza con dos extremos.

En uno de ellos, la llamada del mundo exterior domina

por completo. La vida tendrá ciertas características inevitables:

- Sentirte inseguro, constantemente vigilante para protegerte de la siguiente amenaza del exterior.
- Una sensación de insignificancia al afrontar fuerzas naturales titánicas.
- Presión para protegerte conformándote con las normas y el comportamiento social.
- Una necesidad constante de placeres banales, pues con ellos puedes estimular una sensación del gozo de vivir.
- Miedo a la enfermedad, el envejecimiento y la muerte.

Dado que la mayoría de las personas no funciona en este extremo, todo esto puede parecer alejado de la realidad cotidiana; sin embargo, en algún punto de la escala experimentamos grados de ansiedad y estrés, y a menudo nos sentimos abrumados por la inseguridad que proviene de ser muy pequeños en un universo gigantesco y vacío. La llamada del mundo exterior nos induce a anteponer la realidad física en primer lugar; la vida se convierte en una batalla para encontrar la felicidad y la seguridad bajo la amenaza de que todo puede colapsarse en cualquier momento. Hay maneras de enmascarar nuestra inseguridad, como la emoción de buscar y encontrar, la hipnosis del entretenimiento y el impulso de tener éxito. Pero al volvernos hacia el mundo exterior buscando esas cosas, solo reforzamos su poder sobre nuestra atención.

En el extremo opuesto, la llamada del ser es de absoluta rendición. La vida entonces tendrá las características de la iluminación total, de la siguiente manera:

- Estar centrado y tranquilo interiormente, en un estado constante que no puede verse afectado por circunstancias externas. Esto resulta en una sensación de completa seguridad.
- La conciencia de uno mismo provee la alegría y la satisfacción que la vida debe darnos.
- El cambio no es ya una amenaza porque te ves a ti mismo en un punto fijo de un mundo cambiante. La experiencia pasa a través de ti sin alterar tu estado.
- Vives en un eterno ahora, lo cual hace irrelevantes el envejecimiento y la muerte: se han diluido como parte de la ilusión del cambio.
- Al vivir de tu fuente, tu verdadero ser, siempre estás en contacto con la fuente de la creatividad, y las posibilidades renovadas.
- No tienes conflictos contigo o con otras personas, porque la totalidad de la conciencia erradica el juego de los opuestos, incluyendo el juego de la luz frente a la sombra, el bien frente al mal.

Este extremo puede parecer lejano, incluso de otro mundo, pero cualquier experiencia que llame tu atención en esta dirección tiene su origen en la llamada del ser. Si pones atención, hay muchos momentos en los que te sientes a salvo y seguro; la vida se ve hermosa, la mente está tranquila y calmada, te sientes libre de reproches o preocupaciones, el pasado no trae malos recuerdos, es fácil aceptar y apreciar tu vida y a las personas que hay en ella, el gozo interior brota, o sientes de alguna manera que una presencia superior existe y te abraza.

Todos valoramos estas experiencias sin que nadie nos diga que lo hagamos; son satisfactorias por sí mismas. No importa si el sentimiento dura dos días o dos minutos: la experiencia se siente eterna. O para ser más preciso, el tiempo desaparece y te encuentras en el aquí y el ahora.

Si quieres evolucionar, es importante meditar y hacer cambios positivos en tu estilo de vida. Pero la evolución no sucederá a menos que prestes atención a la llamada del ser. Los seres humanos no somos robots a quienes se nos puede cambiar el cableado y hacer que meditemos, recemos, pensemos positivamente o conectarnos con los maestros sabios y mentores. Nosotros no descartamos estas cosas, tienen un valioso lugar en la sabiduría tradicional universal. Pero el contexto de la vida es siempre sobre la llamada del mundo exterior, que es escandalosa e irritable, feliz un día y triste el siguiente, llena de dolor y placer en proporciones impredecibles. La llamada del ser es silenciosa pero verdadera, ignorante del ir y venir de las situaciones cotidianas. Encontrar la permanencia en medio del cambio ha sido durante mucho tiempo el lema de la evolución de la conciencia. La llamada del ser, la cual puedes percibir todos los días, es el secreto para hacer de la permanencia una realidad viviente.

Poner atención a la realidad del interior es la forma de desarrollar la posibilidad de ser un testigo. Cada experiencia espiritual es un vistazo al ser verdadero. Primero lo observas, luego lo adoptas y finalmente te conviertes en él. La transformación sigue de un fluir sin esfuerzo, así que no hay nada a lo que resistirse.

Para que un libro sobre sanación esté completo, el ser verdadero debe sostenerse como la meta en la vida. Hablamos antes de la ajetreada actividad de la mente como un grupo de criados en una mansión. Si se los despide con gentileza, el señor y la señora pueden disfrutar todo el esplendor de la mansión. El mundo exterior es suyo del mismo modo que el dominio de la mente. No hay más ataduras, y el espíritu crece y brilla en el disfrute de la libertad absoluta. Los famosos versos del poema «Little Gidding» de T. S. Eliot dicen:

> No cesaremos en la exploración,
> y el final de todas nuestras búsquedas
> será llegar a donde comenzamos
> y conocer el lugar por primera vez.

El lugar al que se refiere está en nuestro interior, donde encontraremos la esencia de quienes somos y quienes hemos sido siempre. Es nuestro ser verdadero, nuestro yo sanador.

Alzhéimer: hoy y mañana

Por Rudy Tanzi

Quiero terminar con un comentario poderoso sobre la esperanza, tocando de paso la sanación de una enfermedad para la cual la ciencia médica ha sido incapaz de ofrecer cuidado alguno.

La mayoría de la gente se enfrenta al envejecimiento con temor, a pesar de los avances en nuestras creencias sociales respecto a esto, debido a la amenazante sombra del alzhéimer. A medida que la esperanza de vida aumenta, los años saludables de una persona a menudo se acortan hasta una década. La amenaza del alzhéimer no es la única razón, pues otros desórdenes, principalmente el cáncer, son los principales males de la edad avanzada. No obstante, ninguno es tan temido como el alzhéimer. Una encuesta pública de 2012 realizada a más de mil doscientas personas y organizada por el Instituto Marista reveló que el 44 % considera el alzhéimer como su mayor preocupación respecto de la salud, en contraste con el 33 %, cuyo temor es el cáncer. Cuando se preguntó a los encuestados qué era lo que más temían del alzhéimer, el 68 % contestó que temía ser una carga para su familia y sus amigos, seguido del miedo a perder los recuerdos de su vida y sus seres queridos (el 32 %).

Debido a que en mi vida profesional como investigador

científico me he dedicado a encontrar la causa y potencialmente la cura para el alzhéimer, quiero explicar esta enfermedad en detalle. El alzhéimer es una fascinante historia de detectives que recientemente ha dado un giro abrupto y quizá decisivo.

Es difícil imaginar una enfermedad peor que el alzhéimer. Hemos dedicado nuestra vida entera, desde el vientre materno hasta la tumba, a observar, aprender, crear y amar, en un viaje que va de una experiencia a la siguiente. Esas experiencias nos forman como individuos y esculpen nuestras personalidades. Definen cómo nos ven nuestros amigos y seres queridos, como seres únicos en su vida. Las redes neuronales del cerebro registran nuestras experiencias y reacciones a ellas en forma de recuerdos. Todo lo que vemos, oímos, tocamos, probamos y olemos se coloca de manera lógica, en un contexto, gracias al rico entramado de conexiones neuronales y las interacciones que definen quiénes somos. Este mismo entramado permite que nos relacionemos con el mundo; de hecho, lo que vemos, oímos, tocamos, saboreamos y olemos depende de la habilidad del cerebro para convertir esa información nerviosa cruda en una imagen tridimensional del mundo.

Pero al envejecer, como un vándalo despiadado, el alzhéimer se cuela e insidiosamente empieza a rasgar ese entramado, hilo por hilo, hasta que el enfermo ya no reconoce a sus amigos y su familia, y solo puede esperar desamparado y mirar a sus seres queridos desaparecer. El alzhéimer es un cruel e incansable ladrón de la mente, que de manera brutal arranca la personalidad de la víctima hasta que todo está perdido, dejando atrás un cuerpo y un espíritu desconectados del cerebro que les dio la vida. Mientras los pacientes con alzhéimer en sus etapas más tempranas e intermedias conservan su memoria a largo plazo en bastante buen estado y recuerdan los detalles de su boda, por ejemplo, su memoria a corto plazo está devastada. Cuando la información sensorial llega a su cerebro con cada nueva experiencia, al paciente con alzhéimer le resulta difícil colocarla en contexto y mantener el registro de lo que sucede minuto a minuto, o en etapas posteriores, segundo a segundo.

El siguiente conjunto de síntomas es el resultado de este mal (para conocer más detalles, consulta en internet la web de la Alzheimer's Association <www.alz.org>, que incorpora información en español):

- Problemas de memoria, sobre todo la memoria a corto plazo, que alteran la vida cotidiana.
- Dificultad para resolver problemas, como hacer cálculos a la hora de pagar las cuentas.
- Dificultad con tareas usuales, como jugar o hacer su receta favorita.
- Confusión con respecto al momento o el lugar, como las estaciones, el mes o la manera de llegar a ciertos lugares.
- Dificultad al leer, conducir o determinar distancias.
- Problemas para seguir o unirse a una conversación, y problemas frecuentes para encontrar palabras.
- Colocar objetos fuera de lugar y luego encontrarlos en lugares extraños, como las llaves del coche en el refrigerador.
- Mal criterio y toma de decisiones, como ser estafado con facilidad por el telemarketing.
- Dejar de lado actividades habituales, como pasatiempos o mirar un partido televisado de su equipo favorito.

- Volverse paranoico, desconfiado, ansioso o temeroso de salir de casa.

En 1906, el doctor Alois Alzheimer, un psiquiatra y neuropatólogo alemán, describió por primera vez esta enfermedad en una paciente de cincuenta y cinco años, Auguste Deter, quien se encontraba recluida en un asilo en Bavaria llamado Irrenschloss («Castillo de los Dementes») y padecía lo que ahora reconocemos como una rara forma temprana de alzhéimer, que ataca antes de los sesenta años. En la mayoría de los casos, esta extraña forma de enfermedad (menos del 5 % de los casos) la provocan mutaciones en tres genes diferentes (los que codifican la proteína precursora amiloide, la presenilina 1 y la presenilina 2), todos descubiertos entre 1980 y 1990 por mis colegas y yo en el Hospital General de Massachusetts y la facultad de Medicina de la Universidad de Harvard. De hecho, fueron los primeros genes de alzhéimer en descubrirse; tienen doscientas cincuenta diferentes mutaciones genéticas que virtualmente garantizan un alzhéimer temprano mucho antes de cumplir sesenta años.

Sabemos muy bien que Deter tenía una mutación en el gen de presenilina 1, el mismo que tenía Alice en el célebre libro y posterior película *Still Alice* (*Siempre Alice*, en España) escrita por mi compañera de clase en Harvard la neurocientífica doctora Lisa Genova. En su diario, el doctor Alzheimer escribió que cuando entró en la habitación de Auguste Deter por primera vez, la encontró sentada en el borde de la cama sufriendo un episodio de pérdida de memoria y alucinaciones, lo cual confirmó en su entrevista con ella. Alzheimer también destacó que esa misma noche muchos internos despertaron por los gritos de angustia de Deter: «¡Ah, Dios! ¡Me he perdido a mí misma!». Esta única descripción define a la perfección esta horrible enfermedad: te roba de ti mismo.

Es alarmante lo común que el alzhéimer se ha vuelto, alcanzando proporciones epidémicas en Estados Unidos y en otros países desarrollados de Occidente. (La epidemia ha recibido el nombre de «tsunami de plata».) En 2016 hubo cinco millones y medio de pacientes con alzhéimer en Estados Unidos. En 2017 se ha estimado que la demencia relacionada con el alzhéimer costó al sistema de salud estadounidense 259.000 millones de dólares, de los cuales Medicare y Medicaid gastaron unos 175.000 millones. Esto significa que cerca de uno de cada cinco dólares de Medicare ya se ha gastado en pacientes con alzhéimer. A los ochenta y cinco años, los estadounidenses tenemos entre el 30 y el 40 % de probabilidades de presentar algún síntoma de alzhéimer. A medida que los setenta y un millones de *baby boomers* se acercan a las edades de riesgo, el alzhéimer tiene la capacidad, por sí misma, de colapsar todo el sistema de salud de Estados Unidos.

Como regla general, todos nos desaceleramos mentalmente al envejecer. A veces después de los cincuenta o sesenta años podemos empezar a tener problemas para recordar palabras o personas. También podemos empezar a olvidar dónde pusimos las cosas o a experimentar «cosas de viejos». Pero solo porque nuestro cerebro se desacelera no significa que debamos entrar en pánico. Los déficits de la edad se ven compensados por una sabiduría y serenidad mayores. La gente estaría más tranquila si supiera que esas «cosas de viejos» no son necesariamente el inicio del alzhéimer. Olvidar dónde has dejado tus llaves no es preocupante; por lo general, es una señal de estar distraído o de no prestar atención. Pero si te has dejado las llaves en el coche, con el motor encendido, en el aparcamiento, después de ir a hacer recados, y ese tipo de eventos te suceden cada vez más, entonces sí hay razón para preocuparse por la salud de tu cerebro.

Sin embargo, algunos expertos plantean que la causa principal podrían ser pequeñas alteraciones cerebrales que empiezan, virtualmente para todos nosotros, después de cumplir los cuarenta años. Mi colega Kirk Daffner, neurólogo de Harvard, lo plantea de este modo: cuando envejecemos, muchos de nosotros podemos tener «un poco de alzhéimer». Es como tener un poco de placa arterial en el corazón y no tener que sufrir necesariamente una insuficiencia cardíaca.

Esto puede parecer aterrador, pero la buena noticia es que podemos manejar «un poco de alzhéimer» sin llegar a la demencia, mediante lo que llamamos «resiliencia», que se basa en la habilidad del cerebro para compensar. El doctor David Bennett, especialista en alzhéimer en la Universidad de Rush, lo compara con «las vías laterales cuando hay un accidente en la autopista. Todo se detiene, así que buscas la manera de usar las calles aledañas. Puedes llegar a tu destino de todas maneras». El viaje te llevará más tiempo, pero llegarás. Bennet también señala la manera en la que algunas personas pueden tolerar la patología del alzhéimer observada en una resonancia, y logran evitar los síntomas de la incapacidad cognitiva y la demencia. Esas personas a menudo tienen «un propósito en la vida, son conscientes, poseen una red social y actividades estimulantes: todo ello parece protegerte en términos del modo en que tu cerebro expresa cualquier patología que esté acumulándose».

Para comprender mejor la resiliencia del cerebro frente al alzhéimer, a pesar del daño que provoca la enfermedad, se requiere un entendimiento de la patología exacta que define este mal. La trilogía de la patología del alzhéimer incluye lo siguiente:

1) *Placas seniles (o placas amiloides)*, que son los grandes conglomerados de material pegajoso llamado «beta-amiloide» que se deposita alrededor de las células nerviosas en el cerebro.

2) *Ovillos neurofibrilares*, que son pequeñas fibras entrelazadas que se forman dentro de las células nerviosas y las matan.

3) *Neuroinflamación*, que es la respuesta del sistema inmune del cerebro a las placas, los ovillos y las células nerviosas agonizantes. Aunque este «fuego amigo» está diseñado para ser parte de la respuesta sanadora del sistema inmune, termina matando muchas más células nerviosas.

Durante décadas no sabíamos de qué manera esas tres patologías estaban relacionadas entre sí, cuál provocaba la otra o cuál era la primera en aparecer. Este misterio se dio en buena medida debido a los intentos de recrear la enfermedad y los síntomas del alzhéimer en ratones. Los investigadores tomaron mutaciones genéticas humanas que causaban el alzhéimer temprano, y que es hereditario, y lo insertaban en el genoma de los ratones. Estos generaban las placas seniles pero no los ovillos neurofibrilares, lo cual provocó un acalorado debate de veinte años de duración acerca de por qué las placas causaban los ovillos. Todos esos primeros genes de alzhéimer descubiertos por mí y otros indicaban que esta enfermedad empezaba con las placas y continuaba con los ovillos. Sin embargo, no podía demostrarse en los experimentos con ratones.

El debate se extendió. ¿Las placas amiloides provocaban el alzhéimer? Los genes familiares indicaban que sí, mientras que los estudios en ratones indicaban que no. Las implicaciones para el tratamiento de esta enfermedad eran enormes. Escribí con anterioridad sobre este tema en mi libro de 2001 *Decoding Darkness: The Search for the Genetic Causes of Alzheimer's Disease* (*Decodificando la oscuridad: La búsqueda de las causas genéticas del alzhéimer*). En ese momento la discusión no estaba resuelta. Desde entonces, se ha aprendido mucho. Yo afirmaba que no podíamos confiar en los resultados del estudio con los ratones. ¡Los humanos no somos ratones de setenta y cinco kilos! Luego, en 2004, mi colega de Harvard Doo Yeon Kim y yo decidimos zanjar la cuestión de una vez por todas. «Inventamos» lo que el *New York Times* llamó en un titular «Alzhéimer en bandeja», que involucraba el trabajo con tecnología de células madre para cultivar una especie de minicerebros humanos (masas de células o tejidos cultivados artificialmente) en bandejas en miniatura. Antes de empezar, colocamos genes con mutaciones de alzhéimer en el tejido cerebral artificial. Milagrosamente, los minicerebros de la bandeja formaron placas seniles por primera vez, y en tan solo seis semanas. Y más importante aún para el debate en curso, dos semanas después de que las placas se formaron, las células nerviosas humanas estaban plagadas de ovillos tóxicos. Cuando Doo y yo tratamos los cerebros con medicamentos para detener las placas, también se detuvieron los ovillos.

Cuando nuestro estudio se publicó en la prestigiosa revista científica *Nature*, nadie estuvo en desacuerdo. El debate había concluido. Las placas seniles provocan los ovillos neurofibrilares, que son los que matan las células nerviosas. El

New York Times calificó como «revolucionario» y «pionero» este gran hallazgo. A partir de entonces, el desarrollo de nuevos medicamentos para el tratamiento del alzhéimer podía ser diez veces más rápido y barato que en ratones. (Por este descubrimiento, el doctor Kim y yo fuimos honrados en 2015 con el premio más destacado de Estados Unidos, por innovación e invención, el Smithsonian American Ingenuity Award, y me mencionaron en la lista de la revista *Time* como una de las «100 personas más influyentes del mundo» en 2015.)

Pero regreso a la pregunta crítica: ¿qué es lo que hace que una persona sea resistente al alzhéimer? Un factor es la llamada «reserva cognitiva», la cual hemos mencionado al inicio de este libro (página 13). Cuanto más conocimiento hayas acumulado y aprendido, por ejemplo, a través de la educación universitaria, más sinapsis tendrás en el cerebro. Dado que el grado de demencia en los pacientes con alzhéimer está estrechamente relacionado con la pérdida de sinapsis, cuantas más tengas, más podrás perder antes de que los problemas se manifiesten. Por lo tanto, es muy importante seguir aprendiendo cosas nuevas a medida que envejecemos. Cuando planees tu jubilación, cuida esta reserva cognitiva tanto como tu reserva financiera.

Quizá la información más crítica respecto a la resiliencia proviene de algunos individuos de entre ochenta y cien años que murieron sin problemas cognitivos, y en quienes se encontró evidencia de niveles de placas seniles y ovillos neurofibrilares de alzhéimer en las autopsias. ¿Qué tenían en común esas afortunadas personas? En ninguno de esos cerebros resilientes había evidencia de inflamación. A pesar de la abundancia de placas, ovillos y células muertas, el sistema inmune del cerebro no reaccionó con una respuesta inflamatoria. El resultado fue que no había alzhéimer. En 2008, descubrimos un nuevo gen de esta enfermedad conocido con el símbolo CD33, el cual codifica una proteína llamada Siglec-3 en la superficie de cierto tipo de células inmunes. Mi colega Ana Griciuc y yo nos dimos cuenta de que este gen es el interruptor de la neuroinflamación. Luego encontramos mutaciones en este gen que podían incrementar o reducir el riesgo de padecer alzhéimer al provocar más o menos neuroinflamación en respuesta a las placas y los ovillos que se encontraban en el cerebro usualmente después de los cuarenta años.

Como resultado de estos estudios, muchas compañías farmacéuticas están desarrollando terapias con medicamentos dirigidos a esos genes para contener la inflamación. Estos medicamentos no solo serían útiles para tratar el alzhéimer, sino también para otros males neurológicos como el párkinson y los infartos.

Cuando reunimos toda esta información, confirmamos que las placas son como una cerilla (las lesiones en la cabeza pueden ser el fósforo de otro tipo de demencia, como la encefalopatía traumática crónica), mientras que los ovillos y las células nerviosas que matan son el fuego esparciéndose a lo largo de las áreas de memoria y aprendizaje del cerebro. Pero una vez que la neuroinflamación se da, es como un incendio forestal, y es aquí cuando aparecen los síntomas de un declive cognitivo catastrófico y la demencia.

Armados de este conocimiento, ahora nos damos cuenta de que primero debemos detener las placas amiloides. Los estudios de imágenes del cerebro revelan que estas se forman de diez a veinte años antes de que los primeros síntomas de demencia se manifiesten. Esto explica en buena medida por qué han fallado tantas pruebas clínicas dirigidas a las placas. Se aplicaban a pacientes que ya manifestaban los síntomas, lo cual era, al menos, diez años tarde. Es parecido a alguien a quien se le diagnostica una insuficiencia cardíaca después de sufrir un ataque al corazón y luego decidir que debe bajar sus niveles de colesterol. El colesterol habría sido difícil de encontrar una década antes. Hoy las terapias antiplacas se ponen a prueba en casos tempranos y muy leves de alzhéimer, e incluso en individuos presintomáticos que tienen placa abundante en su cerebro y que apenas están al inicio del proceso de la enfermedad.

He advertido que en estos tratamientos no deberíamos tener como objetivo erradicar por completo las placas amiloides. Mi colega australiano Rob Moir y yo, con el apoyo financiero del Cure Alzheimer Fund (Fondo para la Cura del Alzhéimer), descubrimos que las pegajosas placas amiloides ayudan, de hecho, a proteger el cerebro de infecciones virales y de otro tipo. Virus, bacterias y levaduras pueden impulsar la formación de placas. Esto ha sugerido una nueva teoría sobre las causas del alzhéimer, según la cual las placas se forman en respuesta a microbios infecciosos, como una manera natural de proteger el cerebro.

¿Qué es lo que esta nueva teoría significa para la prevención y el tratamiento del alzhéimer? Algún día, muy temprano en la vida, quizá podremos combatir las infecciones que promueven la deposición de placas amiloides en el cerebro. Potencialmente podríamos usar los escáneres cerebrales y quizá los análisis de sangre para detectar cuándo las placas amiloides se acumulan en niveles alarmantes y luego atacar esas placas con medicamentos antiamiloides. Estos medicamentos están siendo probados por las compañías farmacéuticas y también están desarrollándose en laboratorios como el mío, en el Hospital General de Massachusetts, en Boston.

Al mismo tiempo que impedimos que la placa se acumule en el cerebro, de diez a quince años antes de que los síntomas se manifiesten, lo mejor también sería impedir que se formen y multipliquen los ovillos neurofibrilares en respuesta a las placas seniles. Todo tiene que ver con dar el tratamiento correcto al paciente correcto y en el momento correcto. Para pacientes que ya sufren los síntomas cognitivos y la demencia la neuroinflamación debe ser contenida. En su caso es demasiado tarde para tratar las placas y los ovillos.

Hasta que estos medicamentos estén listos, ¿qué podemos hacer para reducir el riesgo de alzhéimer a medida que envejecemos? Las siguientes recomendaciones han mostrado tener los efectos más útiles para reducir el riesgo. Las reconocerás de nuestro consejo general para un estilo de vida sanador, aunque aquí las presentamos de manera más específica:

Sigue una dieta mediterránea. Esta dieta es rica en frutas, frutos secos, hortalizas, aceite de oliva, y con poca o muy poca cantidad de carnes rojas y, en cambio, proteínas alternativas (como pescado o, si eres vegetariano como yo, legumbres, tofu y microproteínas de los hongos).

Duerme entre siete y ocho horas cada noche. Es durante el sueño más profundo (delta o de ondas lentas) después de la etapa del sueño (REM) cuando el cerebro se limpia de residuos como las placas amiloides. También en ese momento es cuando los recuerdos a corto plazo se consolidan como recuerdos a largo plazo.

Haz ejercicio todos los días. La meta es entre ocho mil y diez mil pasos al día si tienes algún aparato que te ayude a medirlos. O realiza una caminata veloz de una hora cada día. Durante el ejercicio, las placas amiloides se disuelven en el cerebro, la neuroinflamación se detiene, e incluso nuevas células madre nacen en el área del cerebro más afectadas por el alzhéimer, el hipocampo, el cual es responsable de los recuerdos a corto plazo.

Reduce el estrés. Manejar el estrés con meditación y otras técnicas que protejan al cerebro de neuroquímicos dañinos como el cortisol. En una prueba clínica de meditación, se comprobaron cambios en la expresión de los genes a favor de la limpieza de amiloides del cerebro y de la disminución de inflamación. Es importante señalar que a medida que la gente envejece, suele estresarse más, especialmente si ya se preocupaba por los inicios del alzhéimer. Irónicamente, este estrés puede impulsar la producción de cortisol en el cerebro, matar células nerviosas y, quizá, incrementar el riesgo de sufrir alzhéimer.

Aprende cosas nuevas. Aprender cosas nuevas te obliga a crear nuevas sinapsis en el cerebro, aumentando tu reserva cognitiva. Envejecer debería incluir retos como aprender a tocar un instrumento musical u otro idioma, pero también retos pequeños como lavarte los dientes con la otra mano, o tomar rutas diferentes al lugar al que te diriges, o simplemente mirar un documental o asistir a una conferencia. Debido a que el aprendizaje se basa en asociar nueva información con la que ya tienes, no solo se crean nuevas sinapsis, sino que se refuerzan las que ya tienes. Además, esto produce nuevos senderos neurales para acceder a la información ya archivada por sinapsis específicas y caminos neurales existentes. Hay que mencionar que los crucigramas y los juegos mentales no tienen este mismo propósito de aprender nuevas cosas.

Mantente socialmente activo. Se ha confirmado que la soledad es un factor de riesgo para el alzhéimer. Involucrarse socialmente y participar en redes sociales de apoyo y positivas ha demostrado ser un factor de protección frente al alzhéimer.

Algunas ideas optimistas con respecto al cáncer

El cáncer es visto como un tipo único de amenaza debido al miedo que inspira, pero un estilo de vida sanador es tan pertinente como lo es con los padecimientos cardíacos o la obesidad. Comparado con estas otras dos enfermedades, es difícil que la gente sea optimista con respecto al cáncer. El miedo es una fuerza poderosa y mucho más cuando contiene irracionalidad. Para sorpresa de la mayoría de las personas, el cáncer se ha trasladado poco a poco al ámbito de la esperanza y el optimismo.

Después de que el gobierno federal de Estados Unidos declarara su «guerra contra el cáncer» en 1971, solo para tener esperanzas en una cura vaga, la gente se ha visto inmersa en un permanente altibajo emocional. Existe todavía la noción generalizada de que, a pesar del sonido de tambores que anuncian «que estamos más cerca cada día», no se ha logrado ningún progreso verdadero.

Esta percepción equivocada, pero común, refleja el persistente poder del miedo. En su informe de 2017 sobre los niveles de cáncer, la American Cancer Society (Sociedad Estadounidense contra el Cáncer) comunicó que las muertes por esta dolencia se redujeron en un 25 % entre el pico de 1991 y 2014. La razón para este declive, sin embargo, no está relacionada con la cura. Este objetivo se abandonó hace años una vez que se identificó que el cáncer no se comporta como una enfermedad sino como muchas. El descenso de los fallecimientos debidos al cáncer se ha presentado poco a poco y de diferentes maneras. Según se informa en la web de la American Cancer Society: «Durante la pasada década, los índices de nuevos diagnósticos de cáncer han disminuido alrededor de un 2 % por año en los hombres y ha permanecido igual en las mujeres. La muerte por cáncer ha disminuido en un 1,5 % anual tanto en hombres como en mujeres».

Proyectando esto hacia el futuro, las estadísticas indicaban que en 2017 se realizarían 1,7 millones de diagnósticos nuevos de cáncer y que seiscientas mil muertes se atribuirían a esta enfermedad. En términos más sencillos, significaba que solo uno de cada tres pacientes moriría finalmente debido a su diagnóstico. Una buena base para el optimismo.

Durante mucho tiempo los pacientes temieron los tratamientos para el cáncer tanto como la propia enfermedad. En los primeros días de las terapias modernas para el cáncer, el hecho básico en el que el oncólogo se basaba era que las células cancerosas se multiplican más rápidamente que las normales. Por lo tanto, la aplicación de los medicamentos que eran tóxicos para el cuerpo en su totalidad atacarían con más fuerza las células cancerosas. (Una de las primeras formas de quimioterapia era el mortal gas mostaza, usado en la Primera Guerra Mundial.) Con esta lógica, si querías matar cada célula maligna, se justificaba que los pacientes atravesaran un sufrimiento severo en el intento de «matar» primero el cáncer. Hoy en día las terapias se dirigen con mucha más precisión y también son más seguras. Además, proceden con una nueva lógica en mente, enfocándose en las bases genéticas de la enfermedad.

Igual de importante fue el cambio dramático de actitud. Consideremos un artículo de 2015 en *The Lancet* que arranca con una frase que podría haber conmocionado a una generación anterior: «La naturaleza del control del cáncer está cambiando, con un énfasis creciente, impulsado por la demanda pública y política, en la prevención, el diagnóstico temprano y la experiencia del paciente durante y después del tratamiento». Si desmenuzamos este párrafo, dice muchas cosas importantes:

- La prevención está empezando a considerar el enfoque con el cual los médicos se enfrentarán al cáncer en el futuro.
- El cáncer es una enfermedad controlable, no siempre requiere tratamientos drásticos, sobre todo en pacientes de edad avanzada con tipos de cáncer de lento crecimiento como el de próstata en sus etapas más tempranas.
- Se presta atención al temor de la gente al cáncer. Hay promesas de tratamientos menos severos, y ya existen varios.

MIRANDO EN PROFUNDIDAD

Esta nueva actitud hacia el cáncer es una muy buena señal, pero se necesita todavía cierta precaución. El progreso oficial avanza poco a poco. En las pruebas clínicas típicas, un nuevo medicamento contra el cáncer tan solo ayuda a entre el 3 y el 5 % de los participantes. Históricamente, las promesas sobre reducir las muertes por cáncer se detuvieron en seco. El daño causado por la enfermedad se conoce por dos medidas: primero, el número anual de personas a las que se les diagnostica cáncer, y segundo, la edad a la que mueren. Es el segundo número el que la mayoría de las personas pasa por alto. Piensan en términos de una supervivencia de cinco años, la estadística más común para las remisiones, lo cual tiene una validez limitada.

La detección temprana es una bendición que las generaciones anteriores no tenían. Pero también puede incrementar el índice de supervivencia de manera artificial. Una mujer a la que se le diagnosticara cáncer de pecho en 1930 con mayor probabilidad estaría en una etapa mucho más avanzada de la enfermedad que una mujer diagnosticada hoy en día. Digamos que en 1930 el médico de esa mujer detectó un bulto sospechoso cuando ella tenía cincuenta y cinco años y murió a los cincuenta y siete después de un tratamiento sin éxito. (En esos años, una mastectomía radical era lo único viable en Estados Unidos, dado que las radiaciones y la quimioterapia aún no existían.)

Hoy las células anormales o malignas en una mama pueden detectarse mucho más temprano, a menudo en la etapa inicial de la enfermedad, si no antes. El diagnóstico se daría cuando la mujer tuviera cuarenta y ocho años, por ejemplo, en lugar de cincuenta y cinco. Podría sobrevivir nueve años, lo cual la coloca en la categoría de los supervivientes de cinco años, y aun así, morir a los cincuenta y siete: una ruta diferente pero con los mismos resultados.

Esta es la razón por la cual los índices de mortandad ajustados —la edad promedio a la que la gente muere después de que se le diagnostique cáncer— son un factor clave. Esa edad necesita incrementarse si queremos afirmar un avance real en la supervivencia. Durante décadas, esto no aumentó. Si observas las estadísticas, las muertes por cáncer han disminuido, aunque no lo suficiente, debido a factores interrelacionados:

- La detección precoz es una bendición, pero también puede ir demasiado lejos. Las pruebas estandarizadas para detectar cáncer de próstata, los análisis de sangre de antígeno prostático, conducen a un sobretratamiento de un cáncer que era conocido por tardar años o décadas antes de convertirse en mortal. Se decidió finalmente que el riesgo de dañar a los pacientes con una cirugía y radiación era mayor que las vidas salvadas por medio de pruebas regulares de antígeno prostático (junto con los falsos positivos de estas pruebas).
- Una disminución constante en el uso del tabaco ha reducido el índice de cáncer de pulmón.
- Los tratamientos dirigidos ahora son más efectivos.
- Mueren menos pacientes que antes debido a los tratamientos masivos de quimioterapia y radiación.
- El escaneo genético ha hecho posibles nuevos medicamentos que se dirigen específicamente a la fuente del cáncer, pero son muy caros aún (decenas de miles de dólares por tratamiento), y muy pocos tipos de cáncer están relacionados con un único error genético. Una excepción es una forma específica de leucemia infantil, la cual fue mortal pero ahora tiene un índice de recuperación del 90 % (con la seria advertencia de que los pacientes recuperados tendrán graves problemas de salud a partir de los veinte años).

Sin embargo, la principal razón del optimismo se ha desplazado del tratamiento a la prevención. Este cambio que no se anticipaba décadas atrás, cuando la esperanza estaba puesta casi totalmente en otorgar más recursos para investigación y nuevos medicamentos para el tratamiento. Ahora hay un acuerdo general en que hasta el 50 % de los casos de cáncer son prevenibles de seguir las pautas que ya sabemos. Las decisiones de estilo de vida cotidianas son lo mejor para la prevención del cáncer, lo cual incluye: no fumar; comer alimentos naturales e integrales; evitar los cancerígenos en tu comida, el aire y el agua; tomar media aspirina al día, y usar protector solar.

La mayoría de las personas sabe que la aspirina reduce el riesgo de sufrir ataques al corazón e infartos, así que el beneficio para el cáncer es por añadidura, no una panacea. La información reunida en un estudio llevado a cabo a lo largo de treinta años entre ciento treinta mil personas reveló que aquellas que tomaban regularmente al menos dos aspirinas al día disminuían el cáncer gastrointestinal en un 20 % y el de colon en un 25 %. (Otros estudios han corroborado la utilidad de la aspirina como una medida de prevención contra el cáncer, pero también para disminuir el riesgo de metástasis después de la aparición de un tumor.)

Parece ser que la razón por la que la aspirina es efectiva es por su efecto antiinflamatorio. Una prueba indirecta de cómo de dañina es la inflamación la teníamos delante de nosotros, si pensamos en las cosas para las que consideramos que es buena la aspirina: síntomas de la gripe, dolor, y para la prevención de ataques al corazón. Todo está relacionado con su acción antiinflamatoria.

Las medidas preventivas relacionadas con usar protector

solar y no fumar están específicamente dirigidas al cáncer de piel y el de pulmón. Pero la mejor noticia es que las decisiones positivas respecto al estilo de vida que se aplican de manera general, como tener un peso adecuado, evitar o moderar la ingesta de alcohol y llevar una vida activa son beneficiosas para evitar el cáncer. En otras palabras, un estilo de vida sanador es una medida que abarca un espectro amplio. No hay nada que necesites añadir para protegerte del cáncer, porque tal como demuestran los estudios realizados hasta la fecha, no existe tal protección.

Esto quizá resulte una desilusión para cualquiera que esté tratando de reducir su ansiedad respecto al cáncer y recurra a suplementos específicos o a las llamadas «dietas contra el cáncer» y los alimentos mágicos que supuestamente previenen este mal. Una nueva moda, sin embargo, es relacionar el cáncer precoz con la inflamación crónica. Hasta donde sabemos, la dieta que ofrecemos en la segunda parte de este libro es lo más próxima posible a una dieta anticáncer.

LIDIAR CON EL CÁNCER, ANTES Y DESPUÉS

Finalmente, existe optimismo frente a la idea de que el cáncer es una enfermedad manejable. Este cambio mayúsculo de actitud está permeando poco a poco en la comunidad médica. El cáncer siempre ha sido un desesperado «Haz algo, lo que sea» por parte tanto de los oncólogos como de los pacientes. La imagen de un insidioso enemigo atacando el cuerpo desde dentro ha motivado una acción inmediata y a menudo drástica. Pero al ser una enfermedad multifacética, no todos los cánceres se generan igual. Algunos, por ejemplo, crecen muy lentamente. Si consultas el índice de los cinco años de super-vivencia, para los siete tipos de tumor cerebral, por ejemplo, el rango es del 17 % de glioblastoma, una forma mortal y agresiva en el 92 % de los meningiomas, los cuales tienden a ser benignos y de lento crecimiento, y en los que el cerebro puede a menudo adaptarse a su presencia. (El cáncer de tiroi-des y vejiga también entra en esta categoría de cáncer de lento crecimiento y manejable.)

La manera de tratar el cáncer depende del oncólogo, y en-tre ellos su acercamiento a la inmediatez del tratamiento es muy variado. Es aconsejable consultar a más de uno, y es im-portante preguntarles sobre su actitud hacia la manejabili-dad. En cualquier caso, hay muchos factores que afectan los índices de cáncer y recuperación. Tu riesgo se reduce si eres joven, blanco, solvente y se te ha hecho una detección tem-prana. Tienes un riesgo mayor si no eres blanco, eres más vie-jo, pobre, o han tardado en detectarte el cáncer. (Por ejem-plo, los índices de supervivencia de tumores cerebrales se aplican a un grupo de entre veinte y cuarenta años. Para pa-cientes de entre cincuenta y cinco y sesenta y cuatro años, el índice empeora, y baja hasta el 4 % con el glioblastoma y has-ta el 67 % con el meningioma.)

Esto plantea una cuestión que parece contradictoria, el hecho de lidiar con el cáncer antes incluso de que se diagnos-tique. Si tomas vitamina C o zinc para protegerte del frío in-vernal, estás practicando la prevención. Parecería extraño afirmar que estás lidiando con tu gripe cuando ni siquiera la tienes. Pero con el cáncer, las medidas conocidas para la pre-vención no te cuentan toda la historia. Hay un factor X con el que hay que batallar, y ese factor X debe tratarse año tras año.

Nos referimos al estrés autoinducido y al miedo. La sociedad actual está amenazada por el estrés médico, debido a la constante repetición de historias sobre el riesgo, los estudios, las muertes trágicas y las recuperaciones milagrosas. Nada de esto es más estresante que las noticias sobre el cáncer. El estrés no puede prevenirse cuando está tan generalizado, y aún es peor porque no sabes cuándo atacará a alguien de tu entorno más próximo. El consejo más simple es este: el manejo del estrés es el manejo del cáncer. Esto es verdad tanto para personas sanas como para pacientes que acaban de ser diagnosticados, y también para quienes han sobrevivido al cáncer.

Se ha convertido en un consejo común, tras el tratamiento a supervivientes de cáncer, que busquen el amor y el apoyo de familiares y amigos, a lo cual puede añadirse el de un grupo de apoyo. El cáncer es una enfermedad que aísla. Los efectos secundarios de la quimioterapia y la radiación, particularmente la pérdida de cabello y de tejido muscular, tienden a hacer que las personas prefieran estar solas cada vez más. (La generación actual de pacientes de cáncer es afortunada de que la enfermedad no se perciba con el mismo miedo que en el pasado.)

La razón por la que manejar el estrés emocional del cáncer es efectivo continúa siendo imprecisa —por eso nos referimos a ella como el «factor X»—. Pero sospechamos que la respuesta es epigenética. Tal como explicamos en la página 235, la epigenética trata de los cambios en el ADN que provocan las experiencias cotidianas. Cuanto más fuerte sea la experiencia, más huellas dejará en el epigenoma de la persona, lo cual conducirá a cambios en la actividad genética, dado que el epigenoma, que se pliega alrededor del ADN como una capa protectora, es el principal interruptor de la actividad genética.

Probar que las malas experiencias pueden influir en el desarrollo del cáncer en sus etapas tempranas está plagado de peligros, y en muchos casos puede incrementar el estrés más que aliviarlo. Pero no hay peligro en asociar las experiencias positivas con la reducción del estrés —específicamente, trabajar en tu miedo subyacente al cáncer—, y es importante hacerlo mucho antes de que cualquier síntoma de la enfermedad aparezca. Al permitirte a ti mismo conocer las noticias optimistas sobre el cáncer, puedes dar un gran paso para reducir tus niveles de ansiedad. Deshacernos del aspecto irracional de nuestra actitud hacia esta enfermedad puede convertirse en el eje que haga que todo cambie, y que tanto hemos deseado.

Agradecimientos

Cuando se está creando un libro, este necesita tanta ejecución como edición, así que agradecemos la comprensión y el apoyo afectuoso de nuestro editor, Gary Jansen. También estamos muy agradecidos a otras personas de Harmony Books: a quien formó y coordinó al equipo de trabajo, Diana Baroni, vicepresidenta y directora editorial; a Tammy Blake, vicepresidenta y directora de Publicidad; a Juliana Horbachevsky, publicista jefe; a Christina Foxley, directora asociada de Marketing; a Estefania Ospina, mercadóloga asociada; a Jenny Carrow, diseñadora de nuestra portada; a Elina Nudelman, diseñadora de nuestro libro; a Norman Watkins, gerente de Producción, y a Patricia Shaw, jefa editorial de Producción.

Más que nunca, los autores deben su gratitud a los editores ejecutivos que están dispuestos a arriesgarse en estos tiempos precarios para la industria editorial. Queremos mostrar nuestro agradecimiento especialmente a Maya Mavjee, presidenta y editora de Crown Publishing Group, y a Aaron Wehner, vicepresidente principal y editor de Harmony Books.

De parte de Deepak: Estoy en deuda con un equipo fantástico en la Oficina Ejecutiva de Chopra, cuyos esfuerzos incansables han hecho todo posible día tras día y año tras año. Carolyn Rangel, Felicia Rangel y Gabriela Rangel: todas tenéis un lugar especial en mi corazón. Sara Harvey y el personal del Centro Chopra realizan aportaciones especiales con un entusiasmo amoroso. Gracias por todo. Más agradecimientos para Poonacha Machaiah, cofundadora de Jiyo, por apoyar y promover una amplia variedad de proyectos, incluyendo este libro. Como siempre, mi familia sigue siendo el centro de mi mundo y la amo cada vez más conforme crece: Rita, Mallika, Sumant, Gotham, Candice, Krishan, Tara, Leela y Geeta.

De parte de Rudy: Deseo mostrar mi gratitud a mi amada esposa, Dora, y a la mejor hija del mundo, Lyla, quienes son mis sanadoras personales todos los días gracias a su amor incondicional y su apoyo. También doy las gracias a mi madre por enseñarme la importancia de esforzarme siempre por mantener una actitud ante la vida amable, compasiva y positiva, las claves para sanar a todos los niveles. Quiero agradecer a Susanna Cortese su valiosa ayuda para seguir fortaleciendo mi investigación a lo largo de la preparación de este libro. Finalmente, agradezco al templo Kadavul, en la isla de Kauai, la inspiración que allí tuve acerca de *Sánate a ti mismo* después de una meditación particularmente maravillosa.

«Para viajar lejos no hay mejor nave que un libro».

<small>EMILY DICKINSON</small>

Gracias por tu lectura de este libro.

En **penguinlibros.club** encontrarás las mejores
recomendaciones de lectura.

Únete a nuestra comunidad y viaja con nosotros.

penguinlibros.club

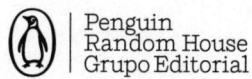

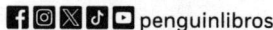 penguinlibros